# 스포츠 전문가를 위한 필라테스
Pilates and Conditioning for Athletes

# 스포츠 전문가를 위한
# 필라테스
## 퍼포먼스와 회복을 위한 통합적인 접근법

# Pilates and Conditioning for Athletes
## *An Integrated Approach to Performance and Recovery*

Amy Lademann
Rick Lademann

영 문 출 판 사

■ 대표역자
김강훈 PT, MS
전, 평창동계올림픽 의무요원(물리치료)
레드코어운동센터 대표
동의과학대학교 물리치료과 겸임교수
동주대학교 물리치료과 겸임교수
대한재활필라테스학회 기획이사

■ 공동역자
백일훈 PT, PhD
전) 시드니 대학교 SCI연구소 연구원
전) 부산 bobath 협회 회원
동의과학대학교 물리치료과 학과장
대한재활필라테스학회 학회장

최한별 PT
전) 바른몸재활의학과의원(도수전문) 물리치료사
레드코어운동센터 센터장
대한재활필라테스학회 교육이사

형은주 PT, MS
전) 동의과학대학교 물리치료과 겸임교수
전) 부산가톨릭대학교 물리치료학과 외래교수
좋은삼선병원 재활치료팀 대리

손수복 PT
전) 참사랑정형외과 도수치료 담당
Se코어업운동센터 대표

박주영 PT
전) 바디디자인스마트짐필라테스 강사
센트럴병원 물리치료사

마혁빈 PT
바디무브센터 대표
설정형외과도수재활센터 실장
척추안정화연구소 재활운동전임강사
대한트레이닝협회 이사

**Pilates and Conditioning for Athletes**
An Integrated Approach to Performance and Recovery
by **Amy Lademann and Rick Lademann**



## 스포츠 전문가를 위한 필라테스

2021년 2월 15일 초판인쇄
2021년 2월 22일 초판발행

---

지 은 이 : Amy Lademann and Rick Lademann
옮 긴 이 : 김 강 훈 외
발 행 인 : 박 병 조
발 행 처 : 도서출판 영문출판사
등 록 : 1987년 12월 21일 제2-419호
주 소 : 서울시 강남구 삼성동 69-1
전 화 : (02) 514-5590, 776-5590
팩 스 : (02) 756-8943
E-mail : yeongmunsa@empal.com
홈페이지 : www.ymsbook.net
정 가 : 25,000원
ISBN 978-89-7224-497-4 93510

---

※ 파본은 교환해 드립니다.

# 차례

## 제3부 운동

# 감사의 말

이 책은 우리가 걸어간 길에서 만난 훌륭한 멘토와 선생님들이 있었기에 나올 수 있었다. 여러분들의 지속적인 격려와 지원이 없었다면 오늘날의 우리는 있을 수 없었을 것이다.

## Rick

Al Vermeil, 당신 밑에 데려가서 내가 사랑하는 기술을 가르쳐줘서 고맙다. 나는 영원히 감사할 것이다. Tim Adams, 우리가 사랑하는 이 분야에서 항상 좋은 친구이자 멘토가 되어줘서 고마워. 마지막으로 가장 중요한 엄마, 아빠 감사합니다. 처음부터 나를 응원해줬고 내가 최고의 사람들에게 배우면서 전국을 여행하는 동안 항상 나를 격려해주셨습니다. 부모님이 없었다면 이건 불가능한 일이었어.

## Amy

나는 항상 나에게 더 많은 일을 하도록 격려해주는 가족과 친구들에게 감사합니다. 모든 것을 가능하게 해준 Carmen Marshall에게 감사합니다. 우리가 하는 일에 있어서 가장 최고가 되기 위해 수년동안 모든 고객들에게 노력하는 것은 바로 여러분 때문입니다. 그리고 Rick, 여러분은 언제나 나에게 영감이 됩니다. 여러분은 놀라운 재능을 가시고 있고 여러분이 경기장에 있든 웨이트룸에 있든 코치하는 것을 지켜보면 정말 대단합니다. 여러분은 수천 명의 사람들의 삶을 변화시켰고 또 다른 세대의 근력 코치들에게 영감을 주고 있습니다. 사랑합니다!

우리가 너무 피곤해서 다른 문장을 쓸 수 없을 때 이 프로젝트를 도와주고 끊임없이 우리에게 용기를 준 우리의 beyond motion 가족에게 감사한다. 그리고 헤더는 우리가 글을 쓸 시간이 있는지 항상 확인해 주었다. 윕스(Wibs), 제이미, 켈리, 돔 그리고 칼 우리의 훌륭한 모델이 되어줘서 고마워, 여러분들 때문에 모든 일이 쉬웠어.

# 들어가는 말

*스포츠 전문가를 위한 필라테스*는 건강을 위해 운동하는 사람이나 엘리트 선수, 또는 상위 레벨의 운동선수와 함께 일하는 코치를 위해 썼다. 여러분은 경기력을 향상하게 시킬 수 있는 훈련과 회복에 대한 귀중한 통찰력과 조언을 얻을 것이다. 우리는 신체 활동과 더 높은 차원에서 요구되는 수행력에 보다 잘 적응하기 위해 기능적 시스템을 만들 수 있도록 도와주는 경기전, 후 운동을 제공할 것이다. 여러분이 평가와 훈련 프로그램을 읽고 사용한다면 우리 센터에서 훈련하는 엘리트와 프로 운동선수들에게 사용하는 것과 유사한 프로그램을 따르는 것이다. 여러분이 50세의 철인 3종 경기 선수, 대학 운동선수, 프로 운동선수거나 또는 주말 전사가 되든 상관없이 이 책은 모두에게 도움이 될 것이다.

우리는 여러분이 개인 평가에서부터 시작하여 프로그램을 완전히 따를 것을 권장한다. 일단 각 장을 마치고 나면 평가, 현재 요구사항과 목표에 따라 책 끝부분에 있는 개별 운동을 선택할 수 있을 것이다. 이 책은 한 번 읽고 선반 위에 놓아 둘 책이 아니다; 스포츠 전문가를 위한 필라테스 책은 여러분의 훈련 파트너와 코치로 사용해야 한다. 여러분이 집, 체육관, 밖에서 운동을 하든 이 책을 사용하게 될 것이다. 결과가 개선되면 영감과 새로운 운동을 위한 프로그램을 다시 참조해라. 몇 개월마다 여러분의 수행 수준과 그때의 필요에 따라 새로운 운동에 도전할 수 있을 것이다. 여러분의 진행 사항을 기록하고 목표를 세우는 것을 기억해라. 성공한 선수들은 결코 훈련을 운에 맡기지 않는다. 그들은 "다음에 무엇을 해야할까?"라고 궁금해 하지 않는다. 모든 운동은 계획되어 있다. 모든 운동은 특정한 이유로 행해지고, 각 동작과 프로그램은 다음 운동에 기반이 된다.

이 책은 지난 20년 동안 프로 선수와 상위 레벨의 운동선수의 훈련을 통해 배운 것과 연구, 의욕적인 작업의 정점을 찍은 책이다. 이런 과정에서 각각의 몸은 고유하긴 하지만 모든 운동선수는 그들의 최고 수준에서 경기를 수행하기 위해 동일한 기초적인 근력이 필요하다는 것을 알게 되었다. 최고의 선수들은 강하고, 빠르고, 반사적이며 인지력이 높다. 경쟁에 대비하기 위해, 우리는 여러분이 성공을 위해 필요한 중요한 각 요소에 들어가 완전하고 균형있는 프로그램을 고안했다.

어떻게 이런 일이 가능할까? 우리의 철학은 말 그대로 여러분의 몸을 원점에서부터 활성화해서 신경학적으로나 근육계에서 보다 생산적인 시스템을 개발하는 데 도움을 주는 과학 기반의 접근법에 기초하고 있다. 7개의 기둥으로 알려진 다차원적인 훈련시스템은 여러분을 더 강하게, 빠르게, 건강하게 그리고 보다 더 잘 갖춰진 운동선수가 되도록 도울 것이다. 여러분은 다음과 같은 이점과 기본적인 테크닉에 대해 배울 것이다.

- 폐활량 증가, 스트레스 감소 및 호흡 조절을 위한 호흡 운동
- 엉덩이, 햄스트링, 등을 열고 늘리기 위한 스트레칭 루틴
- 관절 가동범위와 균형을 향상시키기 위한 관절 분절화
- 엉덩이를 활성화하고 강화하는 방법
- 각 세션을 시작하기 위한 동적 준비 운동
- 각 프로그램에 대한 몸의 준비 작업을 위한 근막 이완 방법
- 여러분의 코어 강화, 자세 개선, 균일한 근력 증진, 유연성 증가를 위한 필라테스
- 강화와 파워 운동을 위한 저항 훈련
- 대각선과 가로면에서 적용하기 위한 메디신 볼 훈련

## 움직임과 여러분의 몸
### Movement and Your Body

피트니스와 컨디셔닝 커뮤니티에는 많은 유행이 있었다. 현재에는 뜨겁고 "역대 최고의 훈련 방법"으로 여겨지는 방법은 나중에 사람들에게 한때 사랑받았던 프로그램처럼 비난을 한다. 이런 것들은 화려하고 복잡하게 만드는 경향이 있는데, 현실에서 우리가 해야 할 일은 운동선수를 더 빠르고 강하게 만드는 것의 근간으로 돌아가는 것이다. 모든 운동선수는 약점을 가지고 있고, 이러한 약점을 분리해 강점으로 만드는 것은 코치인 우리에게 달려있다.

약 20년간 운동선수를 훈련시킨 우리는 같은 논평과 질문을 몇 번이고 들었다:

- "지금 내게 가장 좋은 운동이 무엇인지 어떻게 알 수 있을까요?"
- "나의 코치는 오랫동안 똑같은 운동만 반복했다. 운동에 변화를 줄 때는 어떻게 알 수 있을까요?"
- "운동 후에 몸이 빨리 회복되지 않아요; 제가 무엇을 할 수 있을까요?
- "스트레칭을 하지만, 여전히 긴장되어 있다. 내가 어떻게 할 수 있을까요?"
- "또 다쳤어요. 앞으로 부상을 어떻게 예방할 수 있을까요?"
- "오프 시즌에는 무엇을 해야 할까요?"
- "필라테스는 훌륭한 운동이라고 들었는데, 언제 어떻게 시행해야 하나요?"

여기에 여러분의 질문에 대한 답이 있다. 하지만 우선 우리는 이 책에서 여러분이 보지 못할 것에 대한 설명이 필요하다. 이 책은 여러분에게 빠른 해결책을 제공하지는 않을 것이다. 복잡하고 극단적인 운동 프로그램을 제공하지 않을 것이다. 여러분의 한계점을 넘어서

지 않을 것이고 자신을 충분히 강하게 몰아붙이지 않았다고 비난하지도 않을 것이다.

이 책은 여러분을 코치하고, 안내하고 여러분이 맡은 운동선수의 퍼포먼스를 향상시키는 기회를 제공할 것이다.

## 신화에 대한 논쟁
Debunk the Myths

이 책은 이런 종류의 첫 번째 책이다. 훈련의 신화를 불식시키고 운동 컨디셔닝의 세계에서 모순을 규명할 뿐만 아니라 완전히 새로운 방식으로 여러분의 몸에 도전하는 방법을 가르쳐준다. 운동선수들을 위한 우리의 전반적인 컨디셔닝 방법은 다면적이고, 계층화된 접근법이며 강력하고 유연한 기초를 만드는 데 도움이 된다. 그래서 여러분이 그 기초 위에 기반을 만들 수 있도록 돕는다.

그럼 이 책에서 정확하게 무엇을 가르쳐 줄까? 스포츠 종목이나 나이에 상관없이 모든 운동선수들을 위한 훈련에 성공하기 위해 동일한 핵심 구성요소를 사용한다. 핵심 요소는 7가지 기둥이다: 근력, 유연성, 가동성, 안정성, 파워, 속도와 민첩성으로 이것에 대해 생각해 보자. 속도를 증가시키려면 어떤 요인을 해결해야 할까? 여러분은 높은 근력 기초 수준을 가지고 있는가? 유연한가? 가동성은 어떤가? 얼마나 안정적인가?

호흡 조절과 폐활량은 좋은가? 이러한 주요 요인을 해결하지 않으면 속도를 증가시키는 것은 한계가 있다. 약하고, 유연하지 않은 운동선수들은 효율성이 높은 사람들이 아니다. 우리의 목표는 여러분의 움직임을 효율적이고 효과적으로 만들어 여러분의 완전한 운동 잠재력을 끌어내는 것을 돕는데 있다.

우리 센터에서 개인 맞춤형 훈련 프로그램을 위한 이상적인 청사진을 창조하는 핵심은 운동 선수의 초기 평가이다. 일단 평가가 끝나면, 초기 훈련 프로그램을 만들기 위한 기준이 마련된다.

우리의 평가 과정은 각 운동선수의 움직임 패턴, 가동범위, 근력 수준, 유연성과 코어의 근력과 같이 여러 가지를 테스트 한다. 평가 후에 확인된 결함과 더 중요한 것에 대해 논의하고 이러한 요인들을 어떻게 하나씩 해결할 것인지를 설명한다. 즉, 우리의 목표는 이러한 약점을 강점으로 바꾸는 것이며, 우리 선수들이 경기장이나 코트의 벤치에서 벗어나게 하는 것이다.

모든 사람이 우리 센터에서 훈련할 수 없으므로 우리는 여러분 자신의 코치가 될 수 있는 방법을 제공하고자 한다. 우리는 여러분이 올바른 정보와 간단한 형식을 사용하여 이 단계의 훈련을 시작할 준비가 되었는지 확인하고 싶다.

그럼 어디서부터 시작할까? 어떤 운동이 여러분에게 가장 적합한지 어떻게 아는가? 이 책은 몸을 평가하는 단계별 지침을 제공하며 따라서 여러분은 책의 뒷부분에 설명된 프로그램에서 시작할 수 있는 최상의 프로그램을 선택할 수 있다. 그리고 나서 90일 후에 몸과 프로그램을 재평가하게 될 것이다. 우리는 컨디셔닝의 혼란을 벗어나 자신만의 KISS(매우 간단하게 유지하는 방법) 방법을 가르칠 것이다. 장소에 상관없이 항상 사용할 수 있는 프로그램인 훈련 전·후 역학, 필라테스와 전반적인 컨디셔닝 방법론에 대해 배울 것이다. 이 책은 무엇을 해야 하는지 보다 더 많은 것을 제공한다. 이 책은 어떻게 해야 하는지를 알려준다. 이 페이지 안에 여러분은 몸이 요구해 온 것이 무엇인지 알 수 있을 것이다.

일단 여러분이 초기 평가를 받고 그 장들을 읽어보면, 처음부터 어떤 프로그램이 가장 도움이 되는지를 결정할 수 있을 것이다. 또한 여러분의 목표를 달성하도록 도와주는 개별 운동도 선택할 수 있을 것이다. 약 30일간 프로그램을 수행한 후에 다음 진행 상황을 확인하기 위해 처음에 시행했던 것과 동일한 절차로 자신을 다시 테스트하는 것을 권장한다. 근력과 수행력의 차이를 알게 된다면 다른 프로그램을 변경하거나 추가할 때일 수도 있다.

# 역자서문

필라테스 운동센터를 운영하면서 고객에게 필라테스를 적용하고 필라테스 서적들을 번역하면서 든 의문이 하나 있다. "필라테스만이 답일까?". 아마도 처음부터 필라테스를 한 사람이 아니라, 병원에서 물리치료사로 운동과 도수치료를 하다가 필라테스 강사로 전향을 했기에 더욱 그렇지 않을까 생각한다. 많은 필라테스 강사들에게는 미안한 이야기가 될 수 있겠지만, 처음 필라테스에 대한 나의 느낌은 마치 종교같았다. 그래서 이 책을 만나게 된 것 정말이지 행운이 아닐 수 없다. 필라테스와 컨디셔닝의 결합은 나에게 신선한 자극으로 다가왔다. 조금 더 자세히 말하자면 필라테스와 기능적 트레이닝의 결합이라는 용어가 더 적합해 보인다. 저자는 운동선수에 대한 아주 훌륭한 경험을 바탕으로 이 책을 펴내게 되었다. 운동선수의 부상 방지와 컨디션을 좋게 하기 위해서 책 속에 제시하는 내용은 간단하지만 효과적인 방법들이다.

이제는 선수 트레이닝에 대한 접근 방법도 다양해지고 많은 변화가 생기고 있다. 그중에 대세로 떠오르는 것은 웨이트 트레이닝보다는 코디네이션과 기능적 트레이닝이 아닐까 생각한다. 이 책에 나와 있는 내용은 필라테스와 기능적 트레이닝이 위주로 구성이 되어 있다. 과학적인 근거에 입각한 운동 방법도 중요하지만, 현장에서 우러나오는 실무적인 경험에 기인한 운동 방법도 선수들에게 큰 효과가 있다고 생각한다. 저자는 현장에 있는 사람으로 실무적인 방법론들을 책에서 제시하고 있다.

운동선수의 부상 방지와 기량을 높이기 위해 트레이닝을 시키는 많은 선생님에게 유용한 책이라고 여겨진다. 그리고 운동선수가 아니더라도 여기에 나와 있는 방법들은 일반인에게 충분히 적용할 수 있으며 아주 좋은 효과를 나타낼 거로 생각한다. 2018년 평창 동계올림픽에 물리치료 요원으로 함께 했을 때 이 책의 내용을 알고 있었다면, 선수들에게 많은 도움이 되었을 것이라는 아쉬움이 남는다.

저자의 훌륭한 지혜와 운동에 있어 통찰력을 번역만으로 풀어내기는 늘 쉽지 않은 것 같다. 하지만 선수 트레이닝을 시키는 많은 지도자와 필라테스에 무엇인가를 접목하고 싶어 하는 강사에게 도움이 될 수 있다는 생각에 다시 용기를 내서 작업했다. 이 책이 한글판으로 출간되기까지 번역에 참여해주신 백일훈 교수님, 형은주 선생님, 마혁빈 선생님, 손수복 선생님, 박주영 선생님, 최한별 선생님께 감사드린다. 현장의 느낌을 느끼면서 번역물을 완성할 수 있게 도와주신 우리 레드코어운동센터 회원분들에게도 감사드린다. 이 책은 개인적으로 3번째 번역물로 항상 같이 수고해 주신 영문사 박병조 사장님, 그리고 영문사 직원 여러분께 진심 어린 감사의 말씀을 올린다.

대표역자 김 강 훈

# 제1부

# 여러분의 몸을 위한 필라테스 컨디셔닝

## PILATES CONDITIONING FOR YOUR BODY

# 1 기능에 대한 철학

## Functional Philosophy

우리들 각자는 특정한 기능이나 목적에 부합하는 수백 개의 동작을 매일 수행한다. 우리가 아침에 침대에서 일어나거나 한 장소에서 다른 곳으로 걸어가는 것과 같은 움직임은 몸 전체를 사용하지만, 이를 닦고, 전화를 받고, 손과 팔을 이용해 음식을 입으로 가져가는 것 같은 다른 움직임들은 신체적인 관여가 덜 필요하다. 대부분의 경우, 우리는 우리가 어떻게 움직이는지에 대해 많이 생각할 필요가 없다. 우리의 몸은 학습된 패턴에 따라 기능하므로 우리가 손상이나 제한을 가지기 전까지 그 움직임은 우리를 잘 돕는다.

기능적 훈련 또는 기능적 피트니스라는 용어는 우리의 일상적 움직임을 더 효율적이고, 손상의 원인이 될 가능성을 줄이기 위해 행해지는 운동이나 컨디셔닝을 말한다. 우리가 생각 없이 취하는 반복적인 행동 중 일부는 가장 효율적인 행동이 아닐 수도 있고, 과사용 손상, 염좌의 원인이 될 수 있으며, 해결되지 않는다면 장기간의 근육, 관절, 조직 그리고 신경 문제 같은 더 심각한 문제를 야기할 수도 있다.

이것은 운동선수로서 여러분에게 어떤 의미가 있는가? 여러분의 훈련에 기능적 접근을 사용한다면 기능적 문제가 발생하기 전에 예방하거나 원하는 방향으로 움직이는 데 도움이 될 수 있다. 여러분은 침대에서 내려오거나 계단을 오르는 것과 같은 일상적인 생활을 하는 데 문제가 없을 수도 있지만, 여러분의 몸은 최대한의 잠재력을 가지고 움직이고 있는가? 여러분이 선택한 스포츠에서 최고의 자리에 있는가? 여러분의 훈련 프로그램은 여러분이 더 빠르고, 강하고, 유연하고, 보다 잘 갖추어진 운동선수가 되도록 도울 수 있는 충분한 도구와 지식을 제공하고 있는가? 만약 그렇지 않다면, 이 책은 여러분을 위한 것이다.

## Beyond Motion의 훈련 방법이 어떻게 다른가?
### How Is Beyond Motion's Training Approach Different?

Beyond Motion 훈련 철학은 몸 전체를 하나의 기능 단위로 보면서 약점을 해결하고 강점을 강화시키는 것이다. 모든 사람은 그들만의 유전적 기질을 가지고 있다. 그러므로, 우리는 모두 똑같이 창조된 것은 아니다. 우리는 선수들이 그들의 진정한 잠재력에 도달할 수 있도록 돕기 위해, 7개의 기둥에 대한 우리의 시스템을 설계했다. 여러분은 우리의 시스템에 익숙해지면서 자신의 약점을 다루는 법을 배울 뿐만 아니라, 자신의 몸에 대해 더 직관적으로 반응을 할 수 있어 여러분이 상상하는 운동선수가 될 수 있을 것이다.

## 훈련의 7가지 기둥
### Seven Pillars of Training

우리의 센터와 훈련 프로그램을 설계 했을 때, 우리는 필라테스와 운동선수들의 퍼포먼스를 독특한 방식으로 혼합하기 위해 우리의 배경을 사용할 수 있었다. 수년 동안 프로선수, 레크레이션 선수, 학생 운동선수들과 함께 일해온 우리는 선수의 몸이 선수들 몸이 완벽하게 연결되도록 그들이 집중해야 하는 영역들을 알고 있었고, 훈련 철학을 그 영역들의 발전에 기반을 두었다. 취미 운동선수든, 철인이든, 프로 야구 선수든 관계없이 엘리트 선수들은 동일한 자질을 공유한다.

모든 운동선수들은 어느 정도의 근력, 유연성, 가동성, 안정성, 파워, 스피드, 민첩성을 가지고 있으며, 훌륭한 선수들은 이것들의 수준이 높다. 어떤 부분이 부족한지 판단하고 이를 개선하기 위한 프로그램을 개발하는 것이 코치의 임무이다. 훈련은 최상의 성과를 위해서 근력으로 시작하여 민첩성까지 순차적으로 구성되어야 한다. 마이클 조던은 "만약 여러분이 약점이라고 생각하는 곳으로 나를 몰아낸다면 나는 그 약점을 강점으로 바꿀 것이다"라고 말했다. 이 인용문은 일곱 기둥에 대한 우리의 개념을 형성하는데 영감을 주었다. 코치가 7개의 기둥을 모두 정확하게 다룬다면, 그들은 최대한의 잠재력을 발휘할 준비가 된 선수들을 현장에 투입할 수 있을 것이다. 코치의 임무는 운동 선수를 준비시키는 것이다. 1차원적인 훈련 방식을 취하는 것은 지도가 아니다. 적응력이 충분하고 약점을 볼 수 있을 만큼 충분히 식견이 있으면서 그런 약점을 강화할 수 있는 도구를 갖는 것이 목표이다. 그래서 우리는 7가지 기둥의 개념에 대해 좀 더 깊이 들어가는 것으로 시작할 것이다.

## 근력 Strength

근력은 차의 시동을 거는 열쇠다. 운동선수가 필요로 하는 첫 번째 요소는 근력이다. 근력이 없다면 운동선수는 매번 뒤처질 것이다. 근력에는 상대적 근력과 절대적 근력 두 종류가 있다. 상대적 근력은 걷기와 조깅같은 활동 중에 사용된다. 절대적 근력은 역도와 같은 외부 자극 때문에 만들어진다. 운동선수들은 절대적 근력을 유지하는 것이 종종 팀의 근력 훈련 코치에게 달려 있어서 선수들이 차이점을 이해하는 것이 중요하다. 운동선수가 부상당하지 않는 한 상대적 근력은 훈련 없이도 자연스럽게 발생하기 때문에 항상 유지된다. 절대적 근력은 파워의 선구체이다. 절대적인 근력이 떨어지게 되면 즉시 필드나 코트에서 눈에 띈다. 움직임 패턴이 깨지면 운동선수도 무너지게 된다.

여러분은 어떻게 근력을 측정하는가? 이것은 운동선수들을 평가하고 향상시킬 때 중요한 질문이다. 1회 반복 최대무게(1 RM) 스쿼트 같은 간단한 테스트가 효과적이고 유용할 수 있다. 남자 운동선수 1 RM 스쿼트의 목표 무게는 체중의 2배에 가깝다. 180피운드(82kg)의 체중을 가진 남자 운동선수는 약 350파운드(159kg)의 스쿼트를 시행해야 한다. 여성의 목표는 체중의 1.5배이므로 135파운드(61kg)의 여성은 200파운드(91kg)이상 스쿼트를 시행해야 한다. 이는 공격적인 수치들이지만, 최대한의 잠재력을 가지고 경쟁하기 위해서는 운동선수가 이러한 기준을 충족시킬 필요가 있다. 최대 1 RM 스쿼트를 깔끔하게 수행하는 선수가 필드나 코트에서 최고의 선수인 것은 드문 일이 아니다. Beyond Motion에서 오프시즌에 운동을 하는 레드삭스의 투수인 Chris sale은 훈련을 할 때 컨디셔닝과 필라테스가 가장 필요하기 때문에 근력 기둥에 집중한다. 다섯 차례의 오프시즌 훈련 끝에 그는 목표를 달성했고 그로 인해 마운드에서 내려왔을 때도 움직임 패턴에서 한결같은 모습을 보이고 있다.

## 유연성 Flexibility

이것은 어려운 것이다. 대부분의 사람은 훈련은 좋아하지만, 스트레칭은 싫어한다. 운동선수들은 유연한 조직이 필요하다; 소고기 등심이 아닌 안심을 생각해라. 탄성조직은 유동적 움직임을 만들어 내고, 가장 중요한 것은 손상을 막아준다. 유연성은 유동성을 만들고 유동성은 스포츠의 아름다움을 책임진다. 누구나 어느 정도의 유연성이 있다. 저체중인 운동선수들은 일반적으로 손상을 입기 쉽다. 자세히 보면, 그들의 움직임이 기계적이고 필드나 코트에서의 움직임 패턴에서도 유연성이 부족한 것을 볼 수 있을 것이다.

### 가동성 증가 Mobility Created

콜로라도 록키스 내셔널 리그의 MVP인 Larry Walker는 유연성의 개선이 어떻게 성과를 향상시킬 수 있는지를 보여주는 좋은 예가 된다. 2000년대 초반, Larry는 다발성 손상을 경험했다. 그는 아주 통통하게 살찐 몸이었지만 엉덩이와 햄스트링이 긴장되어 있었다. 이것이 이전의 부상으로 인한 것인지 명확하지 않지만 유연성이 최우선 과제가 되어야 한다는 것은 분명했다. 필라테스는 그 당시에 운동선수에게 널리 사용되지 않았고, 고유수용성 신경근 촉진법(PNF) 스트레칭 기법으로 Larry의 유연성에 대한 문제를 해결할 수 있었다. 예를 들어, Larry가 루마니안 데드리프트 한 세트를 하고 나면 트레이너와 함께 테이블에서 길항근인 넙다리네갈래근 스트레칭을 시행했다. 이 과정은 그의 몸 뒤쪽 즉, 후방 사슬의 근육을 단련시키는 동시에, 제한이 심했던 고관절 굴곡근에서도 완전 가동범위를 확인할 수 있었다. 이 테크닉을 햄스트링과 엉덩이에 사용하여 우리의 다음 기둥인 가동성을 만들었다.

## 가동성 Mobility

가동성이란 무엇인가? 모두가 이것에 대해 이야기 하지만, 가동성은 필드나 경기에 어떤 기여를 할까? 이것부터 시작해보자: 유연성은 근육의 길이에 관련되어 있는 반면, 가동성은 관절가동범위에 영향을 미친다. Larry Walker의 경우를 보자. 그의 엉덩관절의 유연성 부족이 가동성에 영향을 미쳤다. 유연성과 가동성은 협력 관계에 있다. 역으로, 운동선수가 근력약화로 인해 가동성에 문제가 생길 정도로 과도하게 유연해질 수도 있다. 그러므로 우리는 다시 첫 번째 가장 중요한 기둥인 근력으로 돌아가게 된다. 이제 이 세 가지가 어떻게 서로 연결되는지 보았을 것이다. 코치는 운동선수의 근력, 유연성 및 가동성을 측정하고 서로의 상관관계와 퍼포먼스에 미치는 영향을 이해해야 한다. 운동선수와 더 많이 일할수록, 이러한 요소들을 정확하게 평가하기 쉬워질 것이다.

## 안정성 Stability

우리가 운동선수와 관련된 안정성을 논할 때, 더 크고 무거운 운동선수가 질량이 더 크기 때문에 반드시 더 안정적이라고 하지는 않는다. 우리는 운동선수가 그들의 움직임 패턴이 얼마나 안정적인지를 언급하고 있다. 그들은 본인의 근육을 정확하게 사용해 특정한 자세나 움직임을 하거나 유지할 수 있는가? 아니면 그들의 몸이 약해져 보상작용이 나타나 이로 인해 불안정성을 야기하고 있는가? 때때로 우리는 운동선수에게서 약해진 근육조직과 높은 긴장도를 볼 수 있다. 어떤 경우에는 불안정성이 손상과 보상작용으로부터 오기도 한다. 불안정성이 어디에서 오는지를 판단하고 이것에 따라 해결하는 것이 코치로서 우리가 할 일이다.

### 코칭 조언 Coaching Tip

메이저리그의 투수인 Bronson Arroyo를 처음 평가했을 때, 그는 수년 동안 마운드에서 열심히 뛰었던 것이 분명했다. 그는 야구계에서 많은 이닝을 소화할 수 있는 선수라는 뜻의 이닝히터라고 불렀다. 경험이 많은 투수가 과도한 투구량과 훈련량을 끊임없이 최대전력으로 뛰었던 것이 문제가 되었다. 그의 근육조직은 긴장되어 있었고, 우리가 보는 것만큼 유연하지 않았다. 깜짝 놀랄지도 모르지만, 우리는 그의 팔이 아닌 엉덩이를 말하는 것이다. 우리가 Bronson의 양쪽 엉덩이 외회전 가동범위를 측정했을 때 끝범위가 매우 뻣뻣한 것을 느꼈는데, 이는 조직이 잠기고 올바른 움직임이 억제되어 몸의 다른 부위에서 보상작용이 발생한다는 것을 의미했다. 이상적으로 여러분은 벌림(몸에서 먼쪽으로 움직임)의 마지막 끝범위에서 어떤 것을 느끼길 원하는데, Bronson의 경우에는 조직이 이완하지 못했다. 평가를 하는 동안 Bronson이 절대적 근력을 근력이 높다는 것 또한 확신했다. 그는 운동선수로서의 인생 전체가 훈련이었으며, 등에 무거운 무게를 지고 있는 것을 즐겼다. 그는 선수생활 내내 이러한 훈련 형태에 잘 대응했고 그것 때문에 발전했다.

다음 단계는 Bronson에게 오프시즌 동안 웨이트룸에 있는 것이 그에게 최우선 순위가 아니라고 설명하는 것이다. 그의 프로그램의 첫 단계는 마사지와 능동이완치료(ART)를 통해 유연성과 조직 문제를 해결하는 것이어야 한다. 일단 가동범위가 커지면 그가 평상시에 하던 훈련 스타일로 돌아갈 수 있었다.

선수들이 달가워 하지 않을 때에도 퍼포먼스 코치로서 오프시즌의 필요를 우선시 하는 것은 우리에게 달려있다. 때로는 운동선수가 그들의 스포츠에서 능숙하게 성장함에 따라 그들의 우선순위가 바뀔 것이라는 것을 깨닫는 패러다임의 전환이 필요하다. 가동성이 우리의 최우선 과제였고, 우리는 Bronson이 가동성이 필요하다는 것을 이해시킬 필요가 있었다. Bronson에게 기둥을 설명하니 그는 즉시 중요성을 파악했다. 그는 인지를 잘하는 운동선수이며, 그 기둥의 필요성을 이해하는 것은 그가 자신의 목표를 향해 노력하기 위한 최상의 마음가짐을 갖도록 해주었다.

여러분의 엉덩이 근육은 무릎을 움직이게 한다. 이는 엉덩이 근육에서 나오는 힘이 무릎 관절을 안정화 시키는 데 도움이 된다는 의미이다. 만약 여러분이 런지를 하는 중에 무릎의 앞쪽의 안정성이 떨어진다면, 이것은 엉덩이 근육이 활성화되지 않음을 보여주고, 이 약화는 무릎과 고관절에 불안정성을 야기한다. 이 부분에 대해서 좀 더 알아보자. 둔근은 무릎을, 무릎은 발목을, 발목은 발을 움직인다. 지금 일어나고 있는 일련의 사건들이 보이는가? 만약 그 부위 중 하나가 근력과 안정성이 부족하다면, 우리가 Beyond Motion에서 부르는 누수라는 것을 경험하고 있는 것이다. 누수는 움직임을 할 때 어느 한 관절에서 새어 나오게 되고, 그 관절에 필요한 조절이 부족하다는 것을 의미한다. 근본적으로 여러분은 에너지를 낭비하고 있다. 모든 관절에서의 안정성을 향상시킴으로써, 여러분은 전체적 움직임 패턴의 개선으로 완전하고 매끄러운 움직임을 시행할 수 있을 것이다.

### 논리에 도전하기 Defying Logic

전 NFL 선수였던 Winston Justice는 무릎 관절경 검사 후에 우리에게 왔다. 우리의 최우선 과제는 그의 둔근과 후방 사슬을 활성화하여 무릎의 압력을 제거하고 안정시켜 그의 관절을 몇 년 더 사용할 수 있도록 하는 것이었다. 그후에 그가 은퇴하기 전까지 3년 더 뛸 수 있었기 때문에 우리는 성공한 것이었다. Winston은 하반신이 너무 강해서 논리를 무시했기 때문에 단순하게 경기를 뛸 수 있는 어떤 사람의 좋은 예이다. 그의 근력 기둥이 그가 가지고 있지 않은 안정성을 만들어 냈다. 이 근력으로 윈스턴은 누수를 최소한으로 줄일 수 있었고, 그래서 그의 파워 생산은 지속적으로 높았다.

## 파워 Power

파워는 힘을 창조하는 능력이다. 좋은 근력이 기반되지 않으면 힘을 만들 수 없다. 5분 9초에 농구공을 던질 수 있는 선수는 이미 수직 점프를 할 때 사용되는 탄탄한 근력의 기반을 다진 것이다. 이것은 그 운동선수가 파워를 만드는 방법을 이해한다는 것을 의미한다. 파워는 안정성 기둥을 개발하고 유연성, 가동성 및 근력을 한꺼번에 끌어들이는 결과를 가져온다.

## 스피드 Speed

스피드는 운동 선수에게 있어 가장 많이 추구되는 특성 중 하나이다. 스피드는 특정 시간 내에 거리를 커버하는 능력이다. 많은 선수가 완벽함을 위해서 적은 시간을 보내기 위해 학습하는 기술이다. 스피드는 내부로부터 오는 것으로, 선수가 트랙에서 온종일 코치를 받고, 스피드를 얻는 과정을 이해할 수 있을지라도 이 기술을 완성하기 위해서는 감각적 요소도 필요하다. 아무도 확실하게 봐주지 않을 때 이것의 담당자는 여러분이 해야 한다. 이것이 리드미컬 하고 부드럽게 이어지게 느끼는 감각적 요소이다. 이 기술을 99퍼센트 이하로 훈련하면 속도를 높일 수 없다. 스피드의 역할은 여러분의 신경계에 있는 모든 훈련 방법 중 가장 많은 양을 배출하는 것이고, 우리는 항상 양이 아닌 질을 추구한다. 따라서 이것은 선수 프로그램에서 전략적인 단계로 이루어져야 한다. 스피드를 높이기 위해 누군가를 훈련시킬 때, 근력, 민첩성, 가동성 및 유연성을 포함한 7가지 기둥에서 몇 가지 구성요소를 포함해야 한다. 빨라지기 위해서 운동선수들은 근력이 첫 번째 기본이 되어야 한다. 그들이 기본기를 다질 때, 선수나 그들의 코치가 선수들이 더 빠른 속도를 내기 위해서 7개의 기둥 중에 어떤 것을 다루어야 하는지 확인할 수 있어야 한다.

### Rick의 조언

나는 콜로라도 스프링스의 올림픽 트레이닝 센터에서 역도 코치인 Dragomir Cioroslan의 지휘로 2년을 일할 수 있는 좋은 기회를 가졌었다. Cioroslan은 1984년 올림픽 동메달 리스트로 루마니아 대표였다. 이 기간동안 나는 미국에서 가장 강력한 운동선수들을 보고 코치할 수 있었다. 올림픽 훈련을 지도하는 OTC의 낡은 격납고에서 나는 이렇게 말했다. "이게 바로 여러분이 파워를 만드는 방법이다"
그래서 이 기둥에는 나의 특별한 기억들이 담겨있다.

올림픽 훈련은 모든 운동선수 프로그램에 포함되어 있으며 우리의 프로그래밍의 핵심 요소 중 하나이다. 운동선수는 힘을 만들기 위해 땅을 뚫고 나아간다. 운동선수를 준비하는 완벽한 메커니즘은 올림픽 훈련을 수행하는 것이다(특히, 클린이나 스내치). 두 동작 모두 높은 파워를 필요로 하며 강한 원심성 동작이므로 바를 잡는 동안 에너지를 흡수하고 몸을 안정화시키는 것을 의미한다. 훈련을 올바르게 수행하려면, 선수들은 훈련의 추진 방향과 부정적인 요소의 흡수를 마스터 해야 한다. 부정적인 요소는 스피드던 바벨이던 감속하는 법을 배우는 것이다.

## 민첩성 Agility

테니스 프로 Roger Federer가 직접 경기하는 것을 볼 기회가 있었는가? 만약 여러분이 퍼포먼스 분야에 있으면서 그럴 기회가 없었다면 이것은 필수적이다. 그의 움직임은 힘을 들이지 않고도 민첩성 기둥을 구현한다. 민첩성은 빠르고 쉽게 움직이는 능력이라고 말할 수 있다. 그렇다면 여기서 중요한 질문이 있다. 민첩성을 훈련할 수 있는가? 어떤 코치들은 여러분이 이것을 가지고 있거나 가지고 있지 않다고 말한다. 우리는 모든 사람들이 이것에 대해 그들만의 소질이 있다고 믿지만, 여러분은 이것을 훈련시킬 수 있다. 민첩성은 어린 나이부터 다루어져야 하는 신경학적 요소를 가지고 있다. 이것은 또한 운동선수의 오프시즌 훈련 프로그램에서도 중요하다. 운동선수들이 그들의 스피드와 민첩성이 향상되는 것을 보는 데는 몇 주 또는 몇 달이 걸릴 수 있다. 그리고 민첩성은 파워와 마찬가지로 많은 영향을 미친다. 유연성, 근력, 가동성, 파워 없이는 민첩할 수 없다. 모든 요소들이 서로 맞물리면, 여러분은 순수하고 아름다운 움직임을 만들 수 있다. 코치들은 민첩한 운동선수들과 함께 일할 수 있지만, 그들의 민첩성이 최대치일까? 코치의 임무는 선수들이 최고의 능력을 발휘할 수 있게 하는 것이다. 다른 어떤 것도 용납되지 않을 것이다.

7가지의 기둥을 갖춘 코치는 선수의 결함과 강점을 평가하고, 선수가 필요로 하는 것을 결정할 때 참고할 수 있는 종합적인 시스템을 갖추고 있다. 그들은 바퀴를 다시 만들 필요가 없다. 강점과 약점을 찾아내는 좋은 예는 시카고 불스팀의 근력 코치인 Al Vermeil이다. 선수들에게 다양한 플라이오메트릭 프로그램을 접목시켜서 훈련 시켰냐는 질문에 대한 그의 대답은 종종 사람들을 놀라게 했다. 사실은 그들의 프로그램에 플라이오메트릭이 거의 없다. 그는 선수들이 농구를 하면서 하루종일 해왔던 패턴을 반복할 필요가 없다고 보았다.

그들이 하루 종일 하지 않은 것은 근력 트레이닝과 올림픽 리프팅이었다. 어떤 기둥들을 놓쳤는가? 근력과 파워이다. 이러한 요소들에 대한 그들의 훈련을 집중시킴으로써, 그는 선수들을 코트에서 더욱 강하고 폭발력 있게 발전시켰다.

7가지 기둥을 개발하기 위해 이것들을 결합시키는 양상을 사용하여 적응을 훨씬 더 잘하는 운동선수가 되도록 할 것이다. 이것이 우리의 비밀 무기 중 하나이며, 바로 필라테스이다.

## 필라테스란 무엇인가?
What Is Pilates?

원래 조절학이라고 불리던 필라테스는 Joseph Pilates에 의해 만들어졌다. 1945년에 출간된 그의 책 *조절학을 통한 인생으로의 회귀*에서 그는 자신의 필라테스 메소드를 "정확하게 표현될 때 운동(치료가 아닌)처럼 보이고 느껴야 하는 조절된 움직임의 기술."이라고 표현했다. 필라테스는 꾸준하게 실행하면 유연성을 향상시키고, 더 큰 근력을 쌓으며, 몸 전체의 균형과 조절, 지구력을 개발하는 데 도움을 줄 것이다. 복부근육, 허리, 엉덩이의 근육으로 이루어진 코어는 흔히 파워하우스라고 불린다. 여러분의 안정성을 위한 열쇠라고 생각해라. 우리는 필라테스 운동을 초급에서 고급으로 응용할 수 있을 뿐만 아니라 여러분의 목표와 한계를 바탕으로 프로그램을 개발할 수도 있다. 필라테스 운동의 강도는 몸이 적응함에 따라 시간이 지나면서 증가할 것이다.

## 필라테스의 원칙
Principles of Pilates

비록 조셉 필라테스가 조절학의 기본 원칙의 순서를 나열하는 언급을 하지 않았지만, 수년간 강사들은 연습이 매트에서 수행되는지 또는 필라테스 기구에서 수행되는지 여부에 관계 없이 각 동작에서 사용되는 6개의 초점에 집중했다.

5장에서 이 원칙들을 운동에 직접 통합하는 방법에 대해 살펴볼 것이다.

### *6가지 필라테스 원칙*

1. 호흡 — 이것은 몸의 스트레스를 풀어주고, 코어에 더 깊은 연결을 만들고, 척추의 뻣뻣함을 이완해준다.

2. 중심화 — 파워하우스라고 알려진 여러분의 몸의 중심에 초점을 맞춤으로써, 몸의 앞과 뒤, 그리고 갈비뼈에서 두덩뼈까지의 연결을 느끼게 한다.
3. 집중 — 그 순간 여러분이 하는 것을 계속 이어감으로써 여러분은 각각의 운동과 그 목적에 집중할 수 있다.
4. 협응 — 뇌와 몸, 그리고 호흡과 움직임을 협응시키면, 몸의 움직임과 동적인 기능에 대한 뇌의 컨트롤이 증가한다.
5. 흐름 — 필라테스 움직임 하나하나가 부드럽고 유동적이어야 한다. 각각의 동작을 할 때마다 멈추고 다시 시작하는 느낌 없이, 한 동작에서 다음 동작으로 흘러가야 한다.
6. 정확성(조절이라고도 알려져 있음) — 운동량이 아닌 흐름으로 수행한다. 강도나 반복보다는 조절이 동작을 올바르게 수행하기 위한 열쇠이다. 모든 동작을 정밀하게 수행하여 최대 효과를 누려라.

## 실생활에서 필라테스
Pilates in Real Life

프로 운동 선수와 취미 운동 선수는 경쟁에서 우위를 차지하기 위해, 더 많은 지식을 얻기 위해, 또는 그들의 더 나은 기분과 수행을 도울 수 있는 무언가를 찾기 위해서 우리의 센터에 온다. 우리는 그들이 목표를 달성하도록 돕기 위해서 초기 평가 후에 시행하는 훈련 프로그램에 필라테스를 포함시킨다.

선수들은 종종 우리에게 필라테스 초기훈련을 진행한 후 일주일 내내 다른 모든 훈련들이 얼마나 쉽게 느껴졌는지 놀라워 한다고 말한다. 그들은 더 열려졌다고 느끼고, 더 좋은 신체 인지를 가지고 움직이며, 집중력과 편안함을 느낀다. 다른 프로그램이나 스포츠에서처럼 기초를 이해하는 것은 특히 중요하다.

우리가 새로운 고객에게 처음으로 가르치는 5가지는 다음과 같다.

1. 필라테스는 필라테스이다. 필라테스와 결합한 다른 운동 형태는 더 이상 필라테스가 아니다. 필라테스 매트 동작은 모든 필라테스 기구에서 수행되는 다른 모든 동작의 기초가 된다. 자신의 근력과 유연성에 의존하기 때문에 필라 테스는 배우고 동작을 잘하기 위해서는 매우 어려운 운동 중에 하나일 수 있다. 필라테스 기구의 스프링 장력은 저항을 추가하거나 보조하는 데 사용되므로 많은 동작이 매트보다 기구에서 배우거나 수행하는 데 더 완벽하고 쉽게 보일 수 있다.

## Joseph Hubertus Pilates 이야기

Joseph Pilates는 1883년 12월 9일 독일 뮌헨글라트바흐(뒤셀도르프 근처)에서 태어났다. 그의 그리스인 아버지는 수상경력이 있는 체조선수였고, 그의 독일인 어머니는 자연 요법 치료사였다.

Joseph은 어렸을 때 천식, 구루병, 류마티스성 열병을 앓았다. 그는 자신의 병을 이겨내기로 결심했고, 어린 나이에 더 크고, 강하고, 건강해지는 방법을 연구했다. 그는 해부학, 보디빌딩, 레슬링, 요가, 체조, 무술 등을 배웠다. 시간이 흐르면서 그는 거의 아도니스와 같은 몸을 만들었다. 그가 14살이 되었을 때에는 해부도의 모델로 활동할 정도로 체격이 매우 발달되었다.

Joseph은 몸과 마음과 영혼이 균등하게 균형을 이룬 사람이라는 고전적인 그리스적 이상에 매료되었다. 그는 현대의 생활 방식과 나쁜 자세, 비효율적인 호흡 등이 좋지 않은 건강의 원인이라고 확신했다. 이러한 문제를 해결하기 위해 그는 자신의 방대한 인체의 지식을 통합하여 근육의 불균형을 바로잡고 자세, 협응, 균형, 근력, 유연성을 향상시키는 일련의 운동을 설계했으며 호흡능력과 장기기능을 향상시켰다.

제1차 세계대전이 발발한 1914년, 그는 영국 랭커스터에 있는 포로 수용소에 다른 독일 국민들과 함께 수용되었다. 그는 독창적인 운동 시스템을 고안하기 시작했고 이 요법을 몸, 마음, 정신의 완전한 협응을 의미하는 조절학이라고 불렀다. 이 기간동안 Joseph은 자신의 생각을 수정하고 다른 사람들이 운동을 하도록 훈련시켰다. 그는 병원 침대에 스프링을 달았으며, 이로 인해 누워만 있는 환자들이 저항을 이용해 운동을 하여 경우에 따라서 안정성 또는 가동성을 만들 수 있었다. 1918년 전쟁이 끝난 후 Joseph은 독일로 돌아와 피트니스 메소드를 계속 개선했다. 그의 성공에 대한 소문이 퍼지자 그는 함부르크시에서 경찰을 훈련시키기 위해 고용되었다.

1926년 Joseph은 미국으로 이민을 갔다. 그는 미래의 아내 Clara를 뉴욕시로 가는 배에서 만났다. 그들은 함께 맨해튼에 있는 여러 댄스 스튜디오와 같은 건물에 첫 Contrology 스튜디오를 열었다. Joseph의 스튜디오는 부상을 입은 무용수들이 훈련하는 장소가 되었다. 무용수들은 "문제를 바로잡도록" 하기 위해 필라테스를 찾아갔다.

Joseph은 창의적이면서도 지략이 풍부했고, 현재 필라테스로 알려진 조절학의 완성으로 여생을 보냈다. 그는 전세계의 필라테스 스튜디오와 물리치료 시설에서 현재 사용하고 있는 많은 기구를 설계하고 제작했다. 스프링의 장력은 저항 또는 보조에 사용되며, 스트랩은 발을 걸거나 손으로 잡아 사용하며, 지지대와 패드는 등, 목 및 어깨를 올바르게 정렬시킨다. 필라테스 기구는 필라테스 매트 운동을 아주 잘 보완해 주며, 일부 사람들에게는 기구 위에서 하는 필라테스보다 매트에서 하는 필라테스가 더 어렵게 느낀다. 필라테스 매트 운동 중에는 몸 자체의 근력과 유연성에 의지하여 각각의 동작을 수행하고, 필라테스 기구의 스프링은 필라테스 동작에 필요한 보조와 저항을 모두 제공한다.

Joseph은 1967년 담배를 너무 오랫동안 피워 폐기종으로 사망했다. Clara는 1977년 세상을 떠날 때까지 필라테스를 계속 가르치고 스튜디오를 운영했다. 그들이 애초에 만들었던 동작들은 여전히 오늘날 우리가 사용하고 있다. 동작마다 안정성 요소와 가동성 요소가 있고, 각 동작의 흐름은 지구력, 호흡 조절, 근력, 유연성을 높인다. 모든 주요 요소들은 운동선수들과 비운동선수들에게 똑같이 운동의 질을 향상시킨다. 필라테스는 운동 후에 스트레칭을 하지않고 운동을 하면서 동시에 스트레칭을 하는 유일한 종합운동 프로그램 중 하나이다.

오늘날, 수백만 명의 사람들이 필라테스를 치료의 한 형태 뿐만 아니라 그들의 훈련 프로그램의 주요 구성요소로 사용한다. Joseph Pilates의 얼마나 위대한 유산인가. 증거인가. 그는 진정한 시대를 앞서가는 사람이었다.

2. 동작을 배우고 지식을 늘리면 움직임을 더 유동적이고 정확하게 수행할 수 있다. 우리는 운동량이 아닌 흐름, 강직이 아닌 정확성을 사용한다. 우리는 반복 횟수와 세트의 세계에서 활동하지 않는다. 여러분의 프로그램 안에서 많은 필라테스 동작이 다음 동작으로 넘어가기까지 8회 이상 반복하지 않는다.
3. 모든 필라테스 동작에는 근력과 유연성 요소가 있어야 한다.
4. 여러분의 몸의 한 부분은 다른쪽 끝에서 움직이는 동안 항상 안정성을 만들어내야 한다.
5. 모든 동작이 같은 방식으로 모든 사람에게 행해질 수 있는 것은 아니다. 부상, 보상작용, 약화, 긴장은 신체 부위를 다른 사람들처럼 움직일 수 없도록 만든다. 여러분의 몸을 올바른 형태로 만들기 위해 응용과 소도구 사용이 필요할지도 모른다.

## 필라테스 원칙과 7가지 기둥
Pilates Principles and the Seven Pillars

필라테스는 근육조절, 근력, 유연성, 호흡조절의 정밀도를 높이는 완벽한 바디-컨디셔닝 프로그램이다. Joseph은 자신의 조절학 시스템을 "신체적, 정신적 컨디셔닝 메소드"라고 표현했다. 필라테스 레퍼토리 내의 동작은 덜 사용되는 근육을 활성화시키는 데 도움이 되며 여러분의 코어(파워하우스)를 완전히 끌어다 써야 한다. 이 움직임은 보다 대칭적인 근육 발달을 촉진시켜 더 효율적이고 효과적으로 일할 수 있게 해준다.

### 안정성과 가동성 Stability and Mobility

앞에서 언급한 것처럼 필라테스 동작은 안정성과 가동성의 요소를 모두 포함한다. 이러한 구성 요소의 통합은 하나의 동작을 하고 멈춘 다음, 다른 동작을 시작하는 지속적인 감각이 아니라 하나의 동작에서 다른 동작으로 미끄러지는 것처럼 느껴지는 유동적인 동작을 만드는데 도움이 된다. 필라테스를 몸 안에 공간과 길이를 창조하는 방법이라고 생각하자.

관절을 열고, 근육을 늘리고, 호흡 조절을 깊게 하고 지구력을 키우며, 마음과 몸을 연결하게 될 것이다. 필라테스는 몸과의 완전히 새로운 관계를 만드는 데 도움이 된다.

## 유연성 Flexibility

필라테스는 신체를 올바르게 정렬하고 관절, 근육, 골격에 영향을 미치는 근육과 외부 힘의 균형을 유지함으로써 부상이나 자세 문제로 인한 신체 불균형을 교정할 수 있다. 우리는 필라테스를 신체의 과용이나 오용으로 인한 재활의 필수적인 부분으로 사용하며, 운동선수들의 회복 후 추가 부상 가능성을 줄이는 것을 돕는다. 우리는 많은 운동선수들의 부상이 근약화와 보상작용뿐만 아니라 근육의 경직에도 기인한다는 것을 종종 발견한다. 필라테스를 주간 프로그램에 포함시킴으로써, 그들은 관절가동범위를 증가시키고 전반적인 유연성을 향상시킬 수 있다.

## 민첩성 Agility

필라테스는 여러분의 공간 인지와 신체조절을 증가시키는데 도움을 줄 것이다. 이러한 새로운 패턴은 반복을 통해 미세하게 조정되며 체육관, 경기장, 코트, 코스 또는 트랙으로 직접 사용될 수 있다.

## 파워 Power

필라테스는 파워를 증가하는데 도움이 된다. 신체는 불안정한 위치에서 파워를 만들어 낼 수 없다. 코어의 안정성 향상은 모든 필라테스 프로그램의 주요 이점 중 하나이며, 보다 효율적이고 효과적으로 파워를 채널화하고 극대화 할 수 있다. 신체가 엉덩이와 코어를 통해 더 큰 근력과 안정성을 증가시킴에 따라 더 큰 힘과 파워를 생성할 수 있다. 많은 동작은 필드와 코트에서의 움직임에 사용되는 운동 사슬을 따라 특정 패턴을 모방한다. 국립 스포츠 의학 아카데미는 운동 사슬을 신경, 근육, 뼈 사이의 관계 또는 연결로 정의한다. 운동 사슬은 열린 사슬 운동과 닫힌 운동 사슬의 두 가지 범주로 나누어지며 운동을 설명하거나 분류하는 데 사용된다. 예를 들어, 스쿼트를 할 때는 발을 바닥에 대고 눌러 몸을 올리고 내린다. 이것은 닫힌 사슬 운동이다. 아래 다리가 자유롭게 흔들리는 레그 컬 머신을 사용하는 것은 열린 사슬 운동의 한 예이다.

### 근력과 스피드 Strength and Speed

사이드-라잉 레그 시리즈와 같은 필라테스 동작은 사람들을 한쪽 측면 자세를 취하게 한다. 비슷한 동작을 통해 몸의 약화된 부분의 밸런스를 잡고 오른쪽에서 왼쪽, 그리고 몸의 앞쪽에서 뒤쪽으로 더 좋은 근력과 대칭을 만드는 방법을 발견할 수 있다. 근력과 유연성은 스피드에 직접적인 상관관계가 있다. 기초가 튼튼하고 근육이 "탄력"있고 유연하다면 스피드가 높을 가능성이 높다. 약하고 긴장된 근육은 스피드를 제한시킨다.

## 엘리트 운동선수들을 위한 이점
## Benefits for Elite Athletes

대부분의 엘리트 수영선수들의 몸이 어떻게 생겼는지 잠시 생각해 보라. 전형적으로 그들은 튼튼해 보이고, 그들의 근골격은 다른 선수들보다 더 두꺼워 보이며, 그들의 자세는 더 앞쪽으로, 어깨는 둥글게 보인다. 비교하자면, 발레리나를 상상해보라. 그들은 자신들보다 키가 더 커 보이게 하는 경향이 있다. 그들의 자세는 더욱 높아지며, 강하고 근육질인 반면, 갸름해 보인다. 분명히 두 사람의 자세는 근력, 훈련과 마찬가지로 상당히 다르다.

우리 선수들 중 한 명은 재능 있는 고등학교 선수였다. 그녀는 수영장과 체육관에서 일생을 보냈다. 연습은 새벽 5시부터 시작되었고, 대부분 하루에 두 번 훈련했다. 그녀는 주도적이고, 집중하며, 코치들이 요구하는 것은 무엇이든 기꺼이 했다. 여러분이 상상할 수 있듯, 그녀가 수영장에서 훌륭했으나, 그녀의 몸은 시련에 처해 있었다. 몇 년 동안 우리는 그녀의 앞과 뒤의 균형을 맞추고, 코어 근력을 강화시키고, 유연성과 자세를 개선시키며, 하체에는 더 좋은 유연성을 만들고, 그녀의 호흡조절을 심화시키기 위해 일했다. 이 작업은 수영장 안팎에서 그녀의 신체 인지를 높이는 데 도움이 되었다. 그녀의 전반적인 구성의 변화는 훌륭했다. 필라테스 프로그램을 시작했을 때와 비교했을 때의 유연성은 믿기 어려웠다. 그녀는 햄스트링 뿐만 아니라 중부와 상부 흉추에서 상당한 유연성을 얻었다. 그녀의 가슴과 어깨가 더욱 열려 있었고, 어깨 전체의 관절가동범위가 증가했다. 전체 회복 시간이 단축되고 코어 근력이 크게 향상되어 레이스 시간을 향상하는데에도 도움이 되었다. 2017년 그녀는 NCAA Division 1프로그램인 Georgia Bulldogs를 위해 수영하기로 약속했으며, 필라테스를 훈련 프로그램에 계속 통합시키기를 희망한다.

## 취미 운동선수들을 위한 이점
Benefits for Recreational Athletes

필라테스는 엘리트 운동 선수에게 분명하고 중요한 이점을 제공하지만, 취미 운동선수들에게도 이 가치는 똑같다. 실제로, 우리는 프로보다 취미 운동선수들에게서 더 많은 부상과 자세 문제를 본다.

그들이 엘리트 또는 프로 운동선수가 아닌 한, 대부분의 사람들은 그들의 경력의 한부분으로 여기고 훈련하거나 운동하지 않는다. 대부분의 사람들은 앉아서 많이 일을 한다. 우리 고객들 중 많은 수가 매주 몇 시간씩 그들이 좋아하는 스포츠를 하거나 훈련하고, 이어서 전화나 컴퓨터, 또는 자동차, 기차 또는 비행기를 타고 여행하는데 많은 시간을 보낸다. 이것은 긴장된 근육, 안좋은 자세, 몸의 불균형을 위한 처방이다. 필라테스는 어떤 훈련 프로그램에도 완벽한 보완책이다. 필라테스를 평생 해독제로 생각하라.

"필라테스를 시작하면서 체력 수준, 코어 강도 및 유연성이 크게 향상되어
전반적인 삶의 질과 취미활동인 테니스, 카약, 자전거 타기에 도움이 되었습니다.
필라테스 수업을 컨디셔닝 프로그램과 결합하니 전반적인 다리 근력,
가동성 및 무릎 수술 회복에 도움이 되었습니다."

–*Terry North*, 고객이자 평생 운동선수

## 필라테스와 저항 훈련 사이의 관계
Relationship Between Pilates and Resistance Training

필라테스와 저항 훈련은 공생관계를 가지고 있다. 리프팅 웨이트는 사실 몸의 내적 안정성을 유지하면서 외부의 힘에 대항하는 신경학적인 움직임이다. 우리가 긴장 상태에서 하는 운동의 패턴은 특정한 시간이나 특정한 횟수를 반복한다. 필라테스와 저항 훈련은 내부 힘을 사용하여 움직임 패턴에서 안정화 근육을 사용한다는 점에서 비슷하지만 필라테스는 유동성이 필요하다. 이것들은 비슷하게 들릴지 모르지만, 필라테스와 저항 훈련은 우리의 중추 신경계에 두 가지 다른 적용점을 가지고 있다. 역도는 신체의 스트레스에 대한 반응인 교감신경계를 활성화시킨다. 필라테스는 부교감 신경계를 활성화시켜 심박수를 느리게 하고 안에 있는 근육들을 이완시킨다. 이 두 가지 방법은 중복되지 않게 몸의 균형을 만들어 낸다. 두 가지를 훈련 프로그램에 포함한다면 여러분은 중추 신경계의 두 구성 요소들의 균형을 맞출 수 있기 때문에 몸이 더 편안하게 움직인다는 것을 금방 알아차릴 것이다. 어느 한쪽에만 집중한다면 한쪽의 구성요소가 지나치게 훈련되는 경향이 있을 것이다.

모든 승리는 팀의 선수들이 준비되어 있을 때 일어난다. 코치는 게임 플랜을 만들고 각각의 플레이어는 그들의 역할을 완벽하게 해낼 것이다. 여러분의 목표는 무엇인가? 더 강해지는 것인가? 유연성과 가동성을 개선해야 하는가? 더 빨라지기 위해 운동하는가? 부상에서 회복 중이며 민첩성과 안정성을 향상해야 하는가? 여러분의 목표가 무엇이든, 다음 몇몇의 챕터에서는 여러분이 그곳에 도착하는 것을 돕기 위한 로드맵을 제공할 것이다.

## 다음 단계 Next Steps

우리는 모든 사람이 개인의 평가와 Beyond Motion에서 훈련을 하기 위해 플로리다로 가는 비행기를 탈 수 없다는 것을 알기 때문에 여러분에게 7개의 기둥과 필라테스 원칙을 적용하는 방법을 가르쳐서 여러분이 개인의 운동 계획을 세울 수 있도록 하고 싶다.
우리가 당신이나 당신의 팀을 지도하도록 허락해줘야 승률을 높일 수 있다. 다음 챕터에서는 여러분의 몸이 지금 무엇을 필요로 하는지 자신을 평가 할 수 있는 셀프 평가를 찾을 수 있을 것이다.

잘 짜여진 운동 계획이 실행될 때에만 성공할 수 있다는 것을 기억하라.
따라서 각 챕터를 읽었을 때 개인이 최고에 도달하기 위해 필요한 도구에 대해 배우게 되며 이것들을 통해서 책 마지막에서는 자신에게 가장 적합한 프로그램을 찾아서 실행한다.

# 2 목표 설정, 초기 평가와 시각화

## Goal Setting, Primary Assessment, and Visualization

일부 젊은 운동선수들은 거대한 목표를 향해 일생을 바친다. 그들은 어렸을 때부터 올림픽 대표가 되고 싶었으며 꿈을 향해서 필요한 모든 것을 기꺼이 할 의지가 있다. 그들의 목표 설정은 꿈을 실현하는데 기반을 두고 있다. 선수들은 너무 어려서 목표 설정의 세부 사항에 대해서는 잘 알지 못하지만, 집중이 필요하고 열심히 하고 그들의 코치의 말을 듣고 그들이 지금 있는 곳과 그들이 있고 싶은 곳 사이에는 많은 단계가 있다는 것은 안다. 만약 그런 선수들이 재능이 있고 충분히 열심히 한다면 콜로라도 스프링스에 있는 올림픽 훈련 센터에서 훈련하게 될 것이다.

올림픽 훈련 센터(OTC)에서는 코치들이 많은 팀 대신 단 한 팀만을 맡고 있다. 코치와 선수들은 같은 목표를 가지고 있는데: 올림픽 팀을 만들고 경기에 임하는 것이다. 이런 선수들은 그 팀에서 자격을 얻고 준비하기 위해 올림픽 게임까지 가는 4년을 최대한 활용할 필요가 있다. 팀에 합류할 기회를 만들지 못한 선수들은 팀을 떠나도록 통보받거나 프로그램에서 하차한다. 팀을 만들 수 있는 충분한 경쟁력을 갖춘 선수들이 코치의 주요 관심사가 된다. 1990년대 나는 미국 콜라라도 스프링스의 OTC에서 2년간 생활하면서 미국 역도팀에 근무했다.

사람들은 치열한 경쟁이 미국 올림픽 역도팀에 해로울 것이라고 생각할지도 모르지만, 정반대이다. 결코 예전에는 볼 수 없었던 선수들의 경쟁과 희생이 나타났다. 젊은 리프터, 코치, 그리고 프로그램에서 최상의 결과를 가져왔다. 오늘날 미국의 올림픽 역도의 성과는 예전에 비해서 훨씬 높아졌다.

## 왜 목표인가?
### Why Goals?

OTC의 역도선수들은 그들의 목표를 알고 있었다. 그들은 그들이 원하는 곳으로 가기 위해 열심히 훈련했으며, 얼마나 많은 시간을 준비해야 하는지 알았으며, 그들이 일단 OTC에 들어가려면 무엇을 해야 하는지 알고 있었다. 여러분이 인상적인 클린, 저크 그리고 스내치를 할 수 없다면 올림픽 역도팀 일원이 되기 위해 OTC에 들어가지 못한다. 각 팀 구성원들은 각자의 목표를 향해 최선을 다하고 팀을 만들기 위해 노력했다. 그리고 올림픽 역도 감독인 드래고미르 시오로슬란은 각 선수와 함께 단기 목표를 세우고 달성하는 데 도움을 주는데 능숙했다. 그는 팀원 개개인의 동기가 무엇인지 이해하는 데 재주가 있었다.

Dragomir는 각 선수들을 위한 구체적인 목표를 설정했고, 선수들은 그들에게 기대하는 것이 무엇인지 알았다. 이는 최상의 선수들이 목표를 어떻게 설정하는지 보여주는 좋은 예이다. 하지만 하루에 두 번씩 코치의 조언을 받은 사람은 거의 없었다. 그렇기 때문에 마이크로 사이클을 만들어 목표를 설정하는 방법을 아는 것이 중요하다. 이 의미는 장기목표를 성취할 수 있는 단계로 6주마다 단기목표를 설정하는 것이다. 어떤 스포츠나 선수에 관계없이 장기 목표 계획을 이해하는 것은 중요하다. 6주 주기로 작은 블록(단기 목표)을 만드는 것은 여러분이 궁극적인 결과에 도달하는 동안 집중과 참여를 유지하도록 돕는다.

## 목표 설정
### Setting Goals

무엇을 성취하고 싶은가? 여러분의 장·단기 목표는 무엇인가? 단기 목표 목록은 여러분이 발전함에 따라 성취감을 느낄 수 있다. 동기 부여, 집중, 일관성, 자신감은 어떤 종류의 목표를 달성할 때 필수적이다. 목표를 달성하기 위해 무엇을 해야 할지를 알기 위해서는 성취하고자 하는 것을 측정 가능한 용어와 계획으로 나타낸 로드맵이 필요하다. 목표를 설정하고 로드맵을 만드는 것은 훈련 과정의 중요한 부분을 차지한다.

> "어디로 가는지 모른다면, 그곳에 도착하지 못할 것이다."
>
> —Yogi Berra

여러분이나 여러분의 선수들이 목표를 설정할 때 그 목표가 스마트(smart)인지를 확인해야 한다: 구체적(specifit), 측정가능한(measureable), 달성가능한(attainable), 적절한(relative), 시간을 고려한(time oriented).

**코칭 조언** Coaching Tip

운동 선수를 훈련시키는 것이 직업이라면, 목표를 향해 달리는 것은 단거리 경주가 아니라 마라톤이라는 것을 그들에게 이해시켜야 한다. 단기 목표는 선수들이 프로그램에 참여하는 데 포함해야 하는 중요한 요소이다.

수직 점프를 예로 들어보자. 선수들에게 높이 뛸수록 더 많은 힘을 가질 수 있다고 설명하라. 왜냐하면 힘의 전제조건은 근력이기 때문에, 수직 점프가 향상됨에 따라 선수들에게 점점 더 강해질 뿐만 아니라 강력해(powerful)진다는 것을 확인시켜준다. 선수들이 결과를 볼 때 단기 목표의 중요성을 인식하기 시작한다. 운동선수들에게 이 과정을 명확히 하는 것은 중요하며 몇 번이고 들을 필요가 있다. 기억해라: 과정에 대한 확실한 이해를 얻기 위해서는 여러 번의 일관된 반복이 필요하다.

## 구체적 Specific

목표는 분명하고 이해하기 쉬워야 한다.

- 원하는 결과는 무엇인가?
- 단기 목표는 명확하게 명시되어야 한다.
- 이러한 목표를 믿고 달성하기 위해 노력할 준비를 해야 한다.

## 측정가능한 Measurable

장·단기 목표의 진전을 어떻게 평가할 수 있는가?

- 테스트 날짜를 미리 정해서 책임을 지도록 해라.
- 모든 작은 성공에도 축하해라: 이는 프로그램에 활력을 불어넣을 것이다.
- 수치는 운동선수의 진전을 측정하는 데 필수적이다. 코치와 매니저들도 수치를 보고 싶어한다.

## 달성가능한 Attainable

모든 목표는 달성가능한 도전을 제시해야 한다.

- 스타가 되기 위해 달려가는 것은 좋지만 너무 지나치게는 하지 마라. 마찬가지로 너무 쉬운 목표는 여러분에게 동기를 부여하지 못한다. 오직 여러분만이 여러분의 한계를 달성한다.

- 목표를 설정하는 작은 단계들이 더 큰 목표를 도달하는 데 성공할 수 있음을 알게 될 것이다.

### 적절한 Relevant

지금 여러분의 삶에서 중요한 목표를 설정해라. 다른 이가 여러분에게 목표를 강요하는 것은 동기부여가 되지 않을 것이다.

- 지금까지 목표를 향한 진전 상황을 검토해라. 당신의 목표는 여전히 적절한가?
- 목표가 여러분을 흥분시키는가?
- 열정 없이는 아무것도 얻을 수 없다. 그래서 운동선수들은 목표가 현실이 될 수 있도록 신바람이 나고 열정적이어야 한다.

### 시간을 고려한 Time Oriented

종료일을 설정해라. 종료시점을 아는 것은 여러분이 목표를 향하도록 동기를 부여할 것이다.

- 훈련 일정이 결과에 영향을 미치므로 목표를 달성할 수 있을 만큼 미리 시작하되 집중력을 잃지 않도록 너무 일찍 시작하지 마라.
- 출발점이 어디인지 파악해라. 예를 들어, 경주에서 완주 시간을 향상하려고 할 때 마지막 경주는 언제였는가? 여러분의 기록은 어땠는가? 경주 전후 소감은 어땠는가? 새로운 훈련 프로그램으로 성취하고 싶은 것은 무엇인가?

## 목표 유형
Types of Goals

여러분이 성취하고 싶은 것이 무엇인지 확인해야 한다. 이제 선수들에게 가장 도움이 되는 목표의 종류에 관해 이야기해보자. 우리는 단기, 장기, 삶의 목표를 듣거나 설정해왔지만 결과 목표(outcome goals), 수행 목표(performance goals), 과정 목표(process goals)에 대해 생각해 본적이 있는가?

### 코칭 조언 Coaching Tip

선수들이 현실적인 목표를 설정하도록 돕기 위해 데이터가 필요할 것이다. 그래서 새로운 팀과 함께 훈련하는 첫날은 테스트를 해야 한다. 몸무게, 키, 수직 도약, 셔틀 타임과 10야드(9m), 20야드(18m), 40야드(36m)의 스프린트 타임을 기록해라. 테스트는 동일한 조건에서 쉽게 반복할 수 있어야 한다. 테스트는 많은 노력이 필요하므로 생략하고 싶은 유혹을 느낄 수 있다. 우리의 조언: 테스트 설정이 광범위하고 시간이 많이 걸리더라도 시행해라. 6주마다 테스트한 것을 코치, 매니저, 선수들에게 진전 사항을 알리고 만족하게 한다.

## 결과 목표 Outcome Goals

이러한 목표는 이벤트나 시합에서 원하는 특정 결과에 따라 결정된다. 이것이 여러분이 시향하는 것이나. 결과목표는 "앞으로 3개월 만은 10킬로 레이스에서 완주시간은 3분 단축시키고 싶다."라고 명시할 수 있다. 경기에 이기든 지든 상관없이 사고방식을 발전시키는 것조차 결과 목표를 세우는 것이다.

## 수행 목표 Performance Goals

무엇을 이루기 위해 노력하는가? 출발 지점과 진행 방법을 기록하면서 측정하고 추적하는 것은 중요하다. 우리는 쓰지 않는 것은 잊어버리는 경향이 있다. 일단 목표를 달성하면 목표에 도달하기까지의 과정은 잊기 쉽다. 수행 목표는 여러분이 통제할 수 있는 능력이라고 생각해라. 여러분은 여러분의 태도, 에너지, 직업 윤리 및 전반적인 수행을 책임지고 있다. 목표에 도달하기 위해 자신의 궤도에 오르도록 하는 명확하고 간결한 수행 목록을 만드는 것은 중요하다. 단기 목표를 반영하는 목록을 만드는 것은 결과 목표보다는 수행 목표의 일부가 되어야 한다. 결과 목표가 여러분의 결과에 초점이 맞추어져 있는 것에 반해 수행 목표는 개인적인 수행에 초점을 맞춘다는 것을 기억해라.

## 과정 목표 Process Goals

과정 목표는 수행과 결과 목표에 완전히 도달할 수 있도록 실천해야 하는 단계와 훈련에 대한 것이다. 예를 들어, 3개월 안에 5파운드(2.3kg)의 근육량을 늘리기 위해 일주일에 5일, 45분 동안 웨이트를 들어 올리는 것일 수 있다. 과정 목표는 달성하고자 하는 특정 결과를 설정하는 대신에 장기목표로 향할 수 있는 환경을 만든다. 목표를 달성하기 위한 과정을 개발하는 것은 장기 목표를 달성할 수 없다는 느낌을 줄이는 데 도움이 된다. 구체적인 단계들은 관리하기가 더 쉽다.

## 목표 평가
Assessing Your Goals

목표를 설정할 때 제일 처음은 가장 큰 목표를 먼저 열거한다. 무엇을 향해 노력하는가? 동계 훈련에서 지구력을 증가시키고 싶은가, 아니면 곧 있을 마라톤을 대비해서 기록을 단축하고 싶은가? 다음으로, 가고자 하는 곳에 도달하기 위해 필요한 단계들에 대해 생각해라. 좋아지는 것을 어떻게 추적할 것인가? 진행 상황을 어떻게 측정할 것인가? 마지막으로 어떻게 그 곳으로 갈 것인가? 여러분이 향상하고자 하는 것에 대해 주변에 전문적으로 훈련을 시켜줄 사람이 있는가? 지향하는 목표에 한 걸음 더 가기 위해 매일 무엇을 할 것인가?

대부분의 경우 여러분이 추구하는 결과와 그곳에 도달하기 위해 수행 사항을 알게 되면 목표를 달성하는 것은 그리 어렵지 않다. 기억해라: 가장 중요하게 집중해야 하는 것은 과정이다.

자신이 어디로 가는지 아는 것 뿐만 아니라, 목표를 추구하는 데 방해가 될 수 있는 장애물을 인식하는 것(하지만 집중하지 않는 것)도 중요하다. 일정이 바뀌고 부상이 생겨도 최종 목표에 집중하면 어떤 일이 일어나든 처리할 수 있고 그에 따른 계획을 세울 수 있다. 목표 목록을 작성하면 원하는 목표 달성에 집중할 수 있으며, 거기에 도달하는 데 얼마나 오래 걸릴지에 대한 현실감을 유지할 수 있다. 25쪽의 목표 점검표를 복사해서 새로운 목표를 설정할 때마다 사용할 수 있다.

## 신체적 평가
Physical Assessment

이제 목표를 파악하고 목표를 향한 현실적인 행동을 하고 실제로 여러분이 목표에 도달하는 모습을 볼 수 있게 되었으니, 이제는 여러분의 신체적 상태를 평가할 때이다.

25쪽의 양식을 사용하여 평가 결과를 기록할 수 있다. 각각의 질문에 제대로 답하고 오늘이 첫 번째 날이라는 것을 기억해라. 모든 사람들은 시작점에 있으므로 가능한 한 정확하게 해야한다. 이것들은 당신이 목표에 도달하기 위한 실용적이고 현실적인 계획을 세우는 데 도움이 될 것이다. 우리 센터에서 정기적인 평가를 받는 동안, 우리는 30일마다 한 번씩 상태를 점검하고 재평가하는 것을 추천한다. 그들의 자신의 프로그램을 따르고 있다면, 30일 이내에 발전한 것을 보고 느낄 수 있을 것이다.

## 목표 점검표

날짜: ____________

장기목표: ____________________________________________

____________________________________________

장기목표 달성일: ____________

이 목표가 나에게 중요한 이유: ____________________________________________

____________________________________________

장기목표 달성을 위한 3가지 단기 목표:

1. ____________________________________________
2. ____________________________________________
3. ____________________________________________

목표를 달성하는 데 걸리는 시간: ____________________________________________

____________________________________________

나의 목표 달성에 도움이 되는 나의 강점(경험, 기술, 자원):

____________________________________________

____________________________________________

____________________________________________

나의 목표를 달성하기 위해 극복해야 하는 약점(제한점, 개선할 분야, 내가 가지지 못한 자원):

____________________________________________

____________________________________________

____________________________________________

나의 목표 달성을 방해하는 위협들(시간 제약, 장애물):

____________________________________________

____________________________________________

____________________________________________

확인된 위협을 줄이는 데 도움이 될 수 있는 나의 강점:

____________________________________________

____________________________________________

____________________________________________

나의 장·단기 목표에 도달한 것에 대한 보상:

____________________________________________

____________________________________________

____________________________________________

From A. Lademann and R. Lademann, *Pilates and Conditioning for Athletes: An Integrated Approach to Perfor– mance and Recovery* (Champaign, IL: Human Kinetics, 2019).

## 측정 Measurements

여러분이 살을 빼거나 찌거나 근육을 늘리려고 할 때 사용되는 평가 도구 중 하나이다. 몸의 여러 부위의 둘레를 측정하는 것은 시발점의 전체적인 관점을 제공하는 데 중요하다.

부드러운 줄자로 둘레를 측정해라. 다리를 골반 넓이로 벌리고 좌우에 골고루 체중을 배분해라. 가장 정확한 결과를 얻기 위해서는 다른 사람이 여러분의 치수를 재는 것이다.

### 조언

- 가슴을 측정할 때, 줄자로 양 어깨뼈 중간에서 젖꼭지 선을 가로질러 측정한다.
- 위팔 두갈래근을 측정할 때, 줄자가 팔꿈치 위의 위팔 중앙이나 가장 넓은 부분에 있는지 확인해라.
- 몸통을 측정할 때는 제일 밑에 갈비뼈 아래와 배꼽을 가로질러 측정한다.
- 엉덩이는 가장 넓은 부위에서 측정해야 하며, 일반적으로 엉덩이 중심에 위치한다.
- 다리를 벌리고 서서 허벅지의 가장 굵은 부위를 측정해야 한다.
- 종아리는 가장 넓은 부위를 측정해야 한다.

## 체지방 Body Fat

피부 주름 측정은 신체의 여러 부위에 캘리퍼를 사용하여 시행한다(그림 2.1 참조). 여러분이 캘리퍼를 사용할 때 정확한 판독을 위한 최적의 자세를 만들기 어려울 수 있기 때문에 다른 사람이 판독을 하는 것이 최선이다. 가능하다면 같은 캘리퍼를 사용해서 체지방을 측정할 때마다 같은 사람이 하도록 해라. 모든 수치가 다른 것처럼 캘리퍼의 각 세트마다 약간 달라서 다른 판독값이 나올 수도 있다. 여러분의 목표는 일관된 측정값을 기록하는 것이다.

피부 주름 테스트를 할 때 이상적인 것은 꼬집고 당기는 것이다. 몸을 감싸져 있는 조직을 잘 꼬집어서 지방 조직만을 잡아 몸에서 살짝 떼어내라.

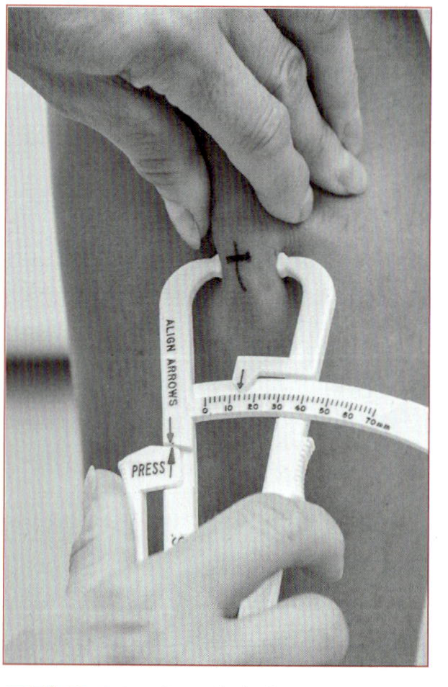

그림 2.1 피부 캘리퍼.

### 측정방법(남성)

- 가슴: 젖꼭지와 겨드랑이 사이의 중간을 잡는다.
- **배**: 배꼽의 오른쪽 1인치(2.5cm) 지점을 수직으로 잡는다.

- 넙다리: 넙다리와 무릎 사이의 중앙부를 찾아 수직으로 잡는다.

### *측정방법(여성)*

- 위팔세갈래근: 어깨 높은 곳과 팔꿈치 돌기의 중간을 잡는다.
- 엉덩뼈 능선: 이 부위는 엉덩뼈 능선이라고 부르는 엉덩뼈의 위쪽 능선과 가장 아래 갈비뼈 사이에 있다.
- 넙다리: 넙다리와 무릎 사이의 중앙부를 찾아 측정한다.

### *피부주름 측정법*

1. 엄지와 집게손가락으로 피부주름을 들어 올린다.
2. 캘리퍼의 측정 조언을 직각으로 놓고, 피부를 집은 후에 2초간 기다린다.
3. 측정값을 메모하고 기록한다.
4. 캘리퍼를 서서히 놓는다.
5. 1~2초간 기다린 후에 2번 더 측정한다.
6. 3번 측정한 것에 대한 평균을 구한다.
7. 각 신체부위에 이러한 과정을 반복한다.

### *피부주름 검사 결과 읽기*

- 일반적으로 남성의 경우 80점 이하이면 우수하고 150점 이상이면 좋지 않다.
- 여성의 경우 90점 이하이면 우수하고 150점 이상이면 좋지 않다.

## 일차 평가
Primary Assessments

아래 나와 있는 테스트에서 합격 또는 불합격 판정을 내려라. 테스트에 통과할 수 있도록 한 부분에 개선이 필요한 경우에는 3장에서 개선 방법에 대한 지침을 찾을 수 있을 것이다.

### 근력 Strength

여러분은 체중을 실어 스쿼트를 10회 할 수 있는가? 10회 이상 반복할 수 있다면 충분히 통과한 것이다. 만약 달성할 수 없다면, 나중에 달성할 필요가 있다. 기억해라: 여러분의 하체 근력은 모든 스포츠에서 필수적이다.

## 속도 Speed

40야드(36m)를 얼마나 빨리 달릴 수 있는가? 5.2초 이하가 나오면 이 테스트를 통과한 것이다. 5.2초 이상이면 파워와 근력의 부족과 개선 부위를 나타낼 수 있다.

## 파워 Power

파워 테스트는 수직 점프가 22인치(56cm)이상이면 통과이다. 22인치 이하인 경우 근력의 부족을 나타낸다. 여러분의 근력 수준을 향상시키기 위한 운동과 프로그램은 여러분이 더 높은 수직 점프를 달성하는 데 도움을 줄 것이다.

## 가동성 Mobility

등뼈 움직임은 자주 간과되는 부위이다. 가동성을 테스트하기 위해 무릎은 엉덩이와 거의 수직이 되도록 해서 옆으로 눕는다(그림 2.2 참조). 가슴을 펴고 몸통을 비틀면서 어깨뼈와 손등이 바닥에 닿도록 애쓰면서 윗팔을 뻗어라. 양쪽으로 테스트를 시행해라. 양쪽이 다 된다면 통과이다. 한쪽이라도 실패한다면 여러분은 가동성 증진에 힘써야 한다.

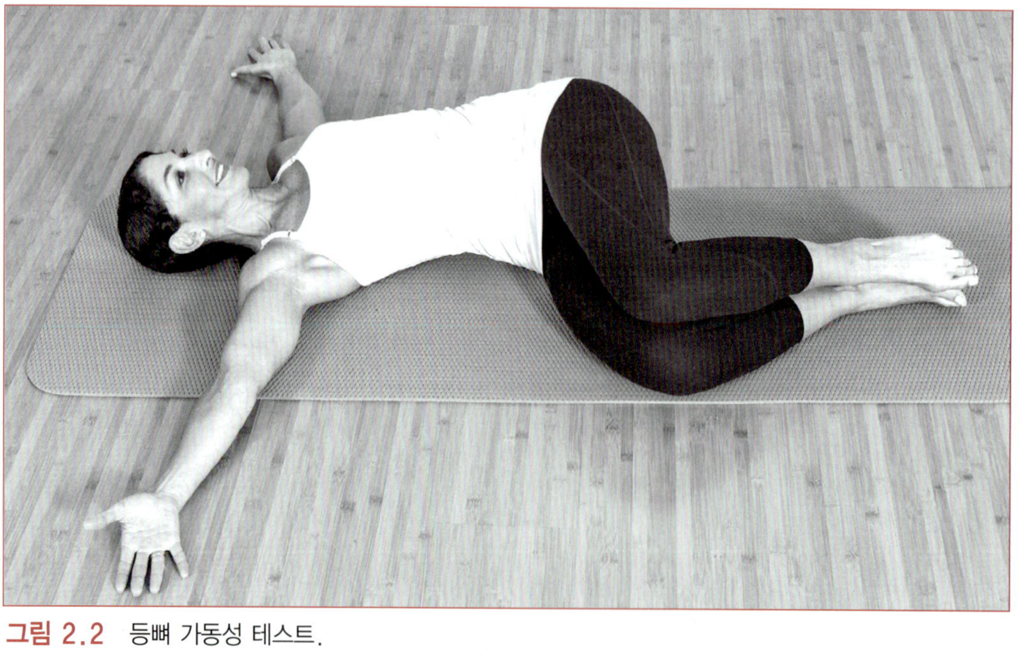

**그림 2.2** 등뼈 가동성 테스트.

## 안정성 Stability

한 다리로 서서 반대쪽 무릎을 굽히고 허벅지는 바닥과 평행할 때까지 들어 올린다(그림 2.3 참조). 안정된 자세로 최소 10초 이상 유지할 수 있는가, 아니면 균형을 유지하는 데 어려움이 있는가? 어렵다면 균형 문제는 어디에서 나오는 것일까?

흔들림 없이 안정적으로 유지할 수 있다면 여러분은 합격이다. 시작하자마자 쓰러진다면 여러분은 안정성을 증진하기 위해 노력할 필요가 있다.

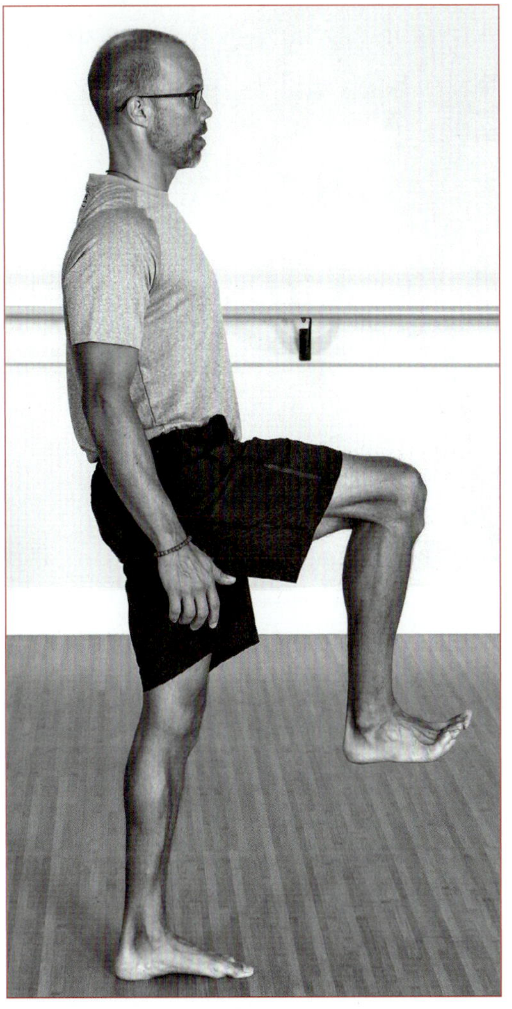

그림 2.3 안정성 테스트.

## 민첩성 Agility

우리는 민첩성 사다리를 이용해서 테스트 하는 것을 추천하지 않는다. 왜냐하면 사용 패턴이 학습되어 신경학적으로 구동되지 않는다. 프로 셔틀드릴은 운동 선수의 감속과 가속을 측정하기 위한 좋은 테스트이다. 이 테스트는 5-10-5드릴이라고도 불리며 NFL 스타이팅 컴바인(Scouting combine: 미국프로풋볼팀들이 드래프트 대상자들의 능력을 평가하는 기간)에 의해 인기를 얻었다. 3개의 콘을 5야드(4.6m) 간격으로 놓는다.

중앙 콘에 서서 다음 콘까지 전력질주 해서 콘을 터치한다. 다시 중앙 콘을 지나 반대편 끝에 있는 콘으로 간다. 3번째 콘에서 처음 시작한 중앙 콘으로 통과하면 끝낸다.

이 훈련은 선수들이 감속과 재가속하는 동안 평정을 유지할 수 있는지를 보여준다.

## 유연성 Flexibility

유연성을 평가하는 가장 쉬운 방법 중 하나는 **바로 누운 자세**에서 햄스트링 테스트이다. 햄스트링 테스트는 스트레치 스트랩이나 8피트(2.4m) 요가 스트랩을 사용한다. 바닥에 앉아서 한 발의 아치를 끈으로 감아라. 바닥에 누워서 다리를 공중으로 들어 올린다. 이때 다리의 이상적인 각도는 90°이다. 엉덩이 한쪽이 들리거나 볼기근과 **엉치뼈**가 바닥에서 떨어지는 것을 방지하면서 골반 정렬을 유지할 수 있다면 여러분은 통과이다. 90° 각도를 만들기 위해서 무릎을 굽히거나 바닥에서 볼기근이 떨어진다면 실패가 되고 유연성을 향상하기 위한 노력이 필요하다.

### 개인 평가 기록

날짜: ____________

나이: ____________

체중: ____________

안정시 심박수: ____________

### 둘레 측정

가슴: ________________ 허리: ________________ 엉덩이: ________________

오른쪽 위팔두갈래근: ________________ 왼쪽 위팔두갈래근: ________________

오른쪽 허벅지: ________________ 왼쪽 허벅지: ________________

오른쪽 종아리: ________________ 왼쪽 종아리: ________________

### 체지방

가슴 (남성): ________________

위팔세갈래근 (여성): ________________

배 (남성): ________________

엉덩뼈 능선 (여성): ________________

넙다리: ________________

### 일차 평가

근력: ________________

속도: ________________

파워: ________________

가동성: ________________

안정성: ________________

민첩성: ________________

유연성: ________________

From A. Lademann and R. Lademann, *Pilates and Conditioning for Athletes: An Integrated Approach to Performance and Recovery* (Champaign, IL: Human Kinetics, 2019).

## 시각화는 목표 설정의 일부이다
Visualization Is Part of Goal Setting

일단 목표를 확인했으면, 다음 단계는 시각화이다. 여러분이 어떤 스포츠를 하든 간에 성공을 하고, 건강해지고, 강해지고, 더 빨라지거나 자신감을 높이기 위해서는 마음속에 최종 목표의 그림이 필요하다.

이를 위해, 여러분의 오감을 모두 사용하여 원하는 결과에 대한 상세한 마음의 이미지를 그려라. 예를 들어, 마라톤을 하는 것이 목표라면, 그 경기에 자신을 시각화해라. 출발선을 그려라. 어디로 달리는지 보고, 도로의 곡선과 공기의 냄새와 느낌을 의식해라. 입술을 스쳐 지나가는 땀을 맛봐라. 경주 중에 몸이 편안하게 움직이는 것을 느껴라. 응원하는 팬들을 잘 기억해라. 지나가는 다른 경주자들에게도 주목해라. 모든 근육이 함께 쓰이는 것은 느껴보아라: 여러분의 몸은 조화롭고 여러분이 훈련해 온 것을 하고 있다. 두 손을 번쩍 들고 얼굴에 큰 미소를 띠고 결승선을 통과하는 상상을 해라. 기록을 봐라. 여러분의 최고 기록이다. 여러분이 해냈다!

이 장면을 마음속으로 여러 번 되뇌이고, 의자에 앉아서 몸이 실제로 경주를 하는 것을 느낄 수 있도록 하는 것은 컨디셔닝의 신체적 부분 만큼이나 중요하다. 뇌를 근육처럼 다루어라: 몸뿐만 아니라 뇌도 훈련이 필요하다.

여러분이 시각화를 사용하는 것이 새로운 개념이라면, 인생의 어떤 상황에서도 시각화는 누구에게나 효과가 있다는 것을 알아야 한다. 시각화의 실행은 오래 걸릴 필요가 없다: 지속적으로 수행하면 된다. 매일 5~10분 정도의 시간을 할애하는 것으로도 목표를 달성하는 데 도움이 될 것이다. 우리 모두는 시각화를 할 수 있는 힘을 가지고 있다. 여러분의 목표가 현실이 되지 않았지만, 이미 자신이 추구하는 것을 성취했다고 상상할 수 있다. 그렇게 중요한 순간이 오면, 여러분은 실제로 할 순비를 하기 전에 이미 여러 번 이것을 해 본 적이 있다.

목표를 시각화할 때, 목표를 극복하기 위한 계획을 고안하기 위해 실패를 상상하는 것도 괜찮다. 이는 예기치 못한 일이 발생할 때 경계심을 풀지 않도록 하는 데 중요하다. 다시 마라톤의 예로 돌아가보자. 비가 내리기 시작하거나 경기 당일에 피곤함을 느낀다면 어떻게 될까? 이런 요인들은 경쟁에서 감정을 상하게 하거나 육체적으로 최선을 다할 수 없게 한다. 목표에 도달하는 것은 육체적 게임이라기 보다는 정신적 게임에 가깝다. 그러므로, 사전에 마음 속으로 만약이라는 상황을 대처할 수 있는 계획을 세워라. 예를 들어, 마라톤을 하는 동안 비가 온다면 안쪽 구역으로 달려 비도 피하고 더 빨리 뛸 수 있다.

Pam은 우리의 고객이자 세계 곳곳에서 경주를 출전한 많은 경험을 가진 마라톤 선수다. 그녀는 다양한 기상 상황과 많은 부상을 가지고 달렸다. 그녀는 2018년 보스톤 마라톤을 완주했는데 알다시피 춥고 바람이 불고 비가 많이 내렸다. Pam은 완주했을 뿐만 아니라 이전 기록을 갱신했다. 우리가 어떻게 했는지 물었을 때, 그녀는 계속 나아갈 동기를 유지한 것은 보일스턴 거리에서 응원하는 군중과 함께 그녀의 집중력과 마음가짐이라고 말했다.

## 다음 단계

이 시점에서 여러분은 목표를 세우고, 몸을 평가하고, 목표를 성취를 시각화하기 시작했다. 이제는 여러분의 이차적인 평가와 전신이 그림으로 그려진다. 자세는 어떤가? 자세는 전반적인 수행에 도움이 되는가 아니면 방해가 되는가? 폐활량이 얼마나 되는가? 능력 증진을 위해 호흡을 잘 이용하고 있나? 얼마나 뻣뻣함을 느끼는가? 무릎을 편 상태에서 손바닥을 바닥에 대고 몸을 굽히는 동작을 쉽게 수행할 수 있는가? 관절이 열린 느낌인가 아니면 잠긴 느낌인가?

움직임이 가벼운가 아니면 무거운가? 3장에서 여러분은 몸 전체를 통해 보다 큰 가동범위, 부드러움과 유연성을 만드는 데 도움이 되는 다양한 테크닉을 배우게 될 것이다.

# 3 퍼포먼스 향상을 위한 일상 움직임

## Daily Movements That Enhance Performance

최적의 운동 퍼포먼스는 신체 인식, 움직임에 대한 이해와 이것에 대한 평가방법을 필요로 한다. 신체적 움직임과 인지적 이해를 연결하는 것이 중요하다. 최고의 선수들은 단지 움직이기 위해 움직임을 수행하지 않는다. 그들은 움직임의 과정을 이해하고 육체적으로나 정신적으로 그 과정을 받아들인다.

이 장에서 여러분은 매일 사용할 수 있는 준비운동, 회복 기법, 조언에 대해 배울 것이다. 운동과 움직임 시리즈는 훈련 능력을 향상시킬 뿐만 아니라, 더 중요한 회복능력을 향상시킬 것이다. 이러한 기법은 훈련 전후에 사용하거나 몇 가지 기법은 회복기간에 쓸 수 있다.

최고의 선수들은 훈련뿐만 아니라 회복에 전념하는 방법도 알고 있다. 선수들은 아주 작은 사항이라도 미세 조정하는 데 걸리는 시간이 그들의 전체적인 퍼포먼스에 얼마나 중요한지를 알고 있다. 가장 큰 영향을 미치는 것은 하나의 큰 노력이 아니라는 것을 기억해야 한다: 여러분의 퍼포먼스에 가장 영향을 미치는 것의 대부분은 작은 것들이다.

사람들은 그들의 수업을 위해 우리 센터에 왔을 때, 그들 대부분은 유사한 준비 운동을 시행한다. 여러분이 훈련을 들어가기 전에 몸을 따뜻하게 하고 시작할 준비를 하는 것은 필수적이다. 이런 준비운동에는 폼롤러, 동적 준비 운동과 관절 분절화 시리즈를 사용한 관절가동범위 운동이 포함된다.

# 스스로를 정렬시켜라: 여러분의 자세는 얼마나 중요한가?

## Align Yourself: How Important Is Your Posture?

똑바로 서보아라. 우리는 예전에 그런 말을 들어본 적이 있지만, 이것이 정말로 무엇을 의미하는 것일까? 대부분의 사람들은 좋은 자세를 볼 때 이것이 올바른 자세인지를 알고 있으며 나이, 체격, 체력 수준에 상관없이 누군가를 자유롭고 강하게 보이게 하는 방법에 대해 영감을 받고 한다. 좋은 자세를 인지하든 안하던 간에 우리는 그들의 경기 열정, 전반적인 건강과 웰빙에 대해 그들의 자세를 관찰함으로써 판단한다.

주변을 둘러보면 많은 사람들이 밑을 보면서 걸어가는 것을 볼 수 있다. 사람들은 전화기나 땅에 주의를 기울이고 있을 것이다. 그들의 머리, 어깨, 윗 등의 자세를 주의 깊게 살펴봐라. 사람들의 걸음걸이는 가볍고 부드러운가? 발을 질질 끌고 있는가? 그들은 강하고, 탄탄하고, 젊고, 건강해 보이는가? 아니면 피곤하고, 늙거나 무기력해 보이는가?

이제는 키 크게 해서 걷는 사람들을 보자. 시야는 전방을 향하고, 자세는 똑바르며, 걸음걸이는 가볍고 부드럽다. 그들은 자신감과 편안함을 느끼고 있는 것처럼 보인다. 나이와 상관없이 건강하고, 강하고, 젊고, 탄탄하게 보일 수 있다. 자신도 모르는 사이에 여러분의 자세가 여러분의 기분뿐만 아니라 수행 수준과 다른 사람이 여러분을 어떻게 인식하는지에 대해 방해할 수도 있다.

척주는 24개의 움직이는 척추와 9개가량의 융합 척추로 구성되어 있다(그림 3.1 참조). (이 숫자는 엉치와 꼬리뼈 부위의 융합된 척추뼈에 따라 다르다.) 척주는 강하고 가동성이 있다. 척주는 통증이나 뻣뻣함 없이 비틀리고, 돌리고, 앞뒤로 굽힐 수 있어야 한다. 필라테스에서는 흔히 골반과 아래 척추(골반-허리뼈 부위로 알려진)에 관해 이야기하는데, 이는

### 올바른 자세의 이점 Benefits of Proper Posture

- 근육이 적절하게 사용되므로 올바른 자세에서 뼈와 관절이 유지된다.
- 관절의 비정상적인 마모를 감소시킨다.
- 척추의 인대에 대한 스트레스를 감소시킨다.
- 척추가 고정되는 것을 방지하고 자유롭게 움직일 수 있게 한다.
- 에너지가 적게 소모되어 피로 예방에 도움이 된다.
- 요통과 근육통을 예방한다.
- 파워하우스의 깊은 코어 근육(배근육, 허리, 골반바닥근)에 의지하여 올바른 자세를 유지한다: 어깨가 이완되고, 목과 머리가 자유롭게 움직이고 엉덩이, 다리, 발에 스트레스를 줄여준다.
- 젊고, 건강하고, 길고, 날씬한 외모에 도움이 된다.

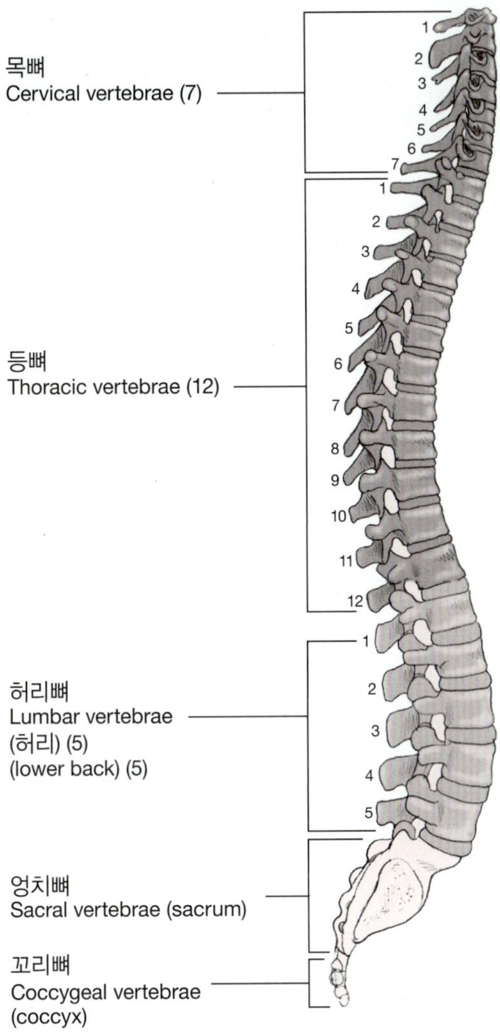


**그림 3.1** 건강한 척추의 옆모습.

모든 움직임이 시작되는 파워하우스(코어)라고 불리는 부위이기 때문이다.

척추 안정화와 적절한 자세를 만들기 위해서는 골반 바닥근이 먼저 활성화된다. 척추를 안정적으로 만들고 올바른 자세를 만들기 위해서 **골반 바닥근**에서부터 활성화가 시작된다. 이러한 근육의 동원은 파워하우스에 힘을 줄 때 언제나 첫 단계에 사용되는 것 중에 하나여야 한다. 다행히도 몸은 훌륭하게 설계되어 있기 때문에 **배가로근**이 수축을 하면 골반바닥근도 수축이 된다. 필라테스는 표층 근육만으로 움직임을 시작하기보다는 코어의 힘을 강화하고 사용하도록 훈련시킨다.

골반은 사발 모양으로 되어 있으며 3개의 뼈로 구성되는데: 궁둥뼈(좌골), 엉덩뼈(장골), 두덩뼈(치골)로 이루어진다(그림 3.2 참조). **엉치엉덩 관절**은 골반의 뒤쪽에 위치한다. 골반이 부정렬 상태가 되면 몸의 상하운동에 악영향을 미쳐 비효율적인 움직임, 근육 불균형, 나머지 신체 부위에 스트레스를 줄 수 있다. 골반이 정렬에서 벗어나면 나머지 척추도 그렇게 될 것이다. 불균형을 감지하는 것이 첫 번째 단계이고, 불균형을 고치는 것은 그 다음 단계이다.

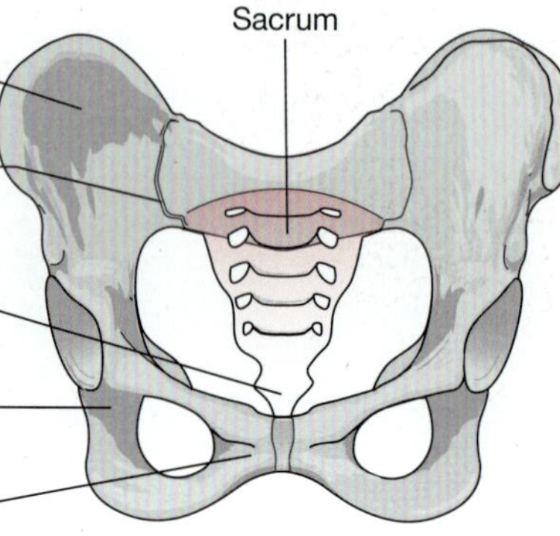


**그림 3.2** 골반의 앞모습.

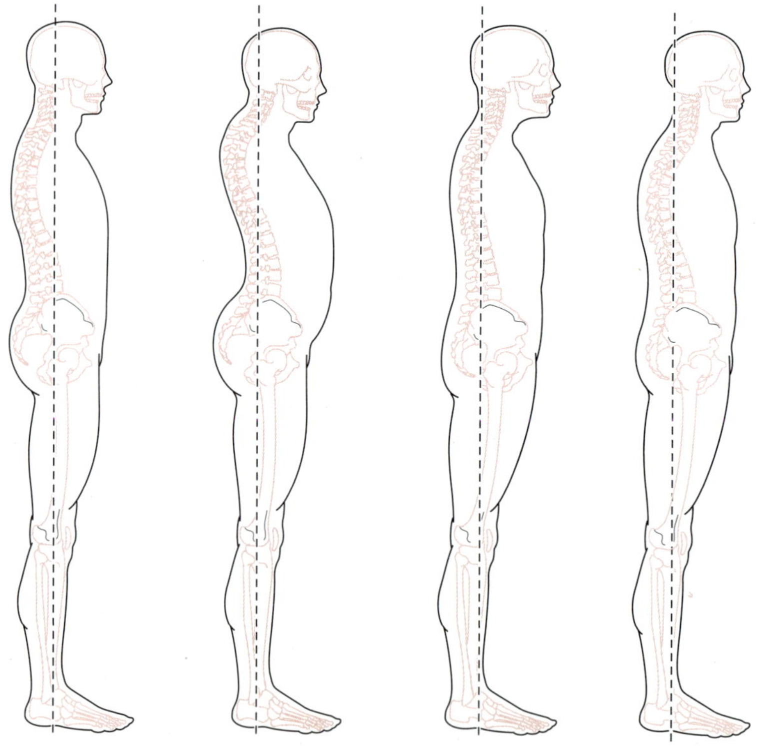


**그림 3.3** 이상적인 선 자세와 일반적으로 나타나는 자세 부정렬.

움직임을 시작할 때 똑바로 서 있기 위한 단서들을 기억해라. 축 방향 신연이라고 알려진 척추를 길게 유지하는 것과 이상적인 정렬에서 어깨를 넓게하는 것은 각각의 움직임을 효율적으로 만드는 데 도움이 될 것이다(그림 3.3 참조).

### 자세를 확인해라 Check Your Posture

이 운동을 위해 전신거울이 있는 방을 찾아라.

1. 몸을 풀기 위해 방안을 돌아다니고 나서 거울 앞에 멈춰서서 한쪽으로 돌아라.
2. 여러분의 발이 발가락에서 발꿈치까지 오른쪽에서 왼쪽 발까지 동일한 체중을 실어 골반넓이 만큼 평행하게 벌리고 있는지 확인해보아라. 발로 바닥을 밀어내려고 하는 것 같은 느낌이 들어야 한다.
3. 플러그에 연결하려는 연장선처럼 꼬리뼈가 바닥을 향해 내려오는 것을 느껴라. 햄스트링에 힘이 들어와야만 한다. 무릎은 곧게 펴고(잠기거나 과폄이 되지 않아야 한다.) **허리뼈**는 길어지는 것을 느껴야 한다.
4. 여러분의 골반이 약간 앞쪽으로 기울여진 것 같이 몸통도 앞으로 조금 나간 것처럼 느껴져야 한다. 이런 자세는 **넙다리 곧은근**을 활성화하는 데 도움을 줄 것이다.
5. 여러분의 팔을 몸 옆으로 길게 늘어뜨리고, 약지가 제일 긴 손가락인 것처럼 바닥을 향해 뻗어줘라. 이런 동작은 어깨가 편안해지고 귀에서 멀어지는 것을 느낄 수 있다.
6. 어깨의 끝부분과 빗장뼈의 폭은 몸의 앞뒤쪽으로 넓고 균일하게 느껴져야 한다. 어깨뼈가 서로 찝히지 않도록 한다.
7. 정수리는 하늘을 향하고, 눈은 정면을 쳐다보아야 한다.
8. 척추 길이와 양 가슴의 폭에 신경 써라. 여러분은 더 길어지고 더 바닥으로 내려가는 느낌을 가져야 하며 발바닥, 햄스트링, 배곧은근에서 전달되는 느낌은 여러분을 보조하기 위해 일하고 있다는 것을 알아야 한다.
9. 여러분의 호흡은 더 활발하고 쉽게 느껴져야 하며, 더 길고 깊게 숨을 쉴 수 있어야 한다.

## 호흡 기법
Breathing Techniques

호흡은 간단해 보이지 않는가? 우리 모두는 그렇게 생각하지만, 실제로 호흡을 어떻게 해야하는지 생각해 본적이 얼마나 되는가? 천식이나 만성패쇄성폐질환(COPD)을 앓고 있는 사람들은 호흡에 대해 상당히 자주 인식한다. 그리고 여러분이 알레르기를 가지고 있거나 감기에 걸리면 호흡하는 것도 어려울 수 있다.

여러분이 피곤하거나 스트레스를 받는 것을 볼 때 누군가가 여러분에게 "그냥 호흡을 해라."고 말한 적이 있는가? 길고 깊게 숨을 들이쉬고 내쉬면서 몸이 더 이완되는 것을 느껴 본 적이 있는가? 호흡이 전부고 살기 위해 우리가 모두 해야만 하는 것이다. 하지만 여러분의 움직임과 관련된 호흡이나 어떤 스타일의 호흡이 여러분이 달성하려고 하는 목표에 가장 좋은 것인지 생각해 본 적이 있는가?

호흡에는 코로만 하는 호흡, 입으로 하는 호흡, 코와 입을 통한 호흡, 복식 호흡, 횡격막 호흡 등 많은 스타일이 있다. 요가 호흡법, 명상과 휴식을 위한 호흡법, 물속에서 숨을 참는 방법 등을 연습할 수 있다. 배울 것은 호흡을 어떻게 잘 사용하는가이다. 뇌와 몸의 지각을 높이고 스트레스를 낮출 수 있을 뿐만 아니라 올바른 호흡으로 파워와 지구력을 향상시켜서 전반적인 경기 수준을 높일 수 있을 것이다.

## 복식 호흡 Belly Breathing

요가 수업에 참여하거나 명상을 한다면 깊은 복식호흡의 이점에 대해 들어 보았을 것이다. 이는 몸의 긴장을 풀고 "공기로 자신을 채우는" 목적으로 아주 훌륭한 방법이다. 하지만, 필라테스나 코어 근력과 파워를 유지하기 위한 어떤 동작에서는 이런 호흡은 잘못된 방법이 된다.

조셉 필라테스가 쓴 *조절학을 통한 삶의 회귀*라는 책에는 "호흡은 인생의 제일 처음이자 마지막 행위이다.…… 무엇보다도 호흡을 정확하게 하는 것을 익혀라."라고 쓰여있다. 호흡은 숨을 들이마시고 내쉬는 작용을 할 때 도와주는 수많은 근육을 사용한다. 횡격막은 호흡에 사용되는 가장 중요한 근육이다. 횡격막은 크고 돔 모양을 하고 있으며 폐 아래에 위치하고 있다. 여러분의 복부근육은 횡격막의 움직임을 도와주고 폐를 비울 수 있는 힘을 더 줄 수 있게 한다. 복부 근육이 풀리면 횡격막은 바깥으로 밀어낼 수 있다. 횡격막이나 배에서 호흡하는 것은 명상과 이완을 위해서 좋은 방법이지만, 이러한 형태의 호흡은 동작 중에 최대의 안정성을 만들어내지는 못한다.

### *올바른 호흡의 이점*

- 세포수준에서 혈액에 산소와 몸에 영양 공급
- 몸과 마음을 안정시키고 스트레스와 불안을 줄여줌
- 체내 독소 제거
- 순환과 피부 맑음 증진
- 코어와 깊은 연결을 만듬(파워하우스)
- 움직임과 호흡 패턴이 일치할 때 부드러운 움직임 패턴을 만듬

### 복식호흡과 측면호흡의 연습 Practicing Belly Breathing and Lateral Breathing

**복식호흡**

1. 엉덩관절 너비 정도로 다리를 벌리고 무릎을 굽힌 상태에서 발을 바닥에 대고 평행한 자세로 누워라.
2. 시작하기 위해서 한 손은 가슴 위쪽에 다른 손은 배꼽 위에 놓는다. 허리가 바닥에 얼마나 닿았는지 신경써라. 어깨뼈, 가슴우리, 허리, 엉덩이를 느껴보아라. 등 윗부분과 허리, 몸의 좌우가 같은 무게인지 느껴보아라.
3. 코로 숨을 들이마실 때, 숨이 여러분의 배 깊숙한 부위까지 들어가도록 한다. 마치 풍선에 바람을 넣는 것처럼 배가 불어나는 것에 초점을 맞추어라. 입으로 숨을 내쉬면서 누군가에게 메세지를 남기는 것처럼 거울에 입김을 불어넣으면서 공기가 배에서 빠져나오는 데 초점을 맞춰라.
4. 순서를 반복하면서 허리가 바닥에 떠서 작은 공간을 만드는 지를 확인해라. 이는 움직임 중에 안정성과 조절을 제한한다

**측면호흡**

1. 복식 호흡에 대해 설명한 것과 같은 위치에서 손의 위치를 아래쪽 갈비뼈 바깥쪽으로 둔다. 다시 한 번 몸의 뒤쪽과 바닥과의 연결에 초점을 맞춘다.
2. 코로 숨을 들이마셔라. 입으로 숨을 내쉬면서 배꼽을 척추 쪽으로 끌어당긴다고 상상해라. 다시 숨을 들이마시면서 물고기가 아가미로 호흡하는 것처럼 양 옆구리로 숨을 쉬는 것을 상상해라.
3. 운동을 반복하는데 이번에는 등과 바닥과의 연결에 주의를 기울여라. 여러분은 숨을 내쉬는 것만큼 들이마실 때도 연결된다는 것을 느껴야 한다.

두 가지 스타일의 호흡법에 모두 능숙해지면, 원하는 만큼 호흡의 위치를 배에서 갈비뼈까지 다양하게 바꿀 수 있을 것이다.

## 측면호흡 Lateral Breathing

갈비뼈 사이 호흡이라고도 하는 측면호흡은 숨을 마시고 내쉬는 동안 깊은 배근육을 지속적으로 안쪽 당김을 유지하면서 가슴우리의 측면 확장을 강조한다. 측면 호흡은 코로 숨을 들여마시고 입으로 내쉰다. 숨을 내쉴 때 누군가에게 메시지를 남기기 위해 거울에 입김을 불어넣는 것처럼 입을 벌려야 한다. 내쉬는 소리가 약간 들리고 턱은 이완되고 조금 벌려지도록 한다. 숨을 내쉬는 동안 입술을 촛불을 끄듯이 오므려서는 안된다. 이는 목과 목구멍에 스트레스를 줄 수 있다.

측면호흡을 사용하는 주된 이유는 필라테스와 다른 운동을 시행하는 동안 배근육의 수축을 유지하기 위해서이다. 이 호흡법은 안정된 코어와 강한 등을 유지하기 위한 이상적인

방법으로 몸을 보호하고 성공적인 퍼포먼스를 위해 중요하다. 필라테스와 다른 운동의 내쉬는 단계에서는 배근육이 수축하면 횡격막과 갈비뼈 사이에서 공기를 배출하는 데 더 많은 도움을 준다. 이는 결코 복식 호흡이 잘못되었다는 것을 의미하지 않는다. 단지 측면호흡이 호흡과 안정성 간에 협응력을 요구하는 필라테스와 다른 형태의 동작에서 선호되는 것뿐이다. 지속적으로 배근육에 힘을 준 상태에서 측면호흡을 하는 것은 들여마시기와 내쉬는 동안 더 깊은 배근육의 수축을 유지할 수 있게 한다.

이는 움직임과 운동을 하기전에 몸을 준비시킬 뿐만 아니라 등 근육과 척추 주위를 보호하는 데 도움을 준다. 측면호흡을 할 때에는 몸을 넓히고 늘리면서 숨을 들이마시고 몸의 중심을 향해 끌어당기면서 숨을 내쉬어라. 초반에는 운동 시에 측면 호흡을 유지하는 것은 어려울 수 있지만, 일단 호흡 방법을 익히면 파워와 조절에 있어서 상당한 이득을 볼 수 있다. 여러 해 동안 그 기술을 가르쳤기 때문에, 운동선수들이 말한 변화는 눈에 띈다. 여러분의 목표가 벤치프레스로 더 많은 무게를 들거나, 더 오래 자전거를 타는 것이든, 아니면 더

## Rick의 조언

내가 지도했던 골프 선수 중 한 명은 PGA 투어에서 경쟁력 있는 선수였다. 이 선수는 골프와 컨디셔닝뿐만 아니라 그의 사고 방식도 이해하려는 많은 퍼포먼스 코치와 함께 훈련했었다. 그는 골프에 대해 성공적인 선수가 되려면 많은 강점이 필요하다는 것을 이해했다. 골퍼는 이미 몸에 조정되어 있기 때문에 우리는 간단한 호흡법부터 가르쳤다. 우리는 호흡을 조절하는 것만으로도 어떻게 신경계가 조절되는지에 대해 가르쳐 주었다. 이 방법은 5초 동안 코로 숨을 들이마시고 입으로 5초간 숨을 내쉬는 것이다. 나는 그가 다음 연습 라운드에서 규칙적으로 이 방법을 연습하고 결과를 듣도록 했다. 그는 며칠 뒤 다음 운동을 하기 위해 들어와 단지 숨을 쉬는 것만으로도 샷이나 홀에 대한 스트레스나 불안을 조절할 수 있다는 것이 신기하다고 하였다. 그는 게임에 참석해서 이 접근법을 사용함으로써 더 많은 집중력을 발휘할 수 있었다고 했다. 나는 그 골프선수가 더 나아지기 위해 동기부여를 했을 뿐만 아니라, 오랫동안 본인이 해왔던 몇 가지 것들을 기꺼이 바꾸려고 한다는 것을 말해 주었기에 감격했다.

퍼포먼스 코치로서 우리의 일은 선수들의 눈을 통해 필드, 코드나 코스를 보는 것이다. 이렇게 하기 위해서는, 그들이 여러분을 그들의 세계에 초대해야 하는데 그 골프선수는 이를 허락한 것이다. 그의 다음 수업에서 우리는 조직을 검사하고 조직 관리가 얼마나 중요한지 살펴보았다. 나는 긴장된 근육으로는 라운딩에서 68타를 칠 수 없다고 설명했다. 이 게임의 이름은 유동성(fluidity)으로, 특히 엉덩이와 흉추를 통해 수행된다. 그는 이것을 이해했으며 자기 관리가 얼마나 필요한지를 깨달았다.

이 선수와 함께 나는 바로 빠른 길로 갔다. 그는 그것을 얻거나 말거나 금방 끝날 것 같았다. 우리는 지난 몇 년동안 일을 할 때 두 가지 방법이 있다는 것을 알아냈다: 옳은 방법과 잘못된 방법. 우리는 올바른 방법으로 그것을 하고 싶어하는 운동선수들에게만 관심이 있다. 만약 여러분이 누군가와 시간을 투자한다면, 그들이 돈을 지불하더라도, 그들과 여러분 둘 다 같은 목표를 향해 일하고 있는지와 그 사람에게 다가가기 위한 방법에 동의하는지 확인해라. 그렇지 않다면 다음으로 넘어가라. 우리는 스트레스 수준이 현저히 줄어들 것이라는 것을 보장한다.

쉽고 빠른 속도로 마라톤을 뛰는 것이든 간에, 이 기술을 배우는 것은 여러분의 몸을 완전히 새로운 수준의 수행력을 제공할 것이다.

## 근막이완
Myofascial Release

여러분은 몸을 앞으로 굽힐 때 손바닥 전체가 바닥에 닿을 수 있는가, 아니면 무릎 근처에서 멈추는가? 다리를 쭉 뻗고 앉은 자세를 취할 때, 햄스트링이나 허리에 당기는 느낌이 없이 앉아 있을 수 있는가, 아니면 허리가 구부정해지거나 기대야 하는가? 다리를 편 상태에서 바닥에 앉았을 때, 햄스트링이나 허리에 당김없이 똑바로 앉을 수 있는가, 아니면 슬럼프 자세가 되거나 기대야 하는가? 문틀에 등을 대고 발을 살짝 앞에 두고 선 자세를 취할 때, 등과 머리가 닿는가, 아니면 공간이 생기는가? 이런 테스트를 통해 여러분의 근육이 얼마나 긴장되어 있는지를 알 수 있다.

통증과 긴장을 없애고 가동성을 증가시키는 효과적인 방법은 근막이완을 통해서이다. 근막이완은 무엇인가? 근막이완은 근육에 부착되고, 안정화시키고, 감싸고, 분리시키는 피부 밑에 결합 조직의 띠인 근막에 약하고 느린 지속적인 압력을 가하는 안전하고 효과적인 기법이다. 능동 이완 요법과 마사지 치료 같은 기법들이 시술자에 의해 시행된다. 자가 관리 기법에서는 폼롤러와 기타 근막 이완 도구가 사용된다. 최고의 운동선수들은 가장 반응성이 좋은 조직을 가지고 있는데, 이는 비록 조직들이 아프고 긴장될 수 있지만 근막 이완을 시행하는 즉시 반응하여 근막은 움직일 수 있고, 부드러워지며, 다음 운동을 할 준비가 된다.

운동선수들은 조직의 질에 주의를 기울여야 한다. 탄력 있는 조직은 유동적인 상태에서 움직인다. 섬유질이 많고 딱딱한 조직은 유동성이 적은 상태로 움직이는 경향이 있다. 움직임이 좋은 사람이 되려면, 좋은 조직이 필요하다! 대부분의 운동선수들은 마사지사를 자주 볼 수 없기 때문에, 운동 선수 자신의 조직을 어떻게 치료해야 하는지를 이해하는 것이 중요하다.

폼롤러, 라그로스 볼, 자가 도수요법은 운동선수들이 스스로 시행할 수 있는 기법이다. 문제 부위를 풀 때는 발통점(hot spot)이라고 부르는 통증이 시작되는 지점을 찾을 수 있을 것이다. 많은 사람들은 신체에서 발통점에 대해 푸는 것을 피할 수도 있지만, 이 부위가 여러분이 집중해야 할 부분이다. 조직은 압력에 반응하므로 통증이 가라앉을 때까지 민감점에 직접 압박을 가해준다. 예를 들어, 만약 여러분이 **엉덩정강 근막띠**를 굴리고 있다면, 가장 아픈 부위를 재빨리 넘어 갈려는 유혹에서 벗어나야 한다. 이것은 힘들 수도 있지만 좋은 결과를 가져올 것이다. 지속적인 압력은 조직을 부드럽게 하고 반응성으로 만들어줄 것이다.

근육이 긴장될수록 전신에서 더 많은 통증과 불편함을 느낄 수 있다. 보통 대부분의 사람들이 운동 전 후에 스트레칭 몇 분으로는 근육이 풀리고 부상 예방을 만드는 것이 충분하지 않다. 그리고 대부분 사람들은 움직일 수 없을 때까지 마사지나 바디워크를 시행하는 것을 고려하지 않는다. 이래서 폼롤러가 필요하다. 매일 운동 루틴의 일부로 폼롤러를 사용하라.

## 폼롤러
### Foam Rolling

심지어 엄청나게 힘센 선수들도 폼롤링을 생각하면 겁을 먹는다. 운동 루틴에 폼롤링이 없다면 지금 당장 추가해서 시작해라! 폼롤링 프로그램은 여러분의 유연성과 가동범위를 증가시킬 것이다. 폼롤러를 사용할 때는 아래의 조언을 염두해야 한다.

- 36인치(91cm)×3인치(8cm)인 매끄러운 표면의 롤러를 사용한다.
- 발통점이나 핫스팟을 찾은 경우 그 부위가 부드러워질 때까지 유지한다. 계속적으로 호흡을 시행해야 한다!
- 그 부위를 몇 번 천천히 굴려주어라; 한 번에 긴장이 풀리지 않을 수 있다.
- 천천히 시행한다. 이완을 시킬때는 빠르고 짧게 움직이지 말고 대신에 천천히 수행해라.
- 여러분은 근 조직의 이완을 찾고 있는 것이다. 어떤 사람은 1~2분이나 5번 정도에 이완을 시킬 수 있다. 다른 사람은 한 부위에 5분을 유지하면서 30번을 앞뒤로 굴릴 필요가 있다.

폼롤링은 모든 운동을 위한 준비운동에 꼭 포함되어야 한다. 다음 절에서는 폼롤러 움직임의 올바른 실행을 설명할 것이다.

**폼롤링은 왜 고통스러울 수 있는가?** Why Can Rolling Be Painful?

- 연부조직에 롤러의 압박은 근육 결절(knot)을 해소한다.
- 근육 결절 자체가 통증의 원인은 아니지만, 그것이 발통이 되면 몸의 다른 곳으로 통증 신호를 보내게 된다.
- 숨을 참거나 얕게 쉬면 근육이 저항하고 더욱 긴장된다. 롤링을 시행하는 동안 심호흡을 하는 것은 근 이완과 근결절을 푸는데 도움이 된다.

## 신경계 활성화 Nervous System Activation

이런 활성화는 여러분의 몸을 깨우고 부가적인 움직임을 준비하기에 좋은 방법이다. 여러분의 머리, 목, 어깨의 긴장을 풀어주는 것도 멋진 일이다.

다음 자세는 헤드 틸트와 헤드 노드 운동에 적용한다.

1. 폼롤러를 길게 바닥에 놓고 머리와 꼬리뼈를 모두 롤러 위에 놓고 반듯이 누워라.
2. 양발은 엉덩이 넓이만큼 벌리고 무릎과 발은 정렬을 맞추고, 발은 바닥에 둔다.

### 헤드 틸트 HEAD TILT

부가적인 시작 운동을 시행하기 전에 헤드 틸트를 만든다. 헤드 틸드는 등세모근, 목, 뒤통수밑의 긴장, 염좌, 뻣뻣함을 푸는 데 이상적인 자세이다.

#### 방법

1. 뒤통수 융기를 롤러의 끝에 맞춘다.
2. '아니오'라고 하는 것처럼 고개를 좌우로 돌리고 견딜 수 있는 만큼 압력을 가해라. 천천히 움직이고 눈을 뜨고 있는다.

#### 반복

각 부위를 3~5회 적용한다.

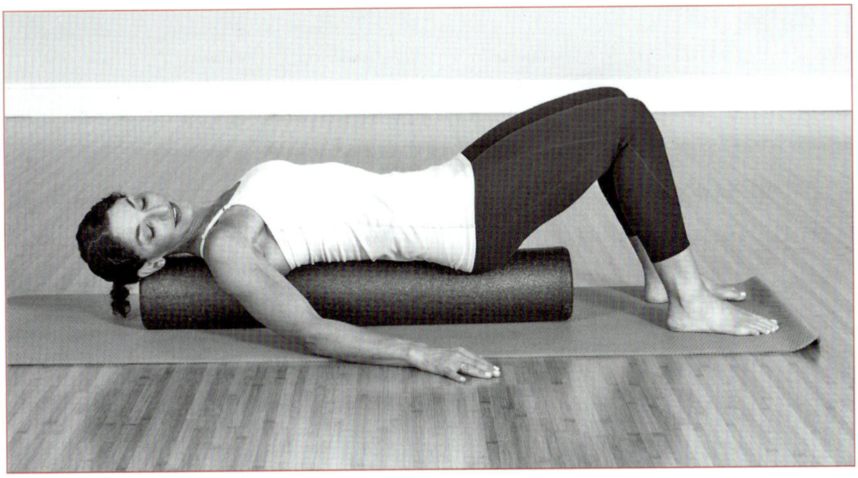

## 헤드 노드 HEAD NOD

헤드 노드는 헤드 틸트와 마찬가지로 부가적인 시작 운동을 시행하기 전에 시행한다.
헤드 노드는 등세모근, 목, 뒤통수밑의 긴장, 염좌, 뻣뻣함을 푸는 데 이상적인 자세이다.

### 방법

1. 뒤통수 융기를 롤러의 끝에 맞춘다.
2. "그렇다"라고 하는 것처럼 머리를 앞뒤로 끄덕인다.
3. 고개를 위아래로 끄덕이는 만큼 뒤통수 융기에 최대한 많은 압력을 가한다.
4. 천천히 그리고 신중하게 움직인다.

### 반복

각 방향으로 3~5회를 시행한다.

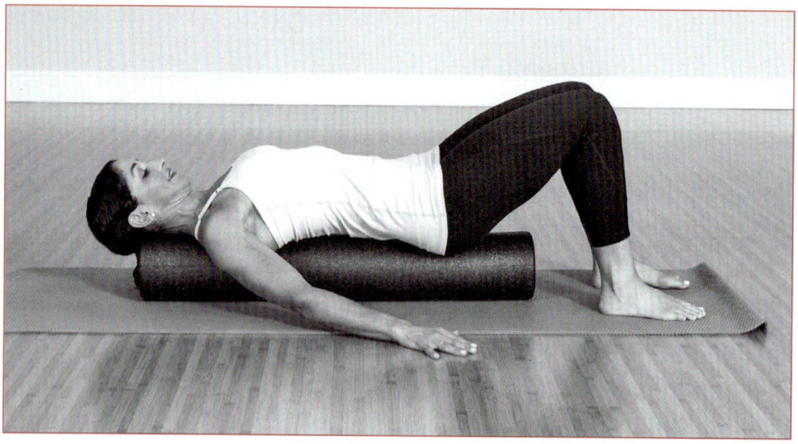

## 숄더 롤 SHOULDER ROLL

몇몇은 생활에서 받는 스트레스가 머리와 목으로 옮겨가는 반면에, 다른 사람은 어깨에 긴장과 통증을 느낀다. 숄더 롤은 등세모근, 마름근, 어깨근의 긴장을 푸는 데 이상적이다.
다른 부위도 이완을 느낄 수 있다.

### 방법

1. 롤러 위에 반듯이 누워 머리와 꼬리뼈를 올려놓는다.
2. 무릎은 굽히고 발은 바닥에 붙인다.
3. 손바닥은 위로 향하게 하고 옆으로 팔을 뻗어주고 3~5회 호흡주기 동안 스트레칭을 시행한다(a).

4. 팔을 약 45°로 뻗어서 손바닥이 바닥을 보게 놓는다(b).
5. 양 어깨뼈사이로 폼롤러를 천천히 굴린다.
6. 몸을 움직일 때 엉덩이가 롤러에서 살짝 미끄러지는 것을 느낄 수 있을 것이다. 각 측면을 따라 중앙으로 돌아온다.

### 반복

각 부위를 3~5회 적용한다.

### 조언

여러분이 어느 부위에서 근결절을 느낀다면, 그 부위에 멈춰서 근결절이 풀리는 느낌이 들때까지 호흡을 깊게 쉰다.

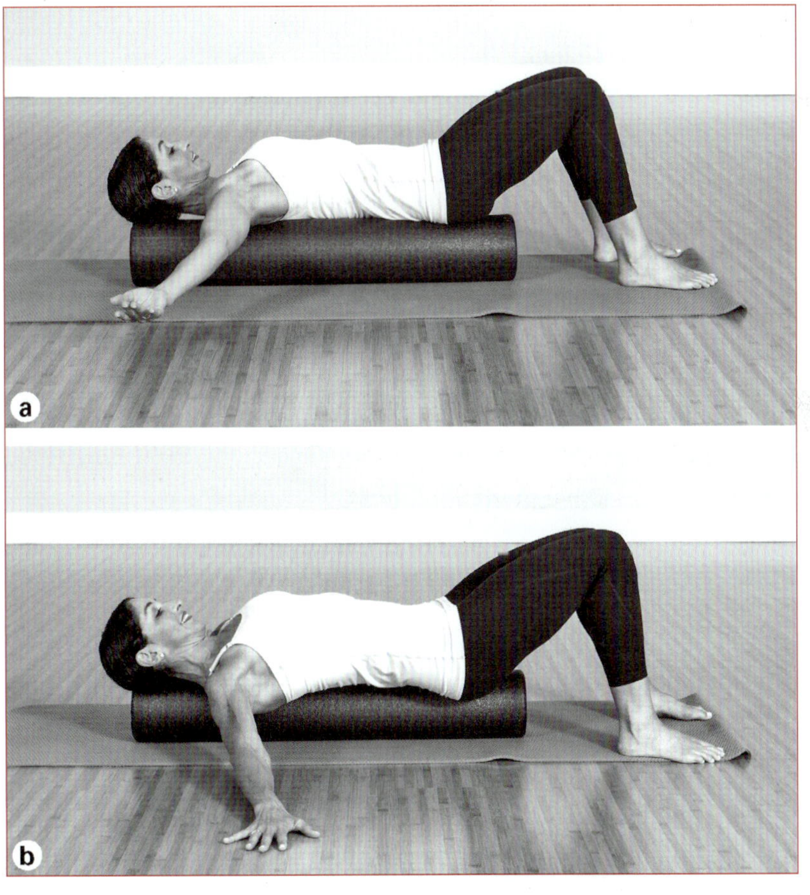

## 체스트 오프너 CHEST OPENER

여러분의 가슴, 어깨, 윗 등 부분의 긴장은 다른 두 부분의 긴장에 기여한다. 일반적으로 허리가 긴장되어 있다면 가슴도 긴장된다. 적절한 호흡, 자세, 운동 수행을 위해서는 가슴이

강해야 할 뿐만 아니라 자세의 불균형과 과도한 척추뒤굽음증을 예방하기 위해 열려있고 이완되어 있는 것이 중요하다(허리의 과장된 전만).

## 방법

1. 머리와 꼬리뼈를 폼롤러 위에 대고 바로 눕는다.
2. 무릎을 굽히고 발은 바닥에 댄다.
3. 손목, 팔꿈치, 어깨가 일직선이 되도록 팔을 90°로 가져온다(a).
4. 팔은 서로 마주 본다.
5. 숨을 마시면서 팔을 벌리면서 어깨가 바닥에서 5인치(13cm) 정도 뜨게 한다.
6. 숨을 내쉬면서 팔을 시작 자세로 가져간다.

## 반복

5번 반복한다.

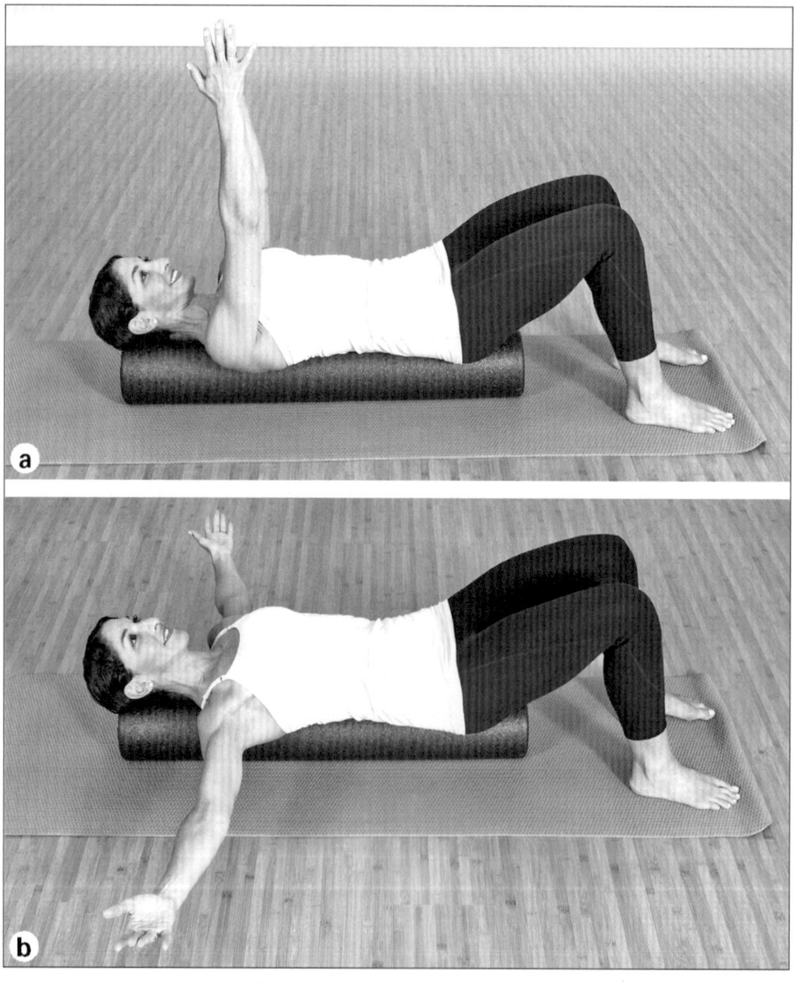

## 힙 롤 HIP ROLL

엉덩관절 굽힘근과 엉덩근에 긴장이 많은 사람은 허리의 긴장이나 통증을 호소한다. 골반의 안정화와 엉덩관절 굽힘근을 열어줌으로써 허리의 긴장과 압박이 어느 정도 풀릴 수 있다.

### 방법

1. 폼롤러 위에 반듯이 눕는다. 무릎을 굽히고 발바닥은 바닥에 붙인다.
2. 손바닥은 몸에서 45° 각도를 이루고 바닥에 붙인다.
3. 숨을 마시면서 다리를 열어주고 몸에서 길게 늘어날 수 있도록 엉덩관절을 펴준다 (a와 b).

### 반복

한 방향으로 두 번 반복한 후에 다리를 바꿔서 시행한다.

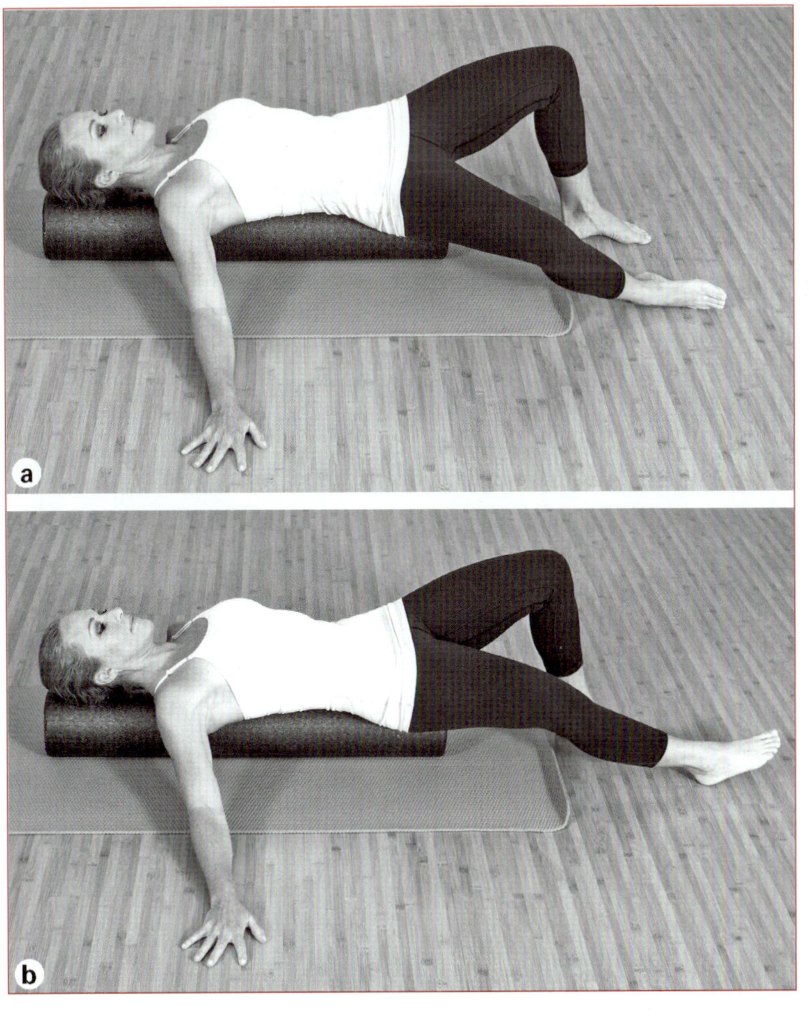

## 사이드 스트레치 위드 런지 SIDE STRETCH WITH LOW LUNGE

이 운동은 갈비뼈를 열어주고 허리근, 엉덩관절 굽힘근, 넙다리 근육을 쓰이게 한다.

### 방법

1. 뒤쪽 무릎을 바닥에 대고 낮은 런지 자세를 만든다.
2. 앞쪽에서 폼롤러를 양손으로 잡는다.
3. 팔을 쭉 펴서 폼롤러를 머리 위로 올린다.
4. 숨을 마시면서 옆으로 굽히고 내쉬면서 가운데로 돌아간다(a와 b).

### 반복

양쪽으로 3번에서 5번 시행하고, 다리를 바꾼다.

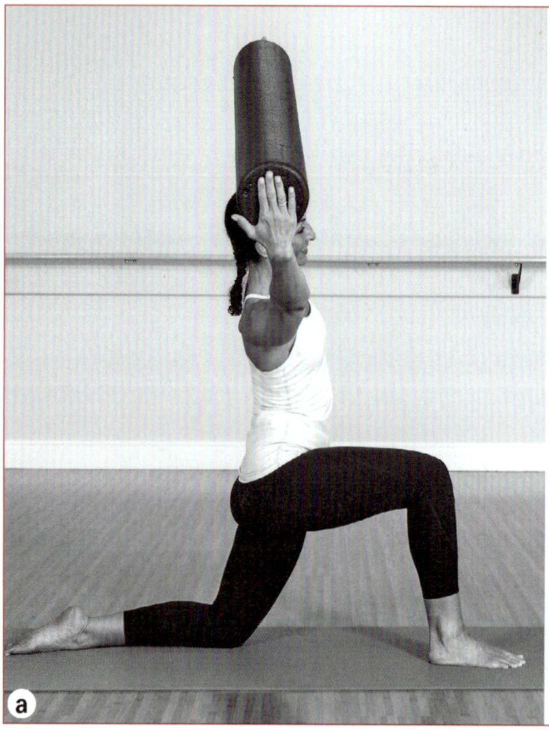
a

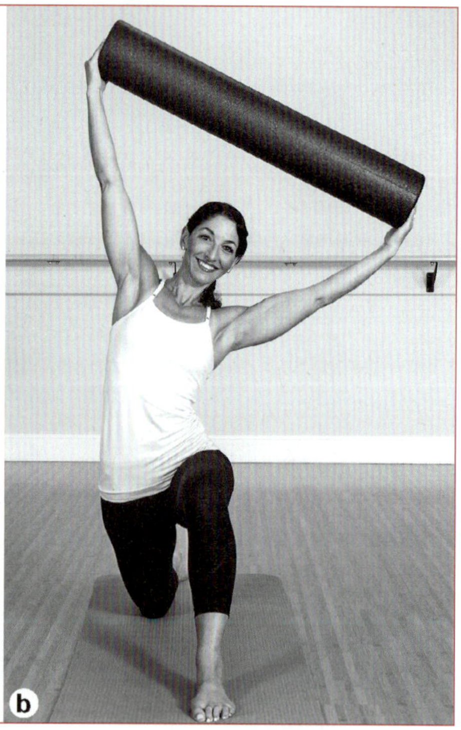
b

## 피리포미스 스트레치 PIRIFORMIS STRETCH

매일 **궁둥구멍근(이상근)** 스트레칭은 대부분의 사람들에게 필수적이다. 궁둥구멍근은 허리에서 시작하여 넙다리뼈와 연결되어 있는 엉덩이 안쪽 깊숙한 곳에 있는 작은 근육이다. 엉덩관절을 열고 엉덩이와 궁둥구멍근을 풀어 주면 스쿼트 자세를 더 깊게 할 수 있고, 달릴 때 보폭도 증가하고, 전반적인 운동 패턴이 향상이 된다.

## 방법

1. 바닥에 앉아 폼롤러를 수평이 되게 몸 앞에 둔다.
2. 정강이뼈를 가로질러 폼롤러를 놓고 무릎과 발목은 폼롤러 위에 놓고 엉덩이는 앞쪽을 바로보게 유지한다.
3. 뒷다리는 최대한 곧게 뻗고, 허벅지 윗부분은 바닥에 놓는다. 할 수 있다면 뒤꿈치를 뒤로 밀어 눌러서 허벅지를 바닥 위로 들어올려 스트레칭을 증가시킬 수도 있다.
4. 손은 폼롤러 위나 앞 바닥에 어깨 너비를 유지한다.
5. 숨을 마시면서 몸을 앞으로 접은 상태에서 호흡을 5회 시행한다.
6. 시작 자세로 돌아가서 반대쪽도 시행한다.

## 반복

양쪽으로 3~5회 호흡을 시행한다. 반복하지는 않는다.

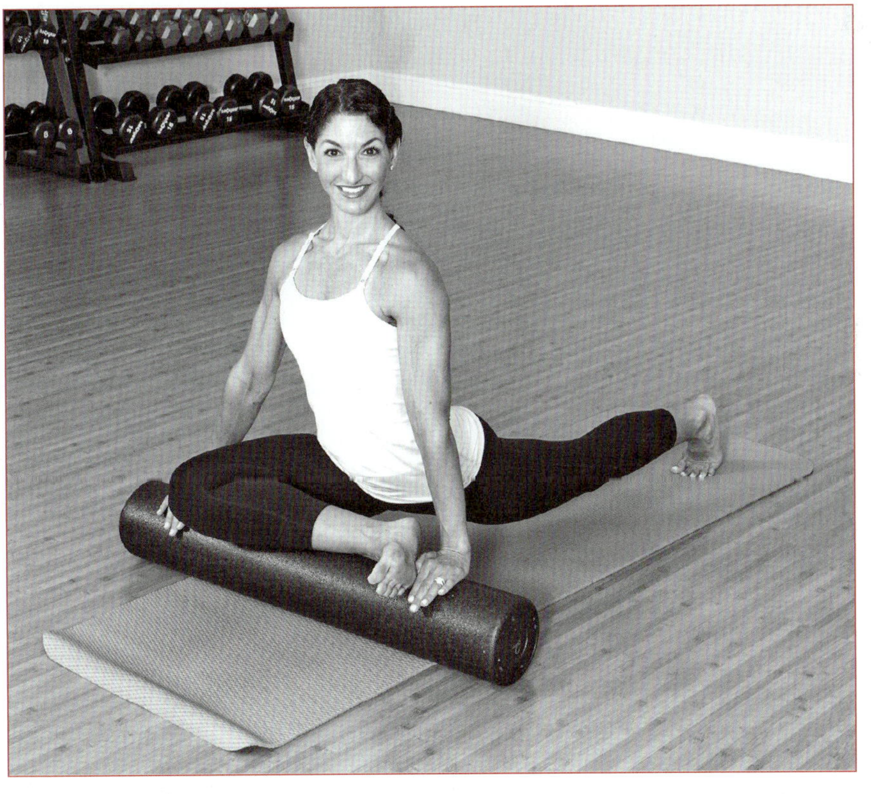

## 롤링 시리즈 Rolling Series

몸을 굴릴 때는 동작이 점진적으로 느리게 움직여야 하며, 완전 가동범위에서 시행한다. 짧은 줄무늬가 아닌, 길고 고르게 벽을 칠하는 것을 생각해보라.

## 슈파인 백 롤 SUPINE BACK ROLL

등 마사지로 알려진 슈파인 백 롤은 대부분의 사람들이 가장 좋아하는 방법이다. 등세모근에서 시작해서 허리춤까지 굴릴 수 있다.

### 방법

1. 폼롤러를 바닥에 놓고, 양쪽 어깨뼈 밑에 두도록 눕는다. 머리는 엉덩이보다 높아야 하고, 엉덩이는 바닥보다 몇 인치 위쪽에 위치해야만 한다(a).
2. 발은 편평하게 하고 무릎은 굽힌다.
3. 어깨 윗부분에서 허리춤까지 굴려가면서 발로 밀고 당기면서 움직인다(b).
4. 등 근육이 풀리는 느낌이 들 때까지 반복한다. 숫자를 세면서 4~10회 왔다 갔다 해준다.

### 조언

손은 머리 뒤로 하거나, 가슴에 교차하거나, 옆으로 뻗거나 할 수 있다.

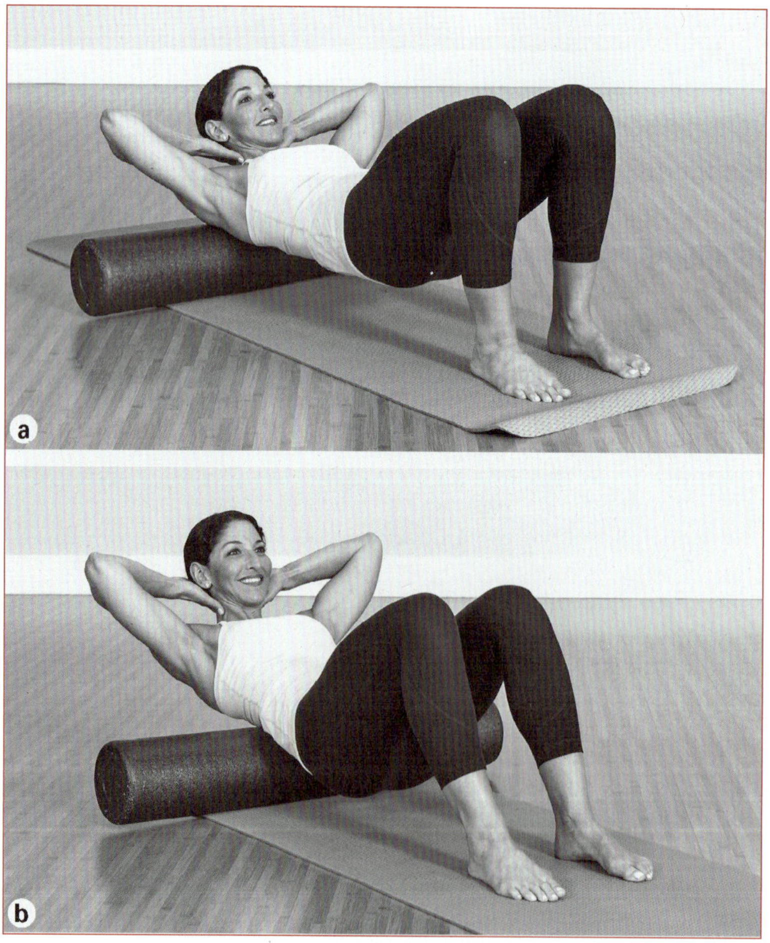

## 글루트 릴리즈 GLUTE RELEASE

긴장된 엉덩이근 — 우리 대부분은 가지고 있다 — 많은 다른 문제들과 보상들로 이어질 수 있다. 다양한 테크닉이 모든 엉덩이 부분을 풀어줄 것이다. 이는 큰볼기근, 작은볼기근, 중간볼기근을 풀어주는 데 가장 좋다.

### 방법

1. 폼롤러에 앉아 시작한다. 무릎은 굽히고 발은 바닥에 놓는다.
2. 한 손은 몸 옆쪽 바닥에 놓는다. 다른 한 손은 무릎이나 반대쪽 무릎에 둔다(a). 엉덩이 바깥쪽부터 천천히 굴리기 시작해서 아래쪽으로 내려간다(b).
3. 허리춤에서 엉덩이 밑까지 굴릴 수 있다.

### 반복

각 부위를 최소한 5번 천천히 굴린다.

### 응용 동작

의자에 앉은 것처럼 한쪽 발목을 다른 쪽 무릎 위로 교차시킨다.

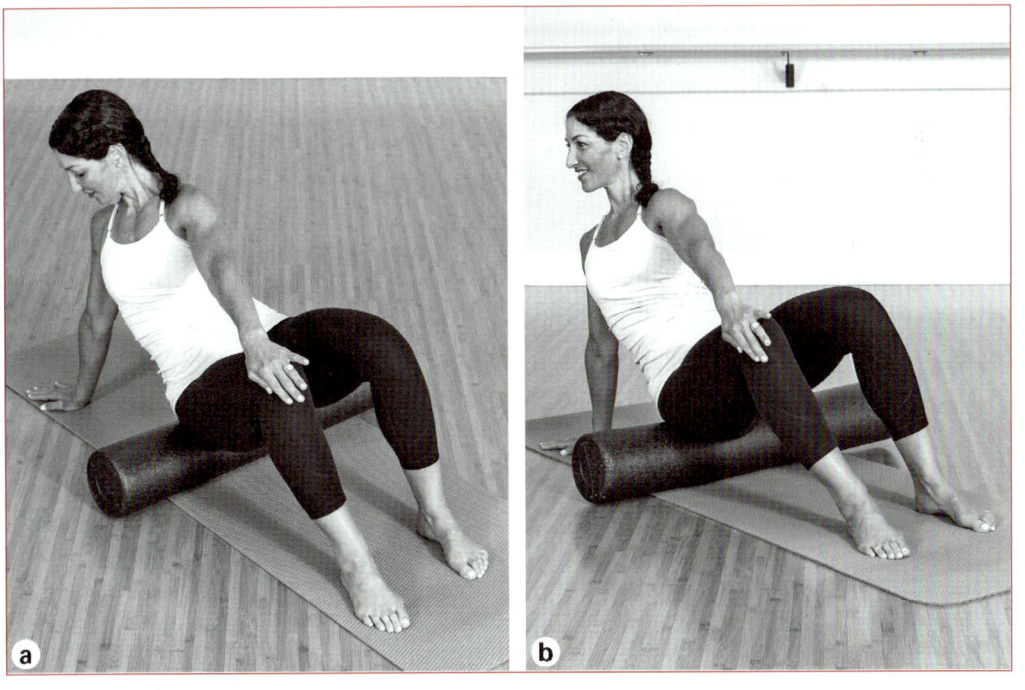

## 햄스트링 스트레치 HAMSTRING STRETCH

이 햄스트링 스트레칭은 우리가 치약의 마지막 덩어리를 튜브에서 짜내려고 하는 것을 상기시킨다. 롤링 기법이라기 보다는 햄스트링의 장력과 긴장을 풀기 위해 호흡을 이용해서 스트레칭을 유지하는 것에 더 가깝다고 생각해 보라. 햄스트링이 긴장된 느낌은 엉덩이, 허리, 발밑까지 보낼 수 있다. 어느 경우든 추가적인 통증과 긴장이 발생할 수 있다.

### 방법

1. 다리를 앞으로 뻗고 폼롤러에 앉은 것부터 시작한다.
2. 한쪽 무릎을 굽히고 발을 바닥에 붙인다.
3. 몸을 돌려 반대쪽 손을 펴진 다리나 발가락 쪽으로 뻗는다. 다른 손은 안정성을 유지하기 위해서 바닥을 집는다.
4. 폼롤러는 엉덩이 밑 부분을 지나 약간 아래로 굴려서 유지하고 숨을 쉰다. 몇 번의 호흡 주기 후에 폼롤러를 햄스트링 아래로 더 멀리 굴린다. 폼롤러를 무릎 뒤쪽 아래로 오기 전에 최소한 세 호흡 동안 가만히 있어야 한다(b).

### 반복

반대 편에도 순서를 반복한다.

### 조언

이것은 격렬한 스트레칭이므로 천천히 움직이고 반드시 숨을 쉬어야 한다.

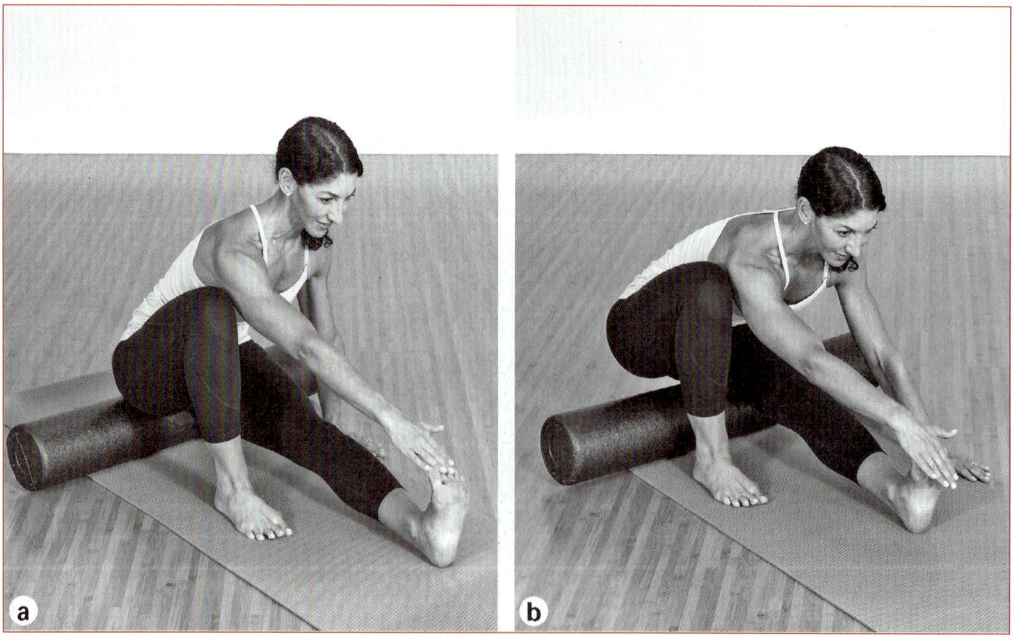

## 카프 스트레치 CALF STRETCH

우리 중 많은 사람들은 장딴지 근육을 풀어주기 위해 벽에서 전통적인 스트레칭에 의존한다. 이 롤링 순서는 중요한 추가 동작이며 자주 수행해야만 한다. 긴장된 장딴지 근육은 달리기를 할 때 보폭을 짧게 만들고 반응 시간이 제한되며 테니스나 피클볼과 같은 스포츠에서 횡방향 움직임이 짧아지는 원인이 될 수 있다.

### 방법

1. 양 무릎 아래 폼롤러를 두고 바닥에 앉는다. 한 발은 폼롤러 뒤쪽으로 가져가고 발은 바닥에 붙인다. 다른 다리는 폼롤러 위에 똑바로 놓고 발은 발등 굽힘한다.
2. 손바닥은 균형과 지지를 위해 몸 뒤쪽의 바닥에 놓아 둔다.
3. 몸을 바닥에서 띄우고 무릎 뒤쪽(a)에서부터 발목(b)까지 폼롤러를 굴린다.
4. 천천히 굴리고 발과 다리는 안쪽과 바깥쪽 회전을 통해 장딴지 전체를 풀어준다.

### 반복

5~8회 실시한 후 반대쪽 다리에도 시행한다.

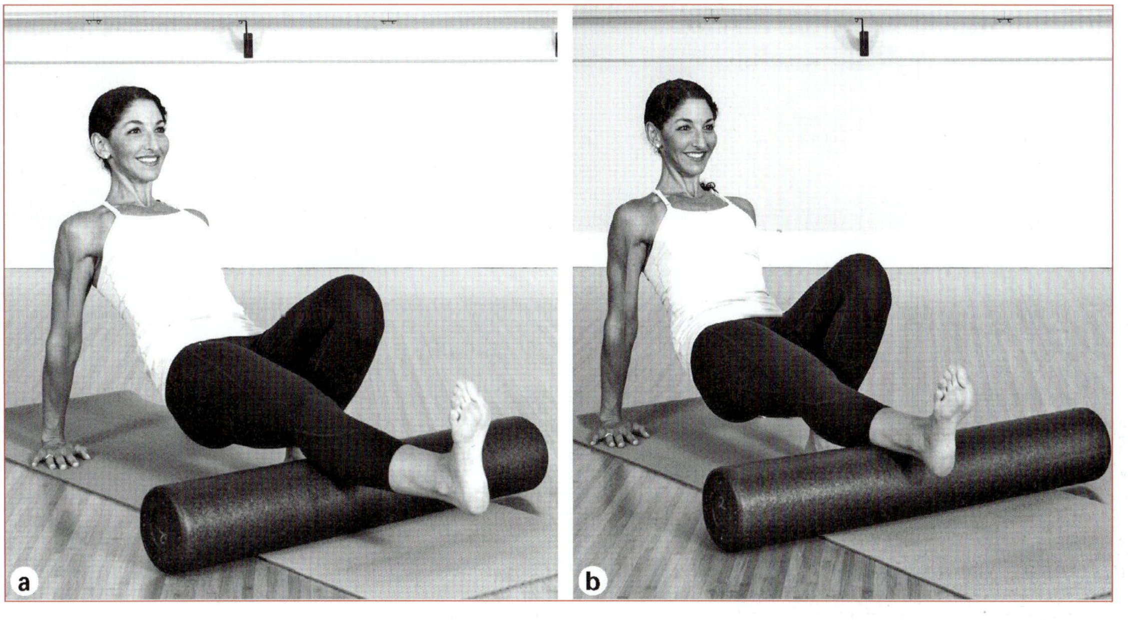

# 아이티 밴드 릴리즈 IT BAND RELEASE

다리 바깥쪽, 엉덩이와 무릎 바깥쪽 사이에 위치한 IT 밴드는 무릎과 허리 문제에 원인일 수도 있다. IT 밴드가 긴장이 되어있을 때, 무릎이 당기는 느낌과 보행 및 엉덩이 문제에 기여할 수 있다.

## 방법

1. 몸을 일직선으로 하여 옆으로 눕고 엉덩이와 무릎 사이에 폼롤러를 위치시킨다.
2. 손이나 팔뚝은 바닥에 붙인다.
3. 허리춤에서 무릎까지 굴린다(b).
4. 굴리는 동작은 길고 점진적으로 하면서 천천히 움직인다. 근결절이 느껴지면 그 위에 몸을 그대로 두고 약간 풀리는 느낌이 들 때까지 호흡을 한다.

## 반복

반대쪽도 똑같이 시행한다.

## 조언

저항을 줄이기 위해 무릎에 위쪽 다리를 굽히고 앞쪽 바닥에 발을 붙인다. 두 다리를 뻗고 포개놓으면 더 많은 압력이 생긴다.

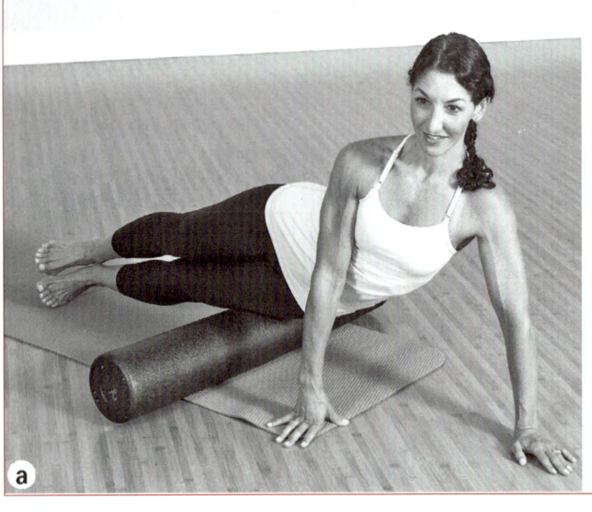
a

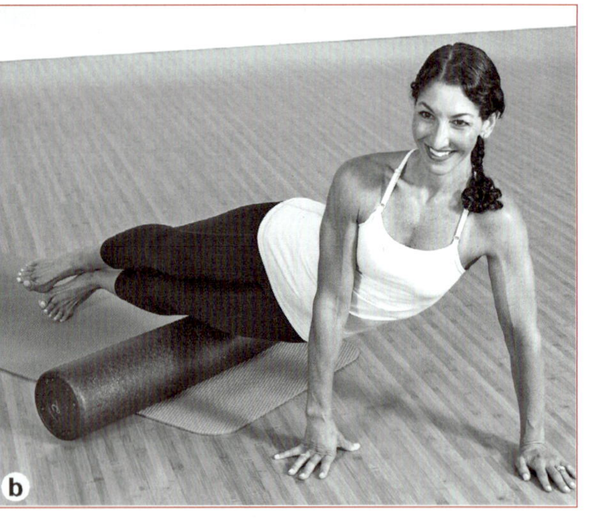
b

## 콰드리셉스 릴리즈 QUADRICEPS RELEASE

넙다리네갈래근을 굴릴 때, 엉덩관절 굽힘근에서 시작해서 무릎뼈까지 길게 굴려준다. 최고의 효과를 얻기 위해서 한 번에 한 다리씩 굴린다. 넙다리네갈래근에는 다양한 근육이 함께 작용하기 때문에 양쪽 허벅지에 폼롤러를 동시에 시행하면 어떤 부위는 제대로 안 풀릴 수 있다. 한 번에 한 다리를 굴릴 때 안쪽과 바깥쪽 회전으로 엉덩관절 굽힘근의 모든 부위를 풀어줄 수 있다.

### 방법

1. 손과 무릎을 받치고 폼롤러를 수평으로 놓는다.
2. 어깨와 동일선상에 손바닥을 위치하고 바닥에 붙이고, 허벅지가 폼롤러 위에 놓이도록 몸을 낮춘다.
3. 한쪽 다리는 옆으로 움직이고 무릎을 굽혀 팔꿈치쪽을 향하도록 한다(a).
4. 엉덩관절 굽힘근에서부터 무릎 위까지 굴리는데 보조하기 위해 손바닥은 바닥에 붙인다(b).

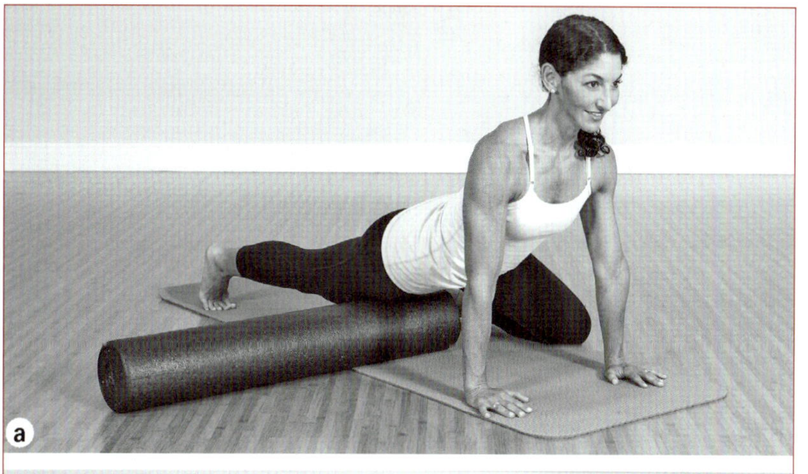
a

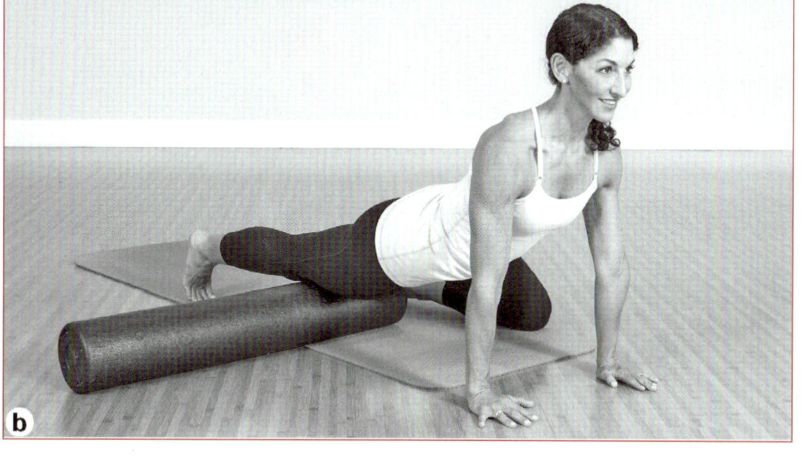
b

### 반복

근막이 풀리기 시작할 때까지 천천히 굴려주거나 적어도 4~10회를 시행한다.

### 조언

- 손과 손목에 많은 압박이 가해지면 아래팔을 대신 바닥에 붙인다.
- 안쪽과 바깥으로 약갈 돌리면서 넙다리네갈래근 전체를 굴려준다.
- 길고 고르게 천천히 굴려준다.

---

이제 여러분의 몸이 따뜻해졌으니, 여러분은 폼롤러 운동을 시작할 준비가 되었다. 아래 나오는 운동들은 처음 접하는 운동이든 베테랑 운동선수든 간에 도전일 수 있다. 각 움직임은 필라테스 원칙을 사용해야 한다: 호흡, 중심화, 집중, 조절, 흐름 그리고 정확성. 각 운동을 위한 균형과 안정성을 찾으려면 호흡을 동작에 연결할 필요가 있을 것이다.

## 분절화 운동
Articulation Exercises

다음에 나오는 운동은 바로 누운 상태에서 척추 분절화와 등의 유연성을 최대로 만들어 준다. 폼롤러 위에 눕는 것의 부가적인 이점은 가슴과 앞세모근을 여는 자세가 된다.

## 브릿지 BRIDGE

이 운동은 척추를 활성화시킨다. 분절적 움직임은 가동범위를 증가시킨다.

### 방법

1. 머리와 꼬리뼈가 닿도록 폼롤러에 눕는다.
2. 무릎은 굽히고 발은 골반 넓이 만큼 벌리고 바닥에 붙인다.
3. 손바닥은 몸에서 45° 벌리고 바닥에 붙인다.
4. 숨을 마시면서 두덩뼈를 하늘을 향하도록 약간 기울이고 아랫배는 약간 들어가게 만든다(a).
5. 숨을 내쉬면서 골반을 들어올리고 어깨뼈 아래각이 닿을 때까지 한 번에 척추 하나씩 굴리기 시작한다(b).

### 반복

4번 반복한다.

### 조언

두덩뼈는 골반 기울기를 유지할 수 있게 가슴우리보다 더 높게 유지해야만 한다.

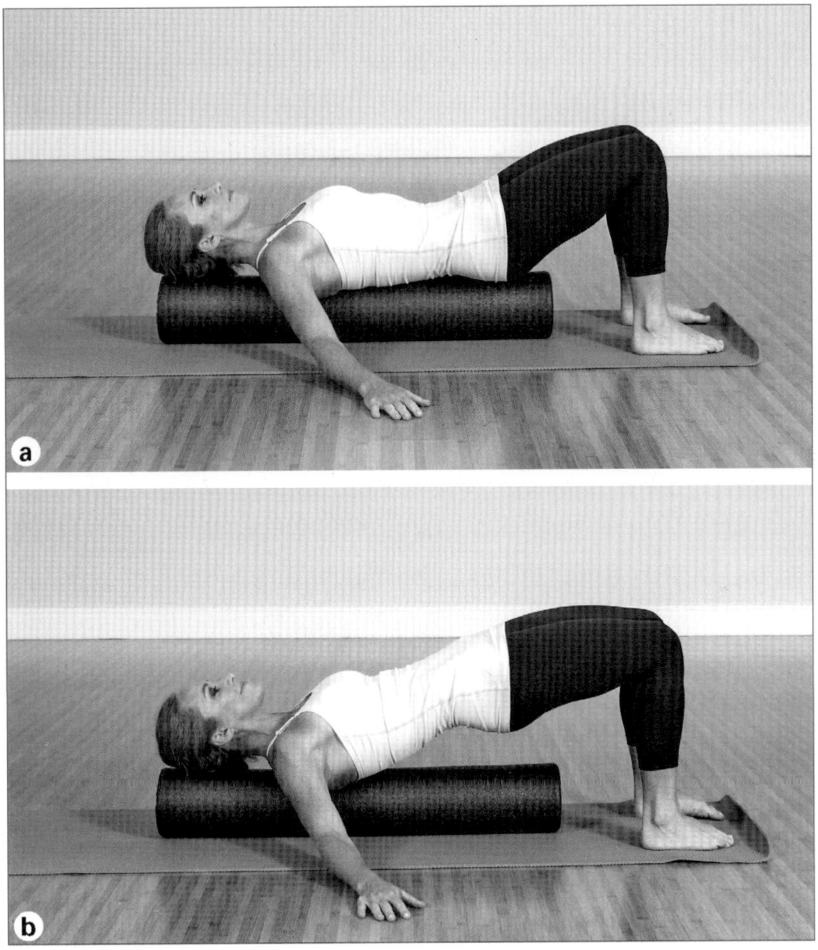

## 에이비 컬 AB CURL

이 운동은 코어를 강화시키고, 굽힘을 일으키며 골반바닥근을 활성화 시킨다.

### 방법

1. 머리와 전체 척추가 닿도록 폼롤러 위에 눕는다.
2. 무릎을 굽히고 골반넓이 만큼 다리를 벌리고 발은 바닥에 붙인다.
3. 팔은 공중에 90°로 뻗어주고, 손바닥은 앞을 향하고 엄지손가락은 겨드랑이 쪽으로 위치시킨다(a).
4. 배꼽을 척추쪽으로 당기고 앞쪽에 벽이 있다고 생각하고 꼬리뼈가 그 벽에 닿게해서 허리뼈를 늘어나게 만든다. 이는 배 근육 집어넣기(scoop)를 만든다. 뒤쪽 갈비뼈와 척추는 폼롤러에 닿은 상태를 유지한다.
5. 두 눈은 무릎을 응시할 수 있도록 턱을 가슴 쪽으로 살짝 당긴다. 숨을 마시면서 준비하고 숨을 내쉬면서 몸을 굴리면서 폼롤러에서 어깨뼈 아래각까지 띄워준다(b).

### 반복

최대 10회까지 반복한다.

### 조언

양팔은 바닥에서 약 3인치(8cm) 떨어진 엉덩이 높이에서 끝나면서 몸과 같은 속도로 움직인다.

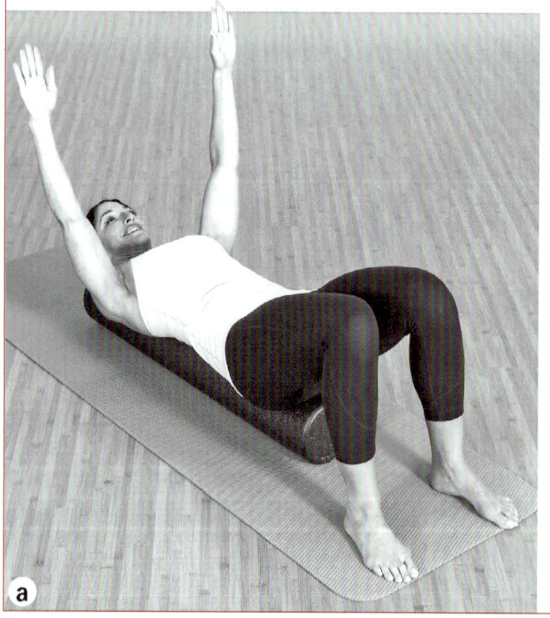
a

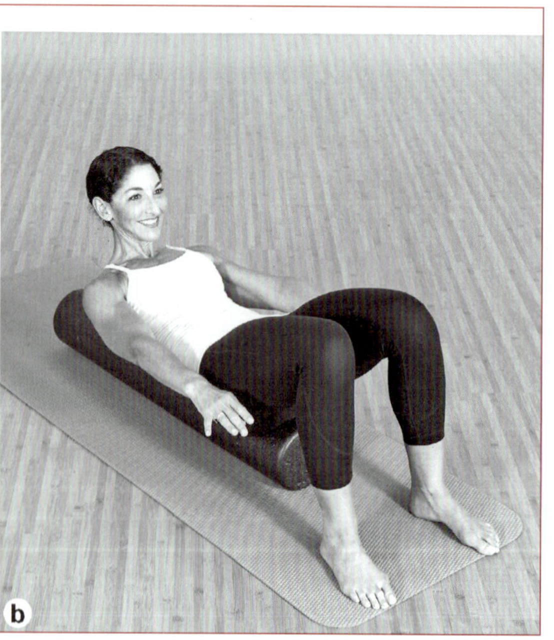
b

# 코어 안정성과 조절을 위한 운동
## Core Stability and Control Exercises

우리가 코어에 대해 이야기할 때는 단지 배곧은근(식스팩)에 대해서 논의하는 것이 아니라 전체적인 파워하우스를 의미하는 것이다. 폼롤러에서 다음과 같은 운동을 하는 것은 운동 목표로 하는 특정 부위를 자극할 뿐만 아니라 골반을 안정시키고 전체 파워하우스에 자극을 준다.

## 토우 탭 TOE TAP

이 운동은 배가로근, 배빗근, 엉덩관절 굽힘근을 사용하게 하고 호흡 조절을 발달시킨다.

### 방법

1 무릎을 굽히고 바로 눕는다. 골반넓이 정도로 다리를 벌려서 발바닥은 바닥에 붙이고, 손바닥은 몸에서 45° 정도 벌려서 바닥에 붙인다.

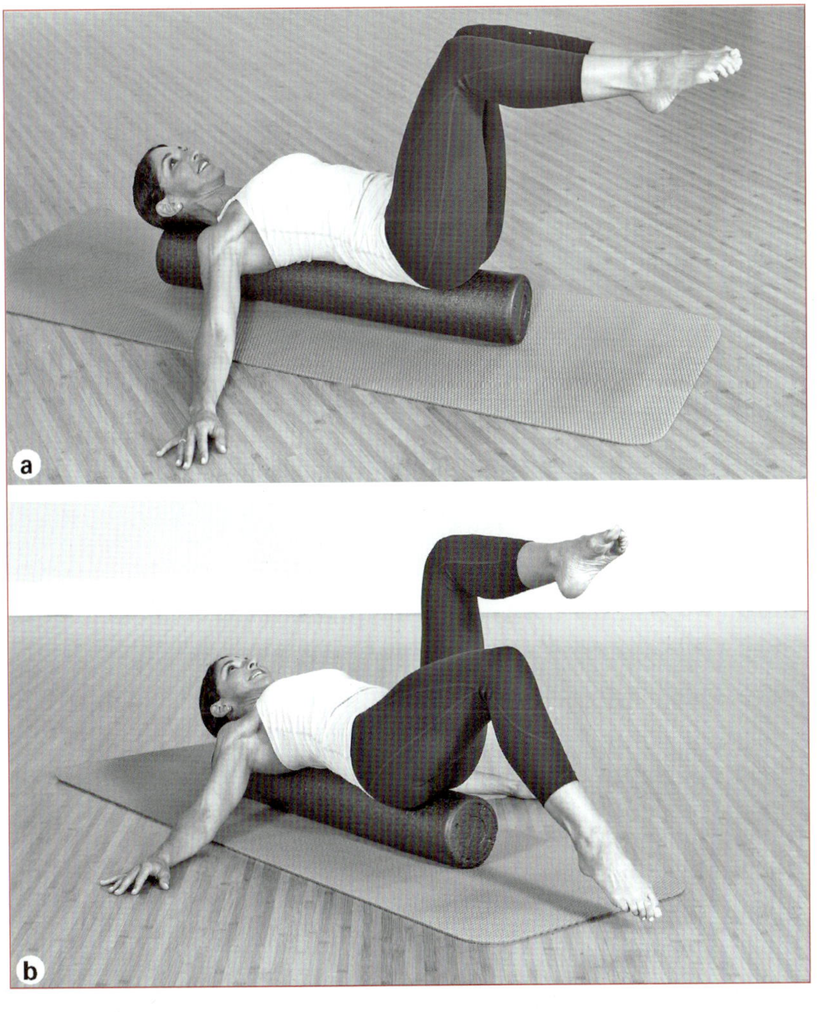

2. 턱은 살짝 집어넣고, 시선은 정면을 응시한다.
3. 숨을 내쉬면서 코어는 힘을 주면서 움푹하게 만든다. 숨을 마시면서 준비하고 숨을 내쉬면서 한 번에 한 발을 바닥에서 떼어서 테이블탑 자세를 만든다(a).
4. 숨을 마시면서 한쪽 다리를 엉덩이에서부터 내리면서 발가락을 바닥에 두드린다.
5. 숨을 내쉬면서 시작 자세로 돌아간다.

**반복**

숨을 마시고 4번 더 반복한 후 반대쪽도 시행한다.

## 레그 로워 LEG LOWER

이 운동은 배가로근, 배빗근, 엉덩관절 굽힘근을 사용하게 하고 햄스트링과 장딴지근을 스트레치 시켜준다.

**방법**

1. 무릎을 굽히고 바로 눕는다. 골반넓이 정도로 다리를 벌려서 발바닥은 바닥에 붙이고, 손바닥은 몸에서 45° 정도 벌려서 바닥에 붙인다.
2. 턱은 살짝 집어넣고, 시선은 정면을 응시한다.
3. 숨을 내쉬면서 코어는 힘을 주면서 움푹하게 만든다. 숨을 마시면서 준비하고 숨을 내쉬면서 한 번에 한 발을 바닥에서 떼어서 테이블탑 자세를 만든다. 엉치뼈와 꼬리뼈를 폼롤러에 붙인 상태를 유지하고 다리는 하늘을 향해(90°와 평행한 자세에서 다리를 서로 붙여줌) 완전히 편다(a).
4. 숨을 마시면서 편 다리를 제일 낮은 위치인 폼롤러에 등을 붙인 부위까지 내린다. 코어는 힘을 주고 목은 길게 시선은 정면을 응시한다(b).
5. 숨을 내쉬면서 편 다리를 시작 자세로 위치한다.

**반복**

6~10회 반복한다.

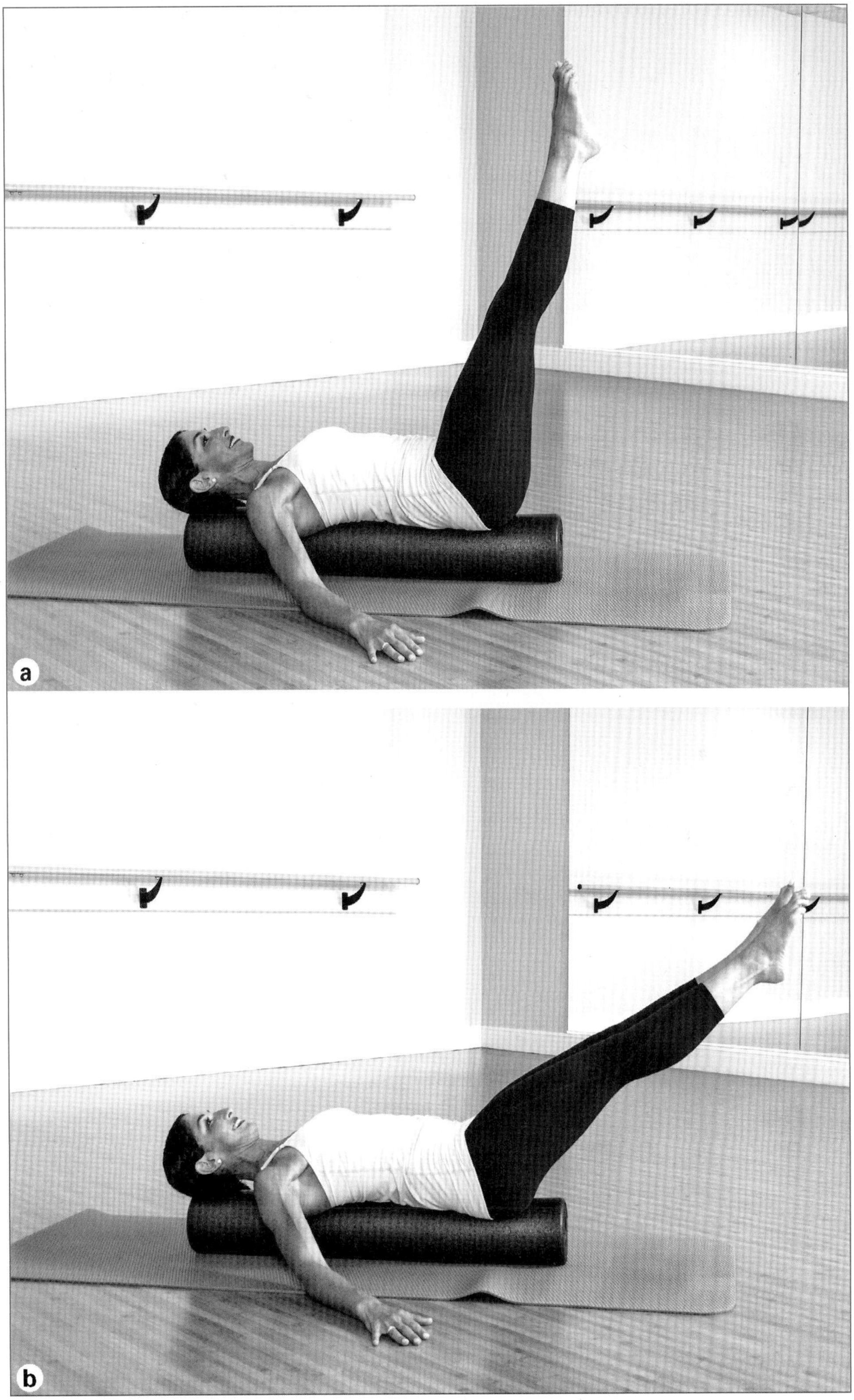
a
b

# 엎드린 자세에서 운동
## Prone Exercises

엎드린 자세에서 시행하는 운동은 후방 사슬의 스트레칭과 강화를 시켜준다(몸의 후면부로 햄스트링, 엉덩이 근육과 등을 포함한다). 엎드리거나 네발자세를 취할 때 배꼽을 척추쪽으로 당긴 상태를 유지해서 허리를 늘려주는 것은 중요하다. 많은 사람들이 뒤굽음증을 가지고 있는데, 이 의미는 위쪽 척추가 과도하게 구부려지고 어깨가 앞으로 당겨졌다는 것이다. 엎드린 자세에서 수행하는 다양한 운동은 근력과 유연성을 증가시켜 이러한 자세 부정렬을 상쇄시킬 수 있다.

## 숄더 슈러그 SHOULDER SHRUG

이 운동은 위등뼈를 펴주고, 가슴을 열어주며, 어깨를 풀어준다.

### 방법

1. 복와위로 누워서 다리를 뒤로 뻗고 팔을 앞쪽으로 뻗고 귀 가까이에 가져간다.
2. 손목 아래에 폼롤러를 놓는다. 손바닥이 서로 마주 보고 손가락은 편다. 양팔은 동작 내내 똑바로 유지한다.
3. 골반은 바닥 쪽으로 기울이고 배꼽을 척추쪽으로 당기고, 어깨뼈는 밑과 척추 쪽으로 당겨서 어깨를 들임 시킨다(a).
4. 숨을 마시면서 폼롤러를 몸에 멀어지게 어깨를 귀 쪽으로 으쓱거린다.
5. 팔꿈치를 편 상태를 유지하면서 어깨가 뒤쪽 호주머니를 향하도록 아래로 내린다.

### 반복

5~8회 반복한다.

### 응용 동작

이 운동은 한 번에 한 팔로 할 수 있다.

1. 한쪽 팔을 옆구리의 바닥에 대고 반대쪽 손목에 폼롤러를 대고 운동을 반복한다.
2. 몸은 움직이지 말고 숨을 마시면서 폼롤러를 앞으로 굴리고 숨을 내쉬면서 다시 시작 자세로 돌아온다.

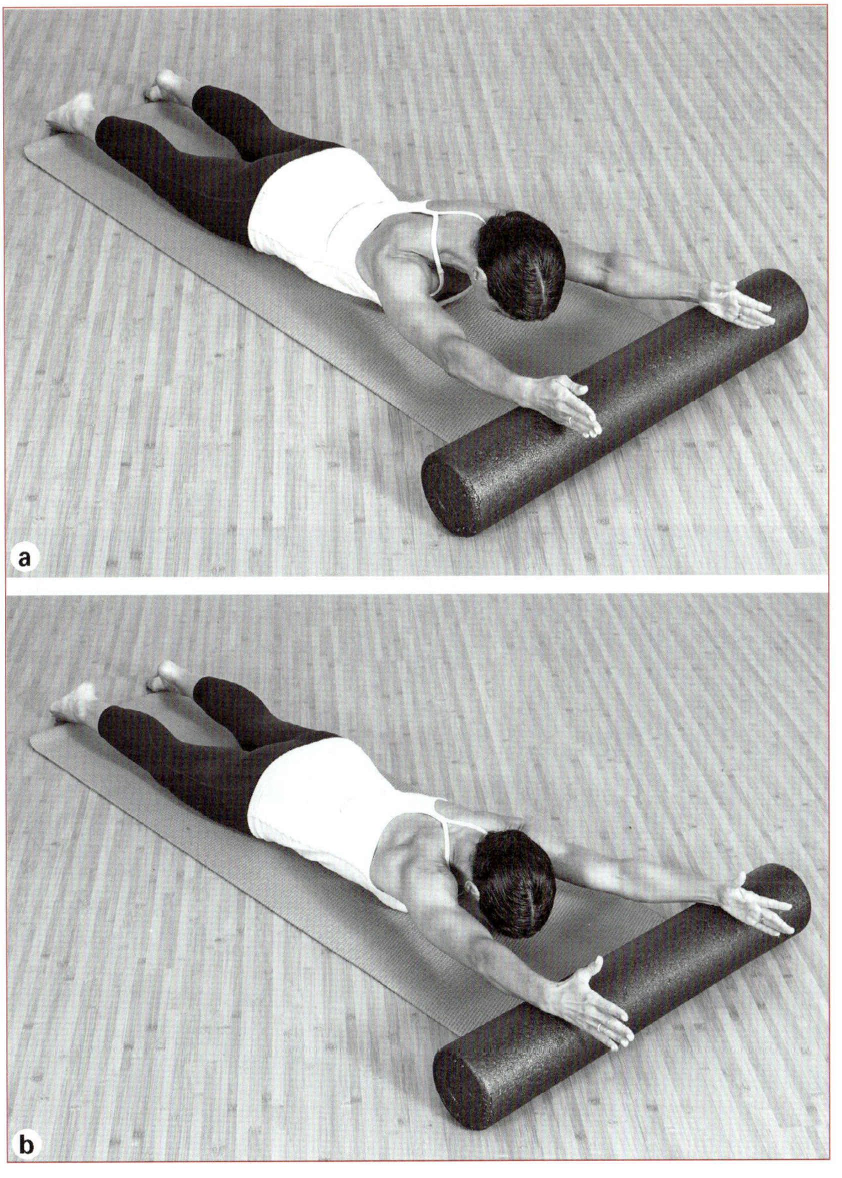

## 스완 SWAN

엎드린 자세에서 몸 펴는 동작을 하는 동안 배근육의 스트레칭, 빗장뼈의 열림, 중간 등 폄근이 사용되는 것을 느낄 수 있을 것이다.

### 방법

1. 복와위로 누워서 다리를 뒤로 뻗고 팔을 앞쪽으로 뻗고 귀 가까이에 가져간다.
2. 손목 아래에 폼롤러를 놓는다. 손바닥이 서로 마주 보고 손가락은 편다.

### 응용 동작

- 변형으로 바닥에 무릎을 대고 플랭크와 푸쉬업을 하는 동안 무릎과 어깨까지 일직선으로 몸을 유지한다.
- 고급 옵션을 선택하려면 폼롤러 위에 발볼과 바닥에 손을 놓는다. 플랭크나 푸쉬업을 하는 동안 폼롤러를 움직이지 않게 해라.

## 측면 스트레칭
Side Stretches

측면 굽힘은 갈비사이근을 열 뿐만 아니라, 자세에 따라서 허리근을 열어주고 공간감을 증가시킬 수 있다. 이러한 동작을 하는 동안 척추에 힘이 가해지거나 비틀리지 않도록 운동 내내 적절한 자세를 유지한다.

## 머메이드 MERMAID

이 운동은 넓은등근을 열어주고, 엉덩이를 스트레칭 시켜주고, 배빗근에 힘이 들어오게 하고, 척추를 펴주고 호흡 조절을 증가시킨다.

### 방법

1. 한쪽 정강이뼈는 몸의 앞쪽으로 다른 한쪽은 뒤쪽으로 두어 다리는 z자 자세를 만들고 시작한다. 체중은 양쪽 궁둥뼈에 균등하게 배분한다. 이 자세가 불편하면 양반다리를 하거나 다리를 펴서 앉는다.
2. 팔은 폼롤러 위로 뻗고, 손가락은 펴고 손바닥은 앞쪽을 향하게 한다.
   폼롤러는 엉덩이에서 10인치 정도 떨어진 곳에서 시작하여 아래쪽 팔을 곧게 펴면서 멀리 뻗는다.
3. 숨을 마시면서 가쪽 굽힘한다(b). 숨을 내쉬면서 시작 자세로 돌아간다.

### 반복

양쪽에서 3번씩 반복한다.

### 조언

몸은 동작 내내 같은 평면에 있어야만 한다.

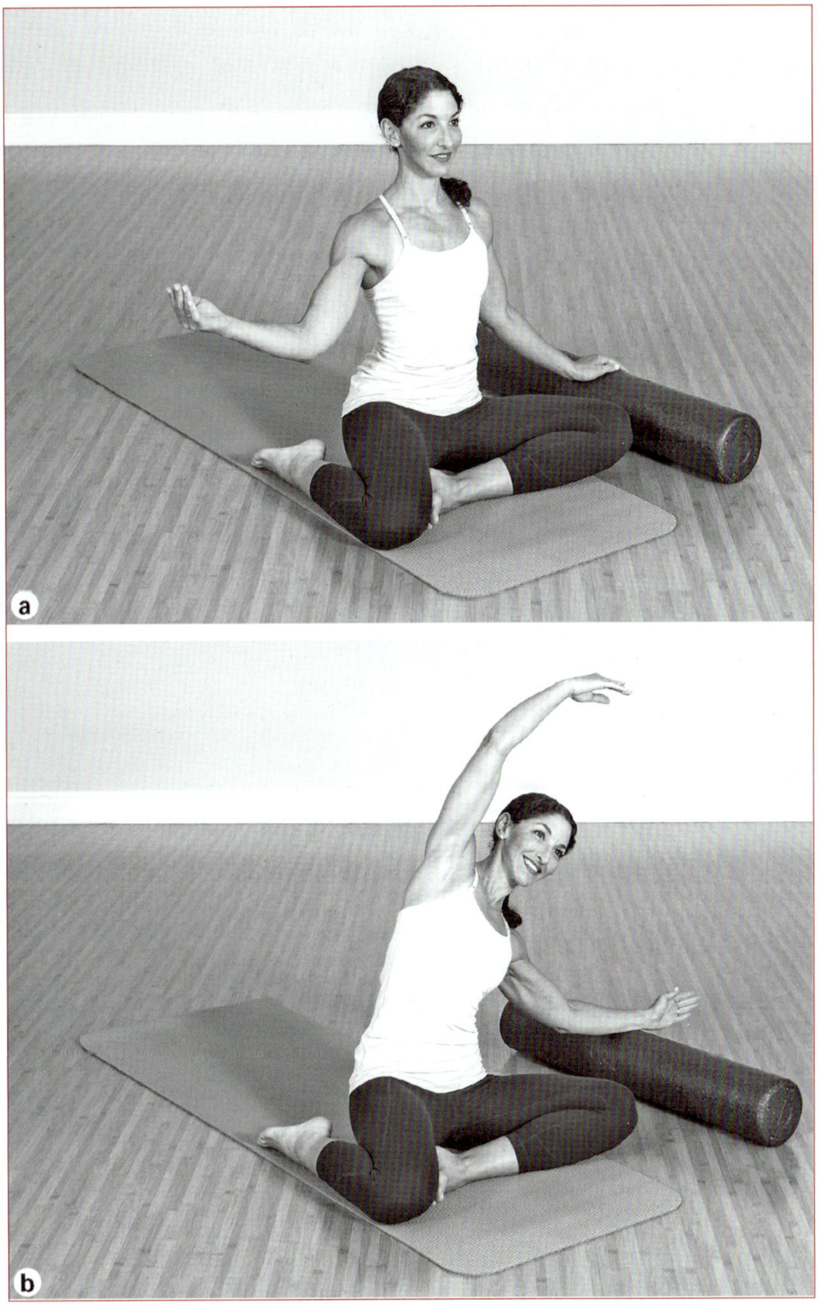

## 관절 열어주기
### Open Your Joints

coachtimadams.com의 팀 아담스 덕분에, 이 관절 분절화 시리즈는 전세계에서 사용하고 있다. 여러 번 우리 몸은 현재나 과거의 부상 때문은 보상된 상태에서 움직인다. 관절 분절화 운동은 가동범위를 높이고 움직임 능력을 향상시킨다. 예를 들어, 여러분이 움직일 때 발에서 중요한 건 첫 번째 접촉 지점이다. 발이 접촉하기 전에 발과 발목을 스트레칭하는 시간을 갖는 것이 몇 번이나 되는가? 여러분이 우리와 같다면, 많은 시간이 필요하지 않을 것이다. 움직임을 위한 몸의 준비를 하면 퍼포먼스가 향상되고 부상 위험이 감소할 수 있다.

## 관절 분절화 시리즈 Joint Articulation Series

관절 분절화 시리즈는 관절을 여는 동안 몸에서 나타나는 대상작용 요소를 없애주고 완전 가동 범위를 허용한다. 이 시리즈는 효과적인 사전 게임 또는 사전 워크아웃 루틴을 제공하며, 습관적으로 실행할 경우 훌륭한 가동성과 향상된 퍼포먼스를 만들 수 있다.

이 시리즈에서 일부 운동을 시행한 후에 상당한 향상을 볼 수 있는 반면, 다른 것들은 최소한이나 전혀 개선되지 않을 것이다. 이 시리즈의 목적은 여러분의 몸에 도움이 되는 것이므로 만약 이 시리즈에 어떤 동작에서 개선이 없다면, 여러분의 분절화 시리즈를 생략해도 된다.

## *시작 자세 Starting Position*

관절 분절화 시리즈를 시작하기 위해서는 맨발로 선 자세를 취한다. 손가락의 깍지를 끼고 두 손의 검지가 화살표가 되게 하고 어깨 높이 정도에서 바로 앞쪽을 향하게 한다. 척추는 오른쪽으로 회전시키고 손가락이 가리키는 곳을 표시한다. 이것은 벽의 한점, 사진 또는 시리즈를 시행하는 동안 쉽게 기억하고 발견할 수 있는 모든 곳이 될 수 있다. 오른쪽의 지점을 표시한 후 왼쪽에도 같은 순서를 반복하고 회전 지점을 표시한다. 여러분은 자주 간과하는 관절인 발목에서 운동을 시작할 것이다.

## *발목 관절 Ankle Joint*

각 운동에 자세를 취하고 15~20초를 유지한다. 발목은 발등굽힘과 발바닥 굽힘이 일어나는 경첩관절이다. 이 관절은 광범위한 훈련 계획에서 종종 간과된다. 이 관절이 지면에 첫 번째 접촉하는 부위이기 때문에 시간을 들여 이 관절을 해결하는 것이 중요하다.

### 토즈 업 TOES UP

이 운동은 발목을 좋아지게 하고 올바르게 움직일 수 있는 첫 번째 기회를 제공한다.

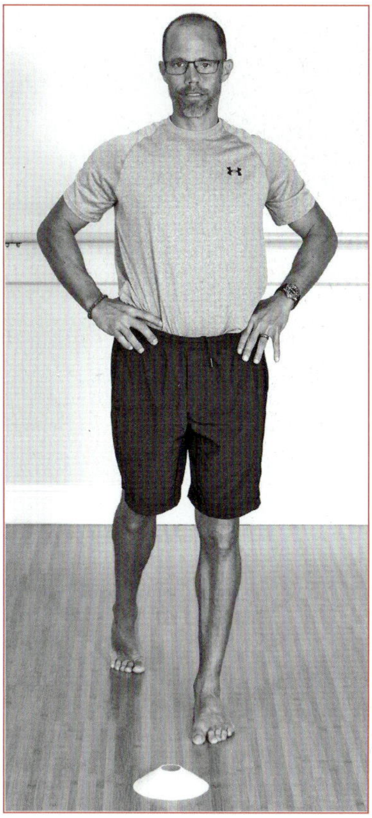

**방법**

1. 오른발을 뒤쪽으로 보내고 무릎이 약간 굽혀지도록 한다.
2. 오른쪽 엄지발가락을 지면을 향해서 눌러준다. 여러분의 가동 수준에 따라 자극을 감소시키거나 증가시켜 오른쪽 발바닥이 펴지는 것을 느껴야 한다.
3. 일단 엄지발가락을 바닥을 향해 눌러준다. 엄지발가락 안쪽 부분에 압력이 가해질 수 있도록 발을 안쪽 돌림시킨다.
4. 발을 바깥 회전을 통해 가장 바깥쪽 두 개의 발가락에 힘을 주어 발가락 모두가 지면을 누르도록 한다.

**반복**

다른 발도 순서를 반복해서 시행한다. 3~5회 호흡 주기를 유지한다.

**조언**

발 밑의 압력이 불편하다면, 스트레칭 되는 부위가 편안하게 느껴질 때까지 엄지발가락의 힘을 뺀다.

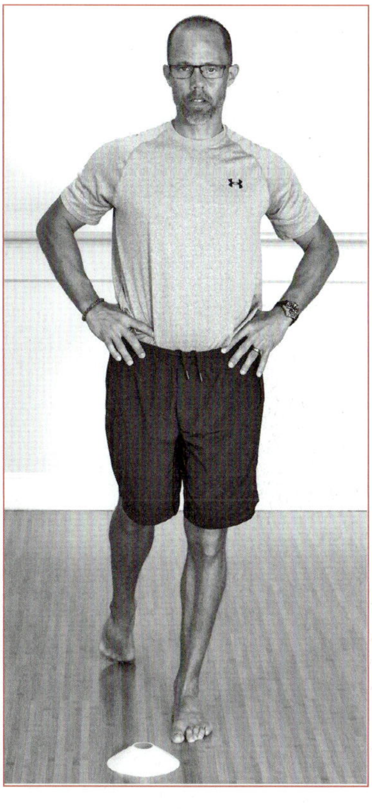

## 토즈 다운 TOES DOWN

이 운동은 발바닥을 아래로 내리는 대신에 발끝을 바닥을 향하게 할 것이다.

**방법**

1. 반 발짝 뒤로 물러서서 발끝과 발가락을 바닥에 놓는다. 발가락은 바닥을 향해 누른다.
2. 엄지발가락 부위에 많은 압력을 주기 위해 발을 아래로 누르고 유지하면서 발목을 안쪽 회전시킨다.
3. 발을 바깥 돌림을 한다. 아래로 누르고 유지한다.

### 반복

다른 발도 순서를 반복해서 시행한다. 각 단계에서 이 방법은 3~5회 호흡 주기, 약 20초간 유지한다.

### 조언

두 운동을 모두 완료했으면 분절화와 가동성이 향상되었는지를 평가하기 위해 다음 과정을 수행한다.

1. 발을 모은 상태에서 양손을 붙이고 일직선으로 가리킨다.
2. 오른쪽으로 회전하고 끝점을 원래 표시했던 것과 비교하여 현저한 개선이 있었는지, 조금 좋아졌는지, 전혀 좋아지지 않았는지 확인하다.
3. 왼쪽도 반복하고 결과를 원래 표시와 비교한다.

---

## 무릎 *Knees*

무릎 서클은 무릎과 발목을 동시에 준비운동을 시킬 수 있는 좋은 방법이다.

## 니이 서클 KNEE CIRCLES

이 두 관절의 협응은 부드러운 움직임을 만들어 낸다. 여러분은 예전에 체육시간에 무릎 서클을 했을지도 모른다. 그 당시엔 우스꽝스럽게 보였을지 모르지만, 실제로 관절을 여는 데 도움이 된다.

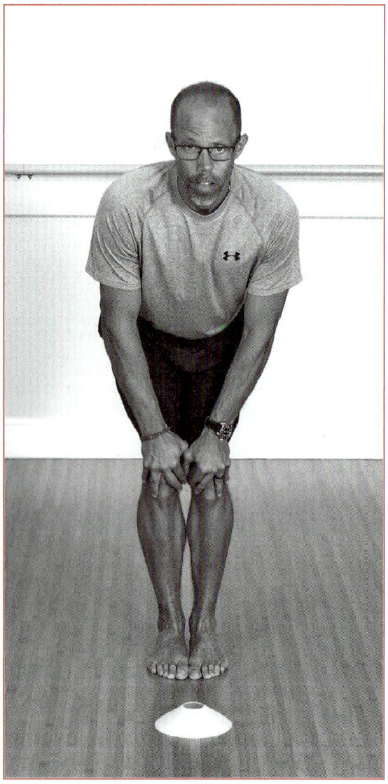

### 방법

1. 스쿼트의 1/4정도 한 자세로 두 발을 모으고 무릎을 약간 굽힌 채 선다.
2. 무릎 위에 손을 얹고 발가락 위에 무릎이 위치하는지 확인한다.
3. 무릎을 시계방향으로 10개의 작은 원을 만든 후 반대방향으로도 10개를 만든다.

### 조언

각 방향에서 10개의 원을 완성한 후, 일어서서 앞서 제시한 조언을 사용하여 분절화와 가동성을 평가한다.

---

## 엉덩관절 Hip Joints

엉덩관절은 골반 움직임을 만들는 볼과 소켓으로 이루어져 있다. 엉덩이는 무릎을 움직이고 무릎은 발목을 움직인다. 이 시점에서 여러분은 한 관절에서 다른 관절로 에너지를 어떻게 전달하여 움직임을 만들어내는지 이해해야만 한다. 우리는 모든 사람들이 다음 관절로 넘어가기 전에 초기 테스트를 통해 이 시퀀스의 가치를 이해하기를 원한다.

### 힙 서클 HIP CIRCLES

힙 서클은 기본적인 회전을 사용하며 할 때 기분이 좋아진다.

**방법**

1. 두 발은 모으고 엉덩이에 손을 대고 선다. 무릎을 약간 굽히고 가동 범위를 넓게 가져간다.
2. 엉덩이를 천천히 시계방향으로 돌리고 몸이 허용되는 만큼 앞뒤로 보내준다.

**반복**

각 방향으로 10회 원을 그려준다.

**조언**

여러분의 골반, 허리, 엉덩관절 굽힘근을 통해 스트레칭되는 것을 느낄 수 있을 만큼 움직임을 크게 한다.

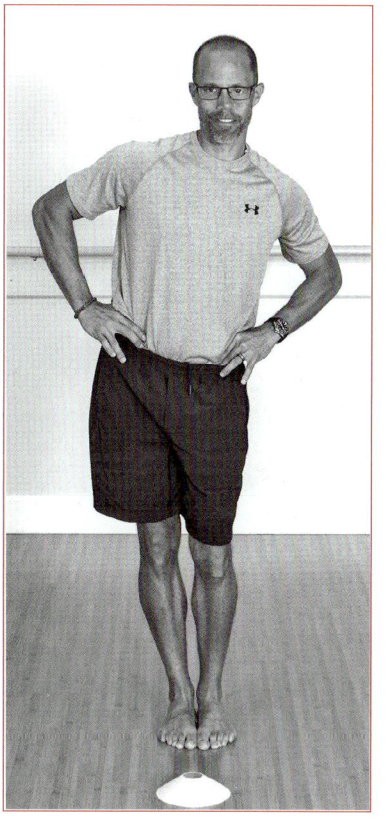

### 힙 플렉션 앤 익스텐션 HIP FLEXION AND EXTENSION

엉덩이를 구부리고 펴면 척추에서 움직임이 일어난다. 종종 한 동작이 다른 동작보다 기분이 좋아지므로, 가장 기분이 좋아지는 동작을 자유롭게 반복한다.

**방법**

1. 두 발을 모으고 서서, 양손을 엉덩이에 대고, 몸을 앞으로 굽히고, 후방 사슬이 늘어나는 것을 느낀다(a).
2. 몸이 제일 낮은 곳에 도달하면 최대 가동범위에 도달할 때까지 천천히 올리고 뒤로 편다(b).

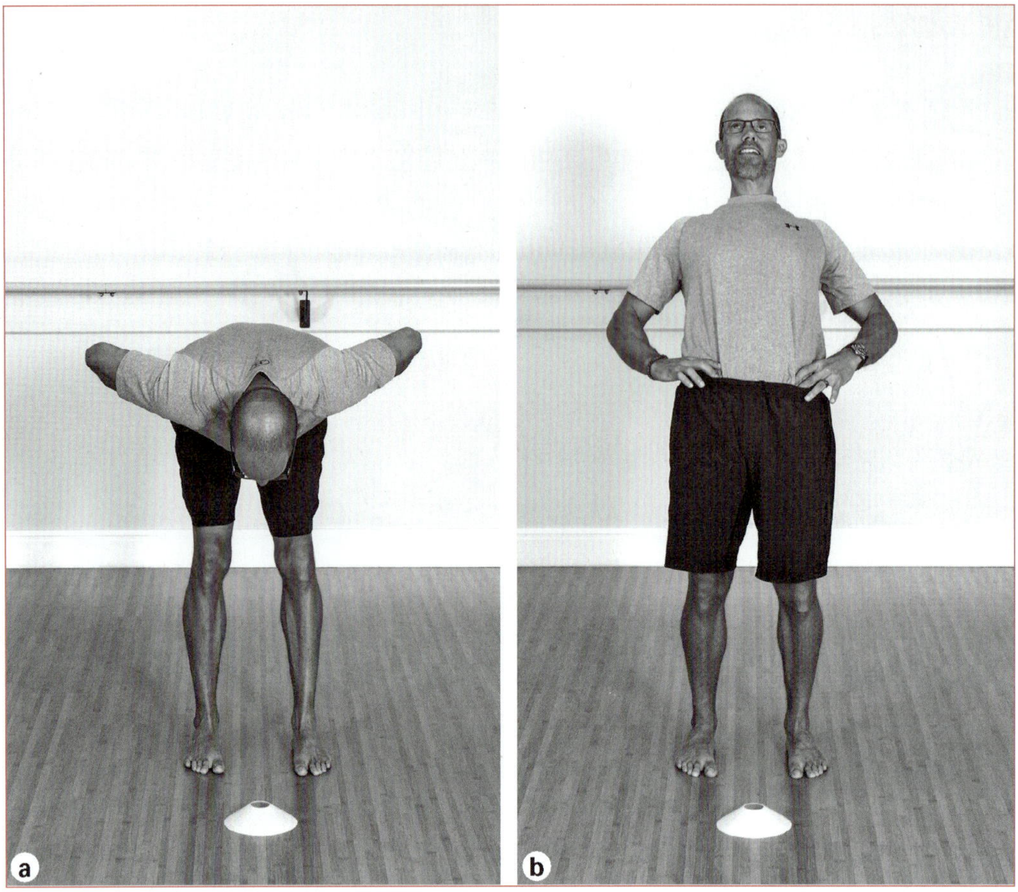

## 반복

앞뒤로 10회 반복한다. 반복할 때마다 이전보다 더 시간을 들여서 가동성 한계까지 완전히 도달하도록 굽히고 펴도록 한다.

## 재검사

이제 여러분은 발목, 무릎, 엉덩 관절 운동을 통해 나아갔으니, 우리는 여러분이 이 처음 3개의 관절 운동에 얼마나 많은 진전을 보였는지 평가하기 위해 다시 한 번 테스트해 보길 바란다.

## 가동성을 평가하는 방법

팔을 앞으로 쭉 뻗고 좌우로 돌려라. 지금 회전 결과를 초기 회전 표시와 비교한다. 개선이 있다면 이것은 긍정적이다. 이것은 여러분의 분절화 시리즈에 있는 이 운동들을 계속적으로 수행해야 한다는 것을 말해준다. 만약 개선이 없다면, 여러분의 루틴에서 엉덩관절 운동은 생략하고 다음 관절인 목으로 넘어가라.

## 목 *Neck*

운동하기 전에 **목뼈**와 그 주변 구조물에 대한 준비 운동이 필요하다.

### 래터럴 플렉션 LATERAL FLEXION

우선 머리를 가운데 놓고 나서 머리를 좌우로 기울여 한쪽 귀를 어깨에 닿게 한 다음 다른 쪽으로 기울인다. 이 동작은 등세모근과 목갈비근을 준비운동 시킨다.

**반복**

각 측면을 최소한 1~2회 완전 호흡 주기 동안 유지하고 3회 반복한다.

### 췬 익스텐션 앤 플렉션 CHIN EXTENSION AND FLEXION

이 운동은 약간 이상하게 보일 수 있지만, 모든 주의를 기울이면 만들어 낼 수 있는 추가적인 움직임에 놀랄 것이다.

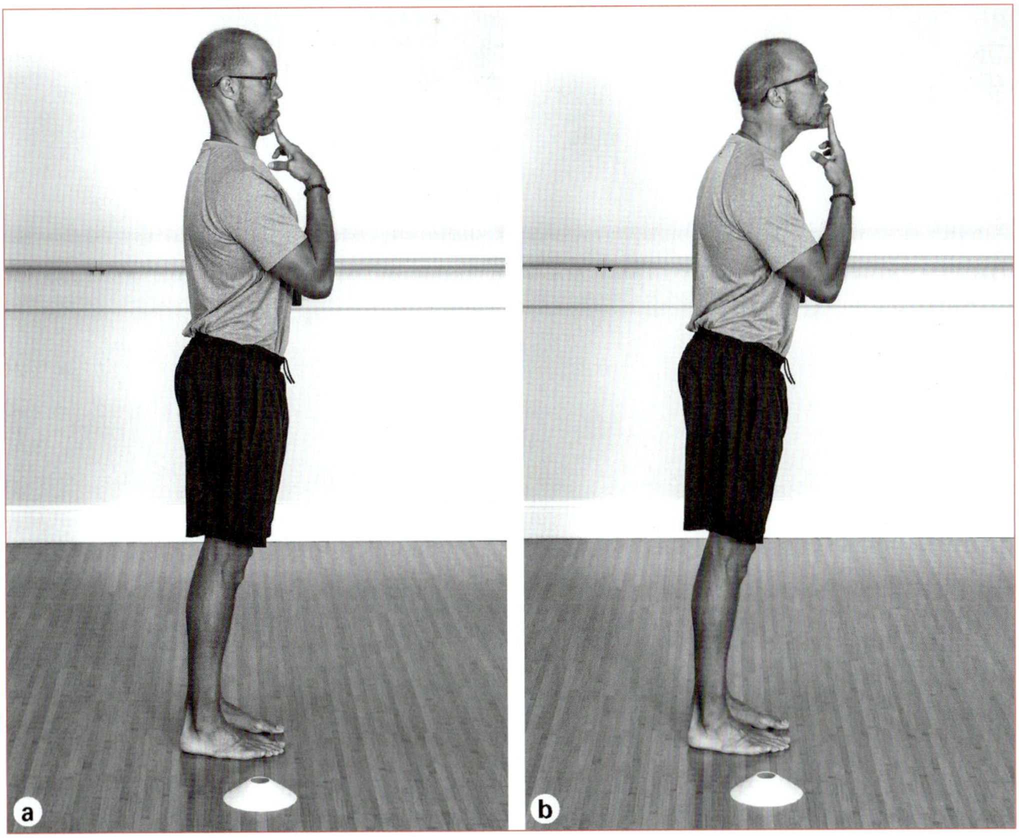

1. 턱에 손가락 두 개를 대고 턱과 목을 최대한 뒤로 밀어준다(a).
2. 턱을 가슴 쪽으로 내리지 말고 똑바로 뒤로 가져간다.
3. 턱에서 뒤통수까지 뚫고 똑바로 뻗은 줄을 상상해 보라. 이제 줄을 따라 머리를 앞뒤로 움직인다.
4. 목을 최대한 앞으로 내밀고, 턱이 직선을 따라 움직이며 위로 올라가지 않도록 한다(b). 몸이 허용하는 범위까지 내민다.

### 반복

6회 반복한다.

### 조언

돌아가서 목운동이 여러분의 가동성에 긍정적인 영향을 미쳤는지 여부를 재평가한다. 만약 그렇다면 분절화 시리즈에 이 움직임을 넣어라; 이것의 효과가 없거나 최소한으로 나타나다면 여러분의 시리즈에서 제외해라.

---

어떤 운동이 긍정적인 영향을 미치는지 기억하기 가장 쉬운 방법은 여러분이 실행하면서 이것들을 적어 두는 것이다. 분절화 시리즈를 끝낸 후에 여러분은 더 잘 움직이고 관절이 더 열리는 느낌을 받아야 한다. 보상이 일어나지 않고 충분히 수행할 준비가 되었는지 확인하기 위해 육체적 활동을 하기 전에 이 시리즈를 수행할 수 있다. 회전 스포츠(예: 골프, 테니스, 피클볼, 야구, 소프트볼)를 하는 대부분의 선수들은 모든 관절 분절화 시리즈를 시행한 후에 전체 가동성에 큰 차이를 느낀다.

Tim Adams 코치의 허락을 받아 사용함. WWW.coachtimadams.com.

## 다음 단계

이제 본격적인 준비운동을 끝냈으니 근육이 활성화되어 훈련할 준비가 되어 있는 것처럼 느껴질 것이다. 신체는 놀랍게도 자세를 바로잡고, 호흡을 제대로 배우고, 근육을 준비시키고, 퍼포먼스를 저해할 수 있는 보상 요인을 경감시킨다. 이 준비운동 루틴은 적절한 움직임 패턴을 만들 것이다. 이것은 작은 습관이 모여서 큰 결과를 낳게 될 것이다. 이 루틴을 통해 형성된 습관은 부상을 방지하고 상대방을 능가하게 할 것이다.

# 4 움직임 준비: 역동적인 준비운동

## Movement Prep: Dynamic Warm-Up

5분 정도의 조깅과 정적인 스트레칭으로 이루어진 준비운동을 하는 날은 지났다. 오늘날은 준비된 신체 시스템이 최고의 성과를 낸다고 알려져 있다. 다가오는 경기에 운동선수를 준비시키기 위해서 우리는 다양한 준비 운동법을 활용한다. 준비운동을 올바르게 수행한다면 15분에서 20분 정도 걸리게 된다. 그리고 이를 통해 긴장을 완화하면, 조직을 활성화하고 심부 온도를 상승시킬 수 있을 것이다. 이번 장에서 다룬 기초적인 동적 준비 운동은 다양한 준비운동의 한 예시이다. 준비 운동 시간은 운동선수의 나이와 과거력이나 현재의 부상에 영향을 받는다. 예를 들어, 선수 A가 무릎에 관절염이 있다면, 스쿼트 자세 준비에 30분의 시간이 소요될 수도 있다. 효과적인 루틴을 만들기 위해서는 한계치와 그에 나나르는 과정을 이해해야 한다. 효과적인 준비운동은 연부 조직의 부상을 40%까지 줄일 수 있다. 이 때문에, 운동선수들에게 운동장이나 코트에서 일정한 준비 운동을 하는 것이 중요하다고 가르친다. 준비 운동은 심혈관계, 신경근육계, 근육계를 통합적으로 준비하는 방법이라고 생각하면 된다. 준비 운동이 끝났을 때 약간의 땀을 흘리는 정도가 되어야 하며 심박수는 평소보다 약간 상승한 상태여야 한다.

우리는 동적인 준비운동을 다이노라고 하며, 이는 릴랙스 스킵, 다이나믹 스트레치를 포함한다. 좋은 준비운동은 정해진 계획표에 의존하는 것이 아니다. 운동선수들은 그들의 신체가 경기할 준비가 되면 스스로 알게 될 것이다. 여러 가지 패턴들이 이번 장에서 서술될 것이다. 전반적인 움직임으로 시작해서 좀 더 구체적인 움직임을 다루게 될 것이다. 전신을 움직이는 것으로 시작해서 좀 더 특정한 부위를 다루게 될 것이다. 예를 들어, 야구 선수는 뛰기를 포함한

## 동적 준비 운동 순서 내의 뛰기 Skips Within the Dynamic Warm-up Sequence

왜 자전거 타기나 조깅, 수영이 아니라 뛰기인가? 뛰는 동작은 신경계와 지면에서의 반응성과 탄력성을 자극한다. 탄력성을 얻는다는 것은 더 좋은 운동선수로 거듭날 수 있도록 하는 데 도움이 될 것이다. 뛰는 것은 뇌가 발에게 무엇을 해야 할지 신호를 주는 것이다. 뇌와 발사이에는 무엇이 있는가? 바로 몸이다. 운동선수가 그 자신의 신경 체계를 온전히 활용할 수 있고, 반대편(발)까지 명령을 잘 전달할 수 있다면, 다른 부분의 몸까지 성공적으로 명령을 전달할 수 있을 것이다. 뛰기는 우리가 원하는 방향의 신경계를 전달할 수 있을 뿐만 아니라 몸을 따뜻하게 하고, 다른 준비 운동처럼 다른 활동(운동)을 하기 위한 준비를 할 수 있도록 한다. 가장 큰 장점은 신체(단순히 근육)뿐만 아니라 신경계(반응) 또한 준비할 수 있다는 것이다.

준비 운동을 시작으로 그들이 경기하는 동안 겪을 특정 스트레스 요인의 움직임을 모방하는 운동을 하게 될 것이다. 야구선수는 몸을 풀기 위해 50야드(46m) 정도 거리를 활용한다. 운동은 가벼운 조깅으로 시작해서 천천히 전력 질주할 때의 80~90% 수준으로 속도를 올린다. 이 과정에서, 우리는 발이 땅에 닿는 리듬을 의식하라고 강조한다. 이를 통해 각각의 가속 단계를 느낄 수 있다. 자동차의 변속기를 예로, 주행 시 1단 기어로 운행을 시작해서 천천히 6단까지 변속해간다. 자동차가 그러하듯, 지면에 닿는 발의 움직임 또한 점차 반응성이 개선될 것이다. 운동선수는 그 변화를 의식한다. 그리고 이렇게 함으로써 경기를 위한 심신의 준비를 한다. 선수들이 준비운동을 5개에서 8개 정도의 단계로 구성하는 것이 적절하다고 생각한다. 우리가 야구를 예로 들었기 때문에 이를 이어가자면, 주자는 베이스에서 진루할 때, 출루할 때와 같이(정면을 바라본 상태로) 주루한다. 측면으로(옆걸음으로) 주루하는 것은 야구에서 드문 일이므로, 준비운동을 하면 이 부분에 대해서도 중점을 두는 것을 요구한다.

이 책에 뒤따르는 매우 활동적인 준비 운동은 신체의 움직임과 (측면 출발과 같은 것에서 오는) 스트레스를 줄일 수 있도록 도와줄 것이다. 다이노의 각 파트를 왕복 20야드 거리로 구성하고, 실시한다. 10야드를 정확하게 측정하기 위해 필요한 도구가 없다면, 큰 걸음으로 10회 걷고, 10번째 걸음에서 끝나는 지점을 표시하면 약 10야드 정도이다.

# 릴랙스된 스킵
Relaxed Skips

다음과 같은 뛰기를 실시할 때 상체는 힘을 뺀다.

## 버터플라이 스킵 BUTTERFLY SKIP

첫 번째 뛰기는 다이노 중에서 가장 간단하며 발이 지면에 닿아있는 동안 신체의 움직임을 얻기 위해 고안됐다.

### 방법

1. 팔을 몸의 뒤에서 앞으로 흔들면서 가볍게 앞으로 뛴다(한쪽 발로 뛰면서 다른 쪽 무릎은 굽혀 올린다, 그러고 나서 발을 바꾼다)(a).
2. 팔을 흔들 때 양쪽 손이 반대편 어깨에 닿인다고 생각한다(b).

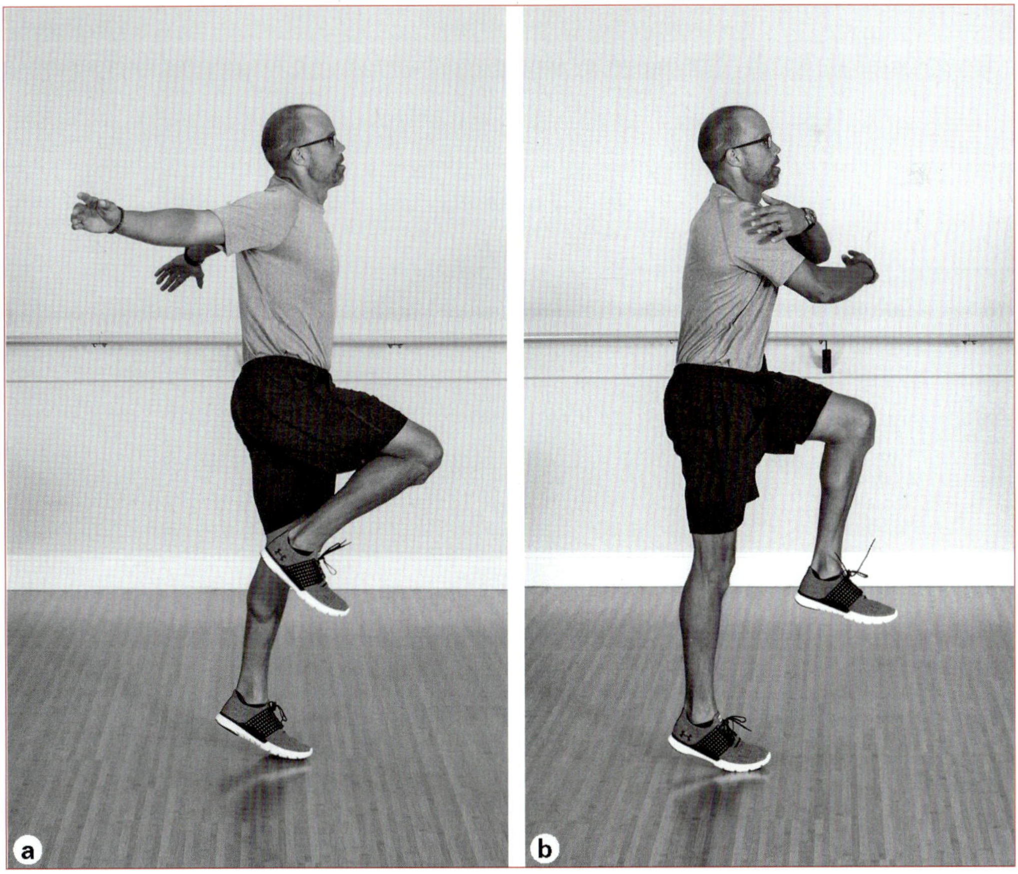

## 보스 암즈 업 스킵 BOTH-ARMS-UP SKIP

이러한 뛰기는 나비 뛰기와 같은 리듬을 사용한다. 그러나 팔이 몸을 앞뒤로 가로지르지 않고 위, 아래로 흔든다.

### 방법

1. 양팔과 한쪽 다리를 동시에 들어 올린다.
2. 위팔두갈래근이 귀에 스치듯 위로 올리고(a), 양팔을 등 뒤로 뻗어 내린다(b).

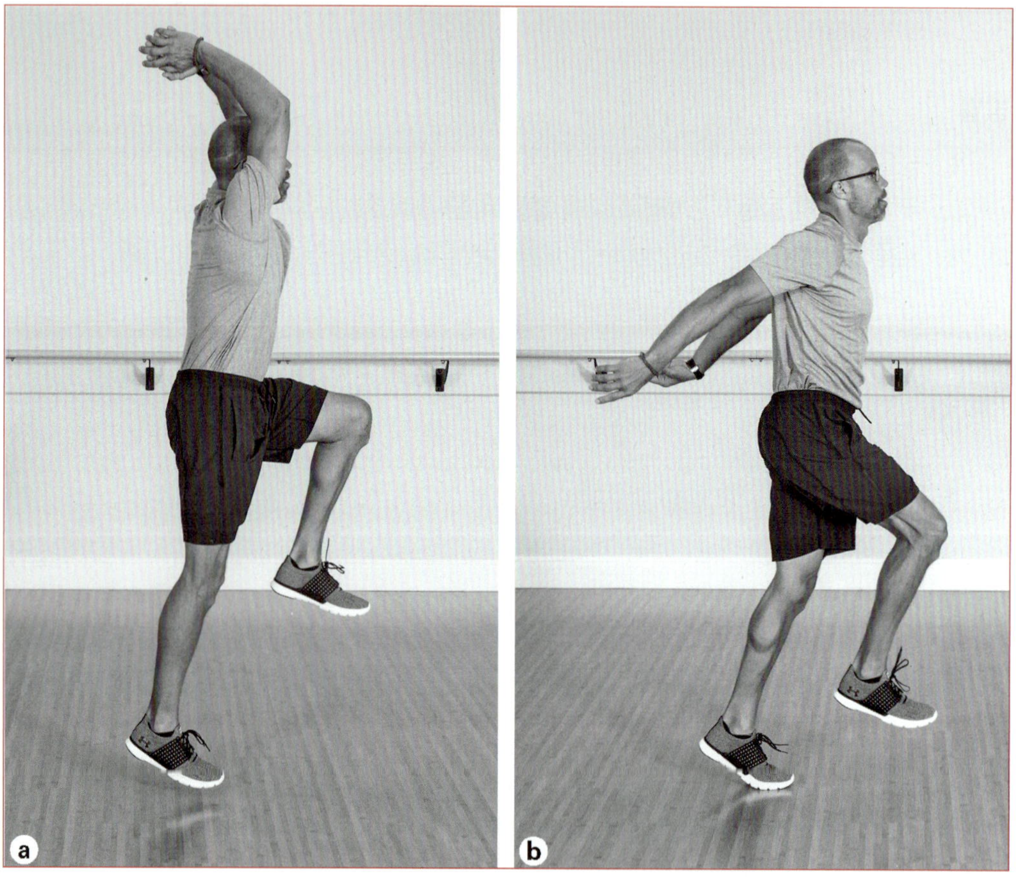

### 아퍼질 암, 아퍼질 레그 스킵 OPPOSITE-ARM, OPPOSITE-LEG SKIP

마지막 뛰기는 신경 체계에 대한 분리성을 만들어 낸다. 우리는 상체와 하체의 움직임 패턴뿐만 아니라 왼쪽, 오른쪽의 움직임 패턴을 구분 지을 것이다. 앞으로 걸어갈 때처럼 한 걸음 내디딜 때마다 반대편 팔은 위로 흔든다. 근본적으로 이것은 우뇌와 좌뇌의 상호작용이다. 그러나 이러한 움직임 패턴을 사용할 때, 우리는 자연스럽게 발생하는 움직임의 지나친 과장을 볼 수 있다.

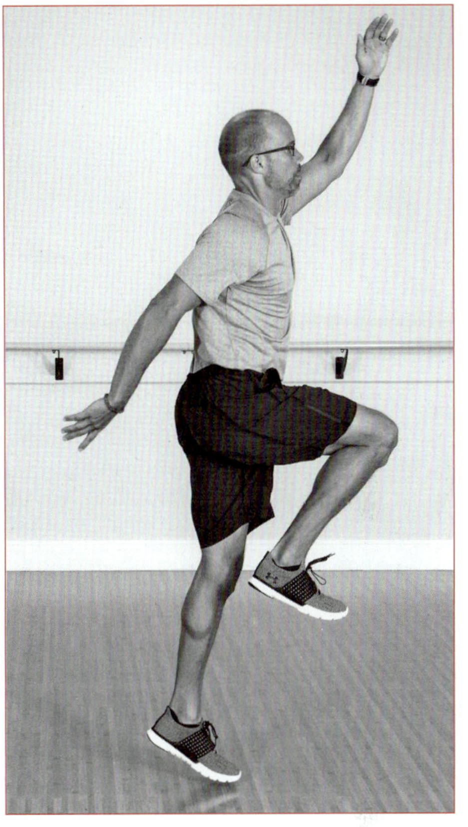

#### 방법

1. 보스 암즈 업 스킵에서 했던 것처럼 팔을 위, 아래로 흔든다.
2. 같은 편 팔과 다리를 올리지 말고, 오른 무릎을 올리면서 왼팔을 위로 흔든다. 그리고 반대도 마찬가지이다.

## 리듬 스킵
## Rhythm Skips

이런 뛰는 동작들의 리듬을 잡기 위해서는, 팔 동작을 하기 전에, 개별 점프 동작을 하면서 발이 땅에 닿는 패턴에 먼저 익숙해져야 한다. 이러한 동작들은 위와 동일하다. 그러나 이 점핑 잭과 리듬 스킵은 릴랙스 스킵을 할 때와는 달리 뛰는 리듬이나 동작의 효과에 중점을 두어야 한다.

### 점핑 잭 스킵 JUMPING JACK SKIP

이러한 뛰기를 하면서 중점을 둘 점은, 자기 나름의 점프 리듬을 생각하면서 동작을 실행하는 것이다.

### 방법

1. 무릎을 가슴으로 가져가면서 무릎 밑에서 양손으로 손뼉을 친다(a).
2. 트렌디셔널 점핑 잭처럼 올린 무릎을 내리면서 양팔을 옆으로 벌린다(b).
3. 1번과 2번의 동작을 발을 바꿔가며 반복하여 실행한다(c).

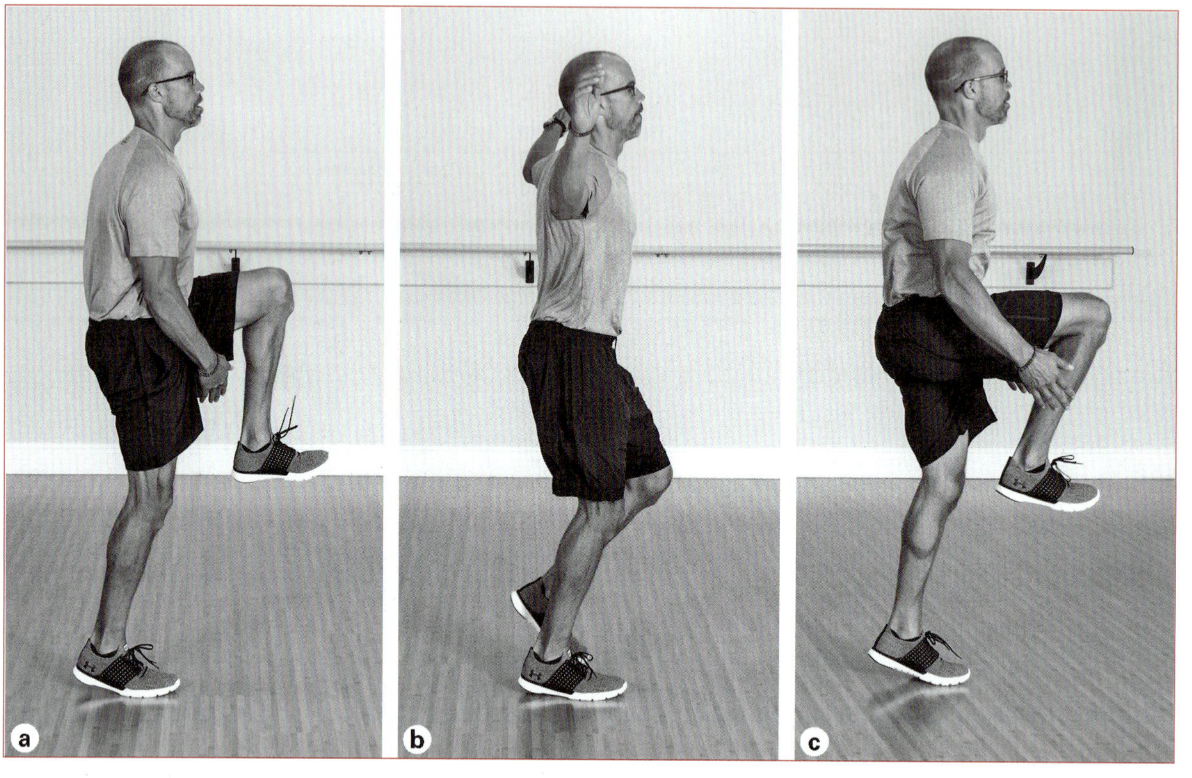

## 와이드 스킵 WIDE SKIP

이러한 뛰기는 엉덩관절의 비선형 굽힘을 만들기 위해 무릎을 바깥 방향으로 보낸다.

### 방법

1. 앞으로 뛰어나갈 때처럼 무릎을 몸 바깥쪽으로 약 45° 정도 각도로 내밀며 들어 올렸다가 내디딘다.
2. 조깅이나 달리기를 할 때처럼 다리 반대편으로 팔을 흔들어주며 상체를 이완시킨 상태를 유지한다(a, b, c).

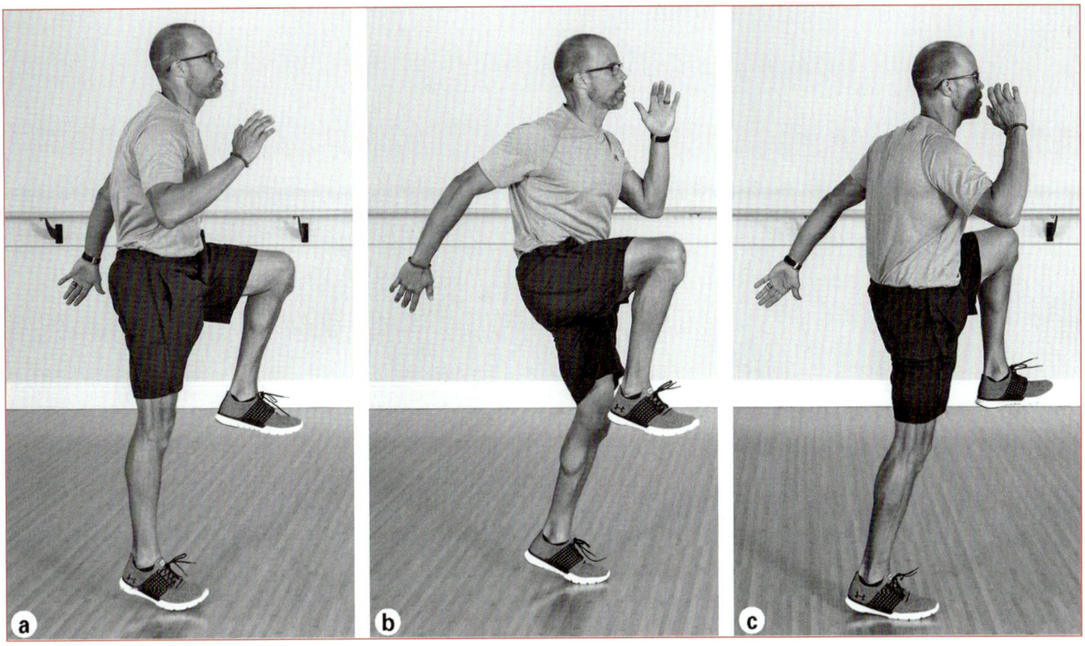


## 백월드 스킵 위드 로테이션 BACKWARD SKIP WITH ROTATION

와이드 스킵과 같지만, 뒤 방향의 움직임도 동반된다.

### 방법

1. 뒤쪽으로 뛰는 것처럼 무릎을 들고(a), 엉덩이 부분을 밖으로 회전한다(벌림).(b,

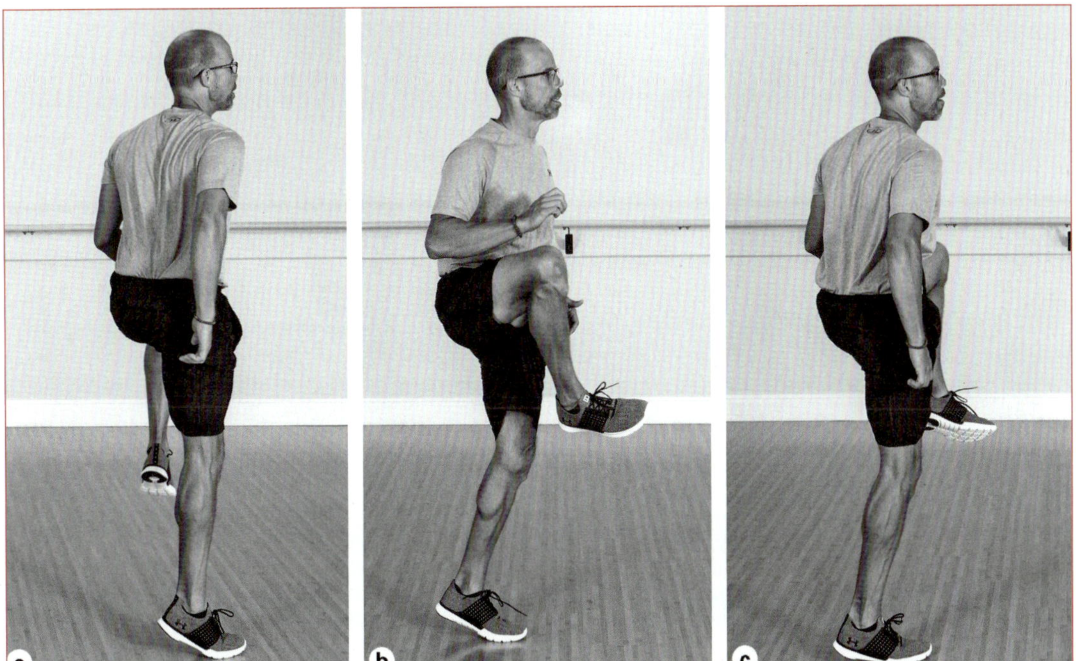

c) 전체 가동범위를 활용하여 충분한 가동성을 확보한다(b, c).
2. 뒤쪽으로 달려갈 때 또는 조깅할 때처럼 팔과 반대쪽 다리를 흔든다.

## 래터럴 스킵 LATERAL SKIP

이러한 뛰기는 다이노 중에 가장 까다로울 수도 있다. 그러나 일단 정확한 리듬을 찾게 되면 쉬워질 것이다.

### 방법

1. 몸을 틀어 몸이 바깥쪽으로 움직일 수 있도록 한다. 제자리 걸음을 하며 팔을 흔든다. 몸을 옆으로 돌려 옆으로 움직일 수 있다.
2. 제자리걸음의 리듬이 익숙해지면, 몸이 바깥쪽으로 움직일 수 있도록 발을 땅에서 움직인다(a 그리고 b).
3. 이 동작의 핵심은, 양다리 사이에 일종의 막대기가 있다고 상상해 보는 것이다. 이러한 분계선을 설정하는 것은, 뒤쪽에 있는 (이동 축이 되는) 다리가 몸의 중심을 넘어서지 않도록 유지하는 데 도움이 될 것이다. 왼쪽으로 가려면, 왼쪽 발 쪽으로 (몸을) 밀어내고, 오른쪽으로 가려면 오른쪽 발 쪽으로 밀어낸다.

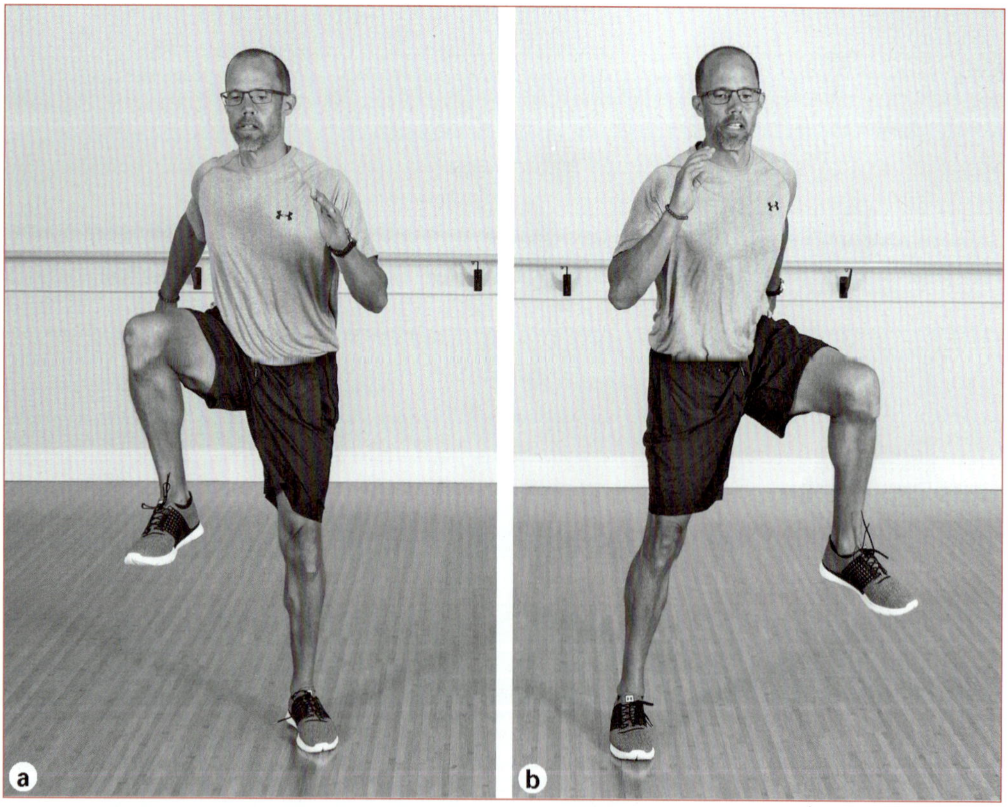

## 래터럴 스킵 위드 로테이션 LATERAL SKIP WITH ROTATION

가쪽 뛰기의 동일한 리듬을 사용하되, 교차하는 동작을 추가한다.

### 방법

1. 래터럴 스킵을 할 때처럼, 엉덩이는 몸의 앞쪽으로 돌려주고, 뒷다리를 앞쪽 다리와 교차해준다(a,b).
2. 뒷다리만 앞으로 돌려야 한다. 앞다리는 움직여서는 안 된다. 오른쪽으로 움직인다면, 매 동작마다 왼 다리를 가로지르고 다시 정면으로 돌아와야 한다. 반대편으로 진행할 때도 마찬가지이다.

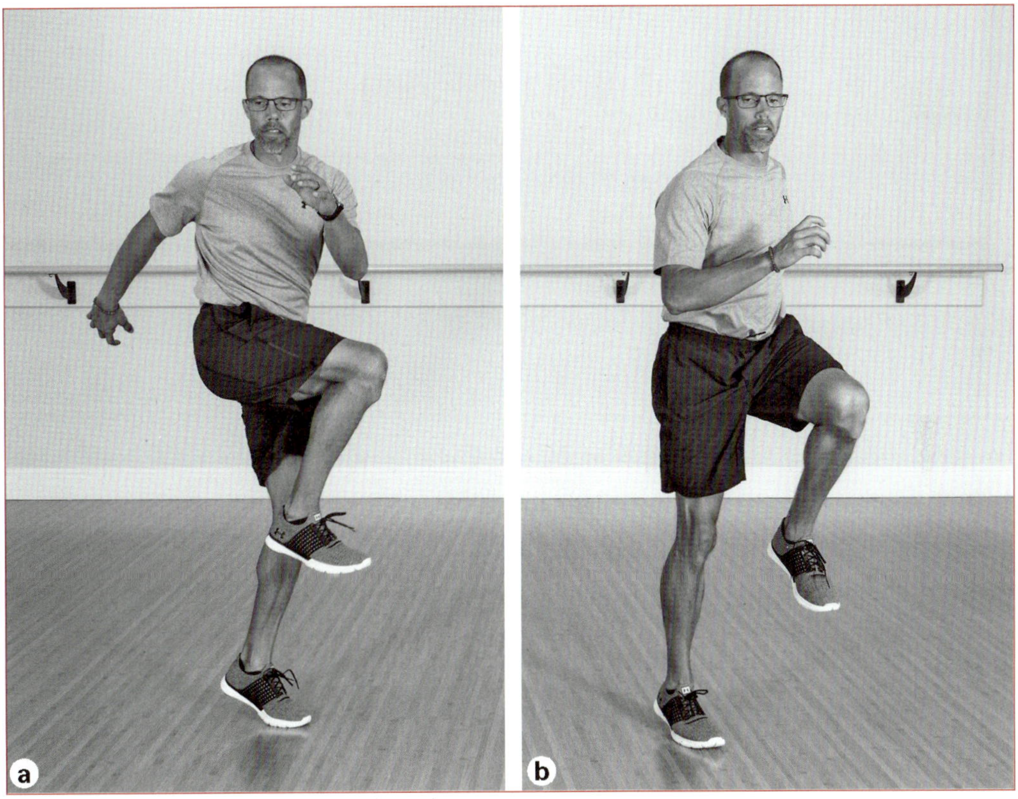

### 코칭 조언 Coaching Tip

움직임을 이해하는 것과, 뜀뛰기로 시작하는 이 교육이 얼마나 중요한지는 아무리 설명해도 부족하다. 뛰는 것은 운동선수에게 어떻게 준비운동을 해야 하는지 뿐만 아니라 어떻게 움직여야 하는지까지 알려준다.

리듬 스킵은 탄력성을 기르는 운동이며, 이는 운동선수가 지면에서 어떻게 더 반응하는지를 가르쳐 준다. 리듬 스킵은 모든 스포츠에서 필수 요소인 스피드를 기르는 데 중요한 역할을 한다. 최대 속도에 도달하기 위해 가장 중요한 요소는, (발이) 지면에 닿는 시간이 매우 짧아야 한다는 것이다. 즉, 선수의 발은 민첩하게 움직여야 하고, 빠르게 지면을 밀어내야 한다. 이 다이나믹 스키핑 시리즈는 선수가 지면에 대한 민첩성을 향상시키는데 초점을 둔다. 뛰는 것은 민첩성의 첫 번째 측면
(가장 중요한 부분)을 발달시킨다.: 지면에 대한 반응성 향상을 위한 간단한 패턴 정립)

# 다이나믹 스트레치
## Dynamic Stretches

다이나믹 스트레치는 운동을 끝낼 때 하는 스트레칭처럼 유연성을 증가시키기 위한 목적은 아니다. 오히려 다이나믹 스트레치는 근육을 준비하게 하는 활성화 스트레치이다. 유지하는 자세가 요구되는 스트레치들을 수행할 때에는 2초에서 3초간 유지하고 3단계를 거치고 반대쪽 다리를 반복한다. 각 다리마다 2세트 20번 반복한다.

### 워킹 햄스트링 WALKING HAMSTRING

스트레칭 된 상태를 유지하는 시간을 조절하기 위해 앞으로 이동해 간다. 이로 인해 제자리에서 하는 스트레칭이 되긴 힘들다.

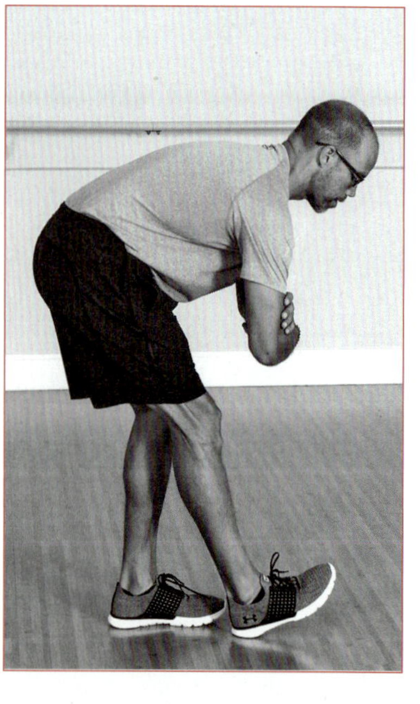

#### 방법

1. 한 다리를 앞에 두고, 발가락 끝을 위로 향하게 하고, 뒤꿈치를 지면에 닿도록 한다.
2. 더 스트레칭 되도록 뒤에 있는 다리를 약간 더 구부린다.
3. 양 무릎 뒤, 종아리, 또는 발가락 중 어느 한 곳에 손을 뻗고 유지한다. 팔짱을 끼고 팔꿈치를 아래쪽으로 뻗을 수도 있다.
4. 자세를 유지한 채 일어나 앞으로 두어 걸음 걸어 나간다. 그리고 다른 팔로 진행하면서 앞 뒤로 100야드(9m)씩 진행한다.

## 버트 킥 BUTT KICK

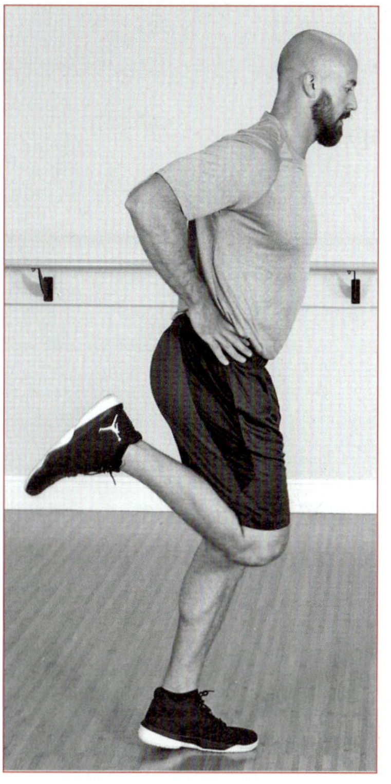

이 운동의 초점은 발뒤꿈치를 볼기근으로 가져가는 것보다 무릎을 가슴 쪽으로 들어 올리는 것이다.

### 방법

1. 엉덩이에 손을 얹고 앞으로 달려 나간다. 엉덩이에 얹은 손은 살짝 기울인 채로 유지하며 달리는 모습을 취한다.
2. 달리는 동안 뒤꿈치로 엉덩이를 차고 발가락은 지면에 가볍게 내려놓는다.
3. 뒤꿈치를 가능한 한 빠르게 들어 올리며, 앞으로 9m 정도를 달려 나가고 돌아온다. 이때 가능한 많은 스텝을 밟는다.

## 워킹 쿼드 WALKING QUAD

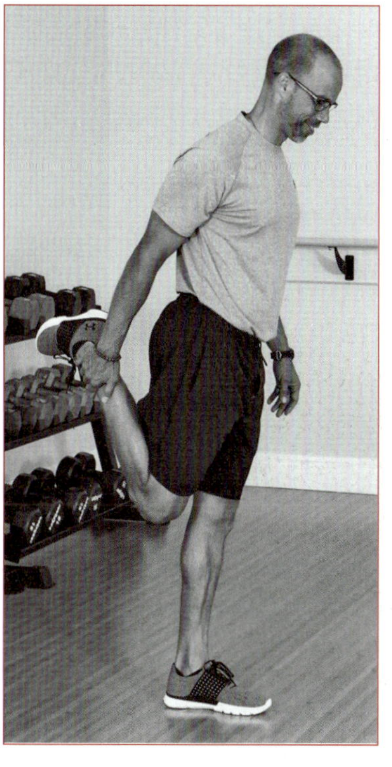

이 스트레치는 뒤꿈치를 뒤로 잡아당기면서 넙다리 네갈래근을 이완하는 것에 초점을 둔다.

### 방법

1. 땅에서 뗀 발을 뒤로 올리면서 한 다리로 균형을 유지한다.
2. 몸의 같은 측면에 있는 발이나 발목을 손으로 잡고, 다리 앞부분이 스트레치 되는 것을 느낄 때까지 발을 뒤쪽으로 당긴다.
3. 엉덩관절 굽힘근을 스트레칭이 더 잘되게 하고, 활성화하기 위해 엉덩이가 약간 젖혀지도록 몸을 약간 앞으로 숙이는데, 너무 숙여서는 안 된다. 무게 중심을 잃고 앞으로 넘어질 수 있다.
4. 3걸음 걷고 다리를 바꾼다. 9m를 진행할 때까지 또는 스트레치를 10회 실시할 때까지 반복한다.

## 하이 니이 런 HIGH-KNEE RUN

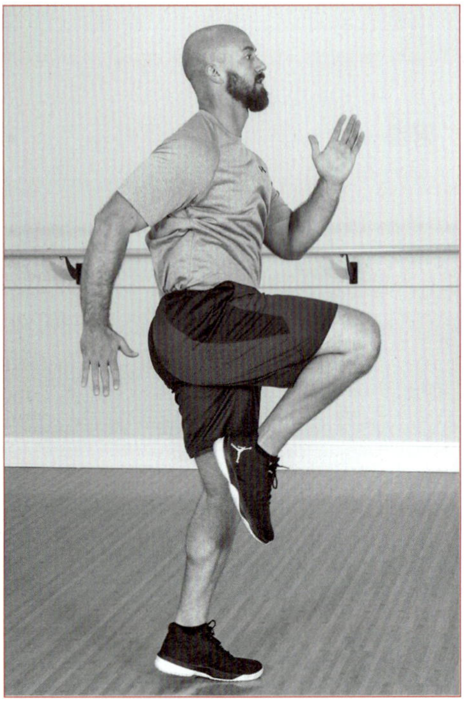

버트 킥과 마찬가지로 이번 동작은 속도와 가능한 한 많은 스텝을 밟는 데 초점을 둔다.

### 방법

1. 뛰면서 무릎을 가슴 쪽으로 올려라.
2. 일반적으로 달리기에서처럼 다리를 뻗는 게 아니라, 마치 피스톤처럼 양다리를 위, 아래로 움직인다고 생각해야 한다.
3. 리듬을 유지하기 위해 팔을 점직적으로 강하게 흔들어라. 이 운동은 전력 질주 하는 것과 유사하다.

## 다이나믹 햄스트링 DYNAMIC HAMSTRING

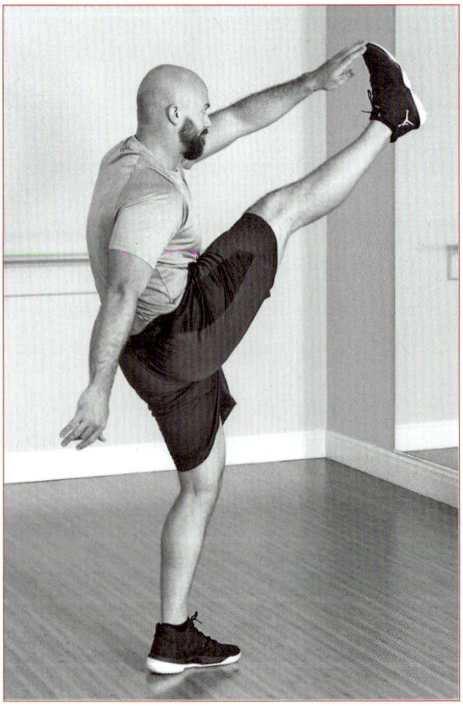

이 스트레치는 더 높은 뒤넙다리근을 다룬다. 비록 유연하지 않을지라도, 자기 자신을 발사지점에 있는 로켓이라고 상상해 본다.

### 방법

1. 3번 걷고, 3번째 걸음에서 발을 차올린다. 세 걸음을 더 걷고 반대편 다리를 차올린다. 앞으로 걸어 나가며 각 다리를 번갈아 차올리는데, 각 발차기 사이에 각각 두 번의 걸음을 걷는 것이다.
2. 발을 차올리기 위해 몸의 중심을 잃지 않는 선에서 다리를 앞으로 쭉 뻗는다. 손은 발까지 쭉 뻗는다.
3. 원 자세(시작 자세)로 다시 내리는 과정에서 다리가 몸 뒤까지 흘러가지 않도록, 지면에 닿는 시점에서 멈춘다.

## 워킹 피리포미스 WALKING PIRIFORMIS

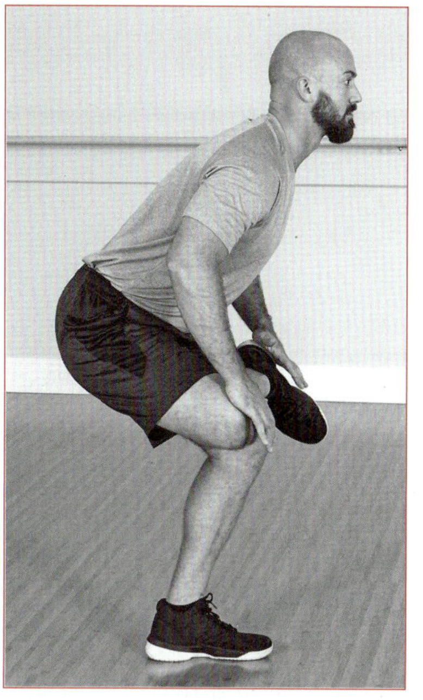

궁둥구멍근은 다리와 발을 바깥으로 돌리는 엉덩관절 가쪽 회전을 도와주는 큰볼기근의 뒤에 위치하는 작은 근육이다. 이 근육은 점진적인 가쪽움직임을 가능하게 한다.

### 방법

1. 한 다리로 균형을 잡으면서 서 있는 다리의 무릎 위에 다른 쪽 발목을 올려놓는다.
2. 손으로 점진적으로 무릎을 누른다. 볼기근 뿐만 아니라 엉덩이 바깥쪽에서도 스트레칭 되는 것을 느낄 수 있어야 한다.
3. 세 걸음 내디디고 반대편 다리로도 이 동작을 반복한다.

### 조언

더 깊은 스트레치를 원한다면, 무릎 위를 아래로 밀면서 서 있는 다리의 무릎을 구부려라. 마치 여러분 뒤에 있는 의자에 앉는 것처럼 엉덩이 뒤로 움직여라.

---

다이노를 완료했다면, 여러분은 몸이 예열됐고 다음의 일련의 움직임들을 위한 신경학적인 준비가 완료됐다고 느낄 수 있어야 한다.

## 글루트 액티베이션 시리즈 Glute Activation Series

스피드와 힘을 만들어 내기 위해 필수적으로 사용하는 신체부위가 어디인지 아는가? 여러분의 볼기근이다. 왜냐하면 볼기근은 대부분의 움직임에 관여하기 때문이다. 스피드를 올리는 것은 볼기근이 효율적으로 작용하는지 여부에 달려있다. 여러분이 알고 있는 최고의 운동선수들을 보면 잘 발달된 뒤 사슬(신체의 뒤를 따라 있는 근육)을 가지고 있는 것을 알 수 있다. 운동선수들이 그 부분을 강조해 온 것은 우연이 아니다. 그들은 이 근육들이 스피드를 만들어 내는 핵심이라는 것을 안다.

많은 젊은 운동선수들이 우리에게 오면, 그들의 부모님이 말하는 첫 번째는 운동선수들이 하체를 어떻게 단련해야 할지에 대해 아무런 계획을 가지고 있지 않다는 것이다. 많은 젊은 선수들이 우리에게 올 때, 가장 먼저 그들의 부모들은 하체를 어떻게 단련해야 할지를 모르겠다고 말한다. 하체의 움직이는 패턴을 어떻게 조합해서 가르칠지는 그들의 나이에 따라 다르다. 하체의 움직이는 패턴을 어떻게 구체화해서 가르칠지는 그들의 나이에 따라 다르다. 운동선수에게 하체 움직임 패턴에서 통합하는 방법을 가르치는 것은 나이에 달려있다. 예를 들어, 고등학교 3학년 학생 투수는 몇 년 동안 반복해 온 나쁜 패턴들 때문에 어린 선수보다 좋은 패턴을 만들어 내는 게 더 어렵다. 선수가 반드시 일어나야 하는 변화에 확실히 이해하고, 많이 반복하면 이 과제는 불가능한 것이 아니다.

우리는 한 운동선수와 일을 한 적이 있다. 그는 그 주에서 가장 뛰어난 선수 중 한 명이었다. 이 선수는 고학년 시절 우리에게 왔다. 아무리 그가 제대로 된 패턴과 볼기근에 특화된 운동을 반복해도 그는 이러한 움직임을 게임으로 가져갈 수 없었다. 런지나 스플릿 스쿼트는 투구 준비 동작에 자주 활용된다. 이 운동은 그들의 볼기근을 사용하도록 하고, 이는 스포츠에서 사용되는 달리기에 즉각적으로 활용된다. 이 움직임은 운동선수가 그들의 볼기근을 사용해야 하고, 그리고 이것은 달리기에서 스포츠로 전달된다. 달리기 속도를 높여 갈 때, 또는 전력 질주를 할 때 런지 또는 스플릿 스쿼트 자세를 볼 수 있다. 체력 단련실에서 움직임을 점차적으로 더 강하게 하는 것은 경기장에서 더 강하고 빠른 움직임을 만들어 낼 것이다. 만약 이 선수가 10세에서 12세때 우리와 함께 훈련을 시작했다면 이야기는 달랐을 것이다. 그는 10년간 비효율적인 움직임을 보강하지 않았을 것이다. 대신에 적절한 패턴을 익히고 쉽게 반복했을 것이다.

볼기근은 적절한 움직임을 위해 중요하긴 하지만, 이것은 지나치게 강조될 수 있다. 예로, 타이거 우즈는 볼기근을 충분히 사용하지 못해 토너먼트에서 결승까지 갈 수 없었다고 말했다. 볼기근이 적절히 예열되지 않는 경우, 움직임이 왜곡될 수 있다(올바른 자세가 나오지 않을 수 있다). 볼기근은 힘을 낼 수 있는 코어 근육이자 충격 완화 장치로 생각하라. 볼기근은 무릎을 움직이는 데 필요하고 무릎은 발목과 발을 움직이는데 필요하다. 따라서 이 근육을 효과적으로 움직이는 것이 필요하다. 볼기근은 훈련하기 어려운 (힘든) 부위가 될 수도 있다.

볼기근 활성화 운동은 가볍거나 중간저항의 미니밴드를 활용한다. (이 운동을 할 때) 밴드는 양다리, 무릎 위쪽으로 약 3인치(8cm) 정도 두른다. 일단 무릎 위에 밴드를 두른 채 하는 동작들에 익숙해졌다면, 밴드를 발목 위 3인치로 이동시킨다.

## 가쪽 움직임 Lateral Movements

가쪽 방향의 움직임들은 골반을 안정화시키고, 중간 볼기근을 강화시킨다. 테니스와 배드민턴에서의 모든 가쪽 방향의 움직임을 생각해 보고, 배구, 축구, 야구 선수들에게 안정성이 얼마나 중요한지 생각해보라.

다음의 운동은 같은 자세에서 시행된다. 9미터나 10미터 아래쪽으로 이동하고, 9미터나 10미터 뒤로 이동하면서 3세트를 실시한다.

# 래터럴 글루트 워크 LATERAL GLUTE WALK

이 운동은 볼기근들과 엉덩관절 벌림근들을 발달시킨다. 운동하는 내내 같은 높이를 유지하고, 모든 스텝에서 같은 거리를 유지한다. 양 어깨에 올려둔 물잔에서 물이 흐르지 않게 하기 위해 노력하는 모습을 상상하며 실시한다. 저항을 가해 볼기근을 사용하면서, 상체는 움직임이 없도록 유지한다.

## 방법

1. 스쿼트 자세에서 가슴을 들어 올린 상태로 시작한다(a), 그리고 옆으로 크게 한 걸음 내디딘다(b).
2. 반대편 다리를 발까지 가져온다. 발의 너비는 엉덩이 너비 정도로 유지한다. 원하는 반복 횟수 동안 옆으로 걸어간다, 그 다음 반대편도 반복한다.
3. 양 어깨를 이완시키고, 엉덩이는 구부려 발꿈치 뒤로 위치하도록 하기 위해 몸을 곧게 세운 자세를 유지한다.

## 조언

가슴을 들어 올리고 척추를 길게 유지한다.

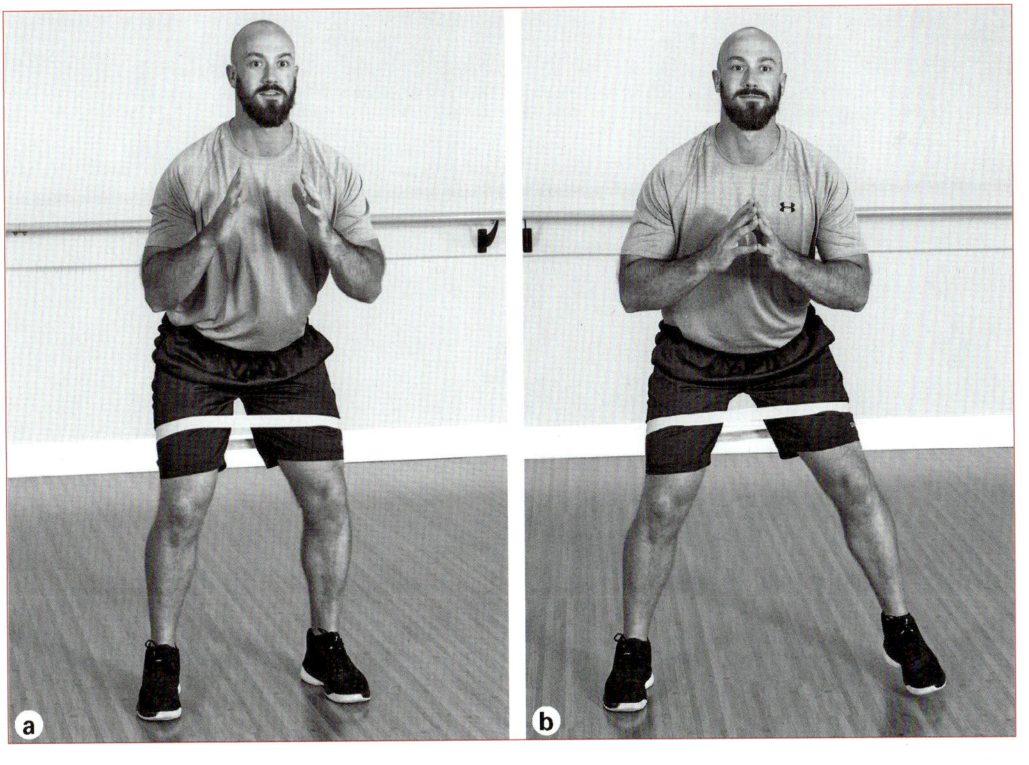

## 래터럴 글라이드 LATERAL GLIDE

이 동작은 가쪽 힘을 만들어 낸다. 밀어젖히는 것은 점프할 때처럼 밀어 올리는 것과는 다른 행동이다. 중간 볼기근은 가쪽 방향 움직임을 담당하는 근육이고, 큰 볼기근은 수직 움직임을 담당하는 근육이다.

### 방법

1. 스쿼트 자세에서 왼쪽으로 튕겨가기 위해 오른발 안쪽으로 밀어낸다(a). 발은 엉덩이보다 약간 더 넓게 벌린다.
2. 발이 엉덩관절 거리 정도 떨어질 때까지 오른발에 공을 끌어다 놓는다(b). 원하는 횟수를 반복한 다음 반대쪽을 반복한다.

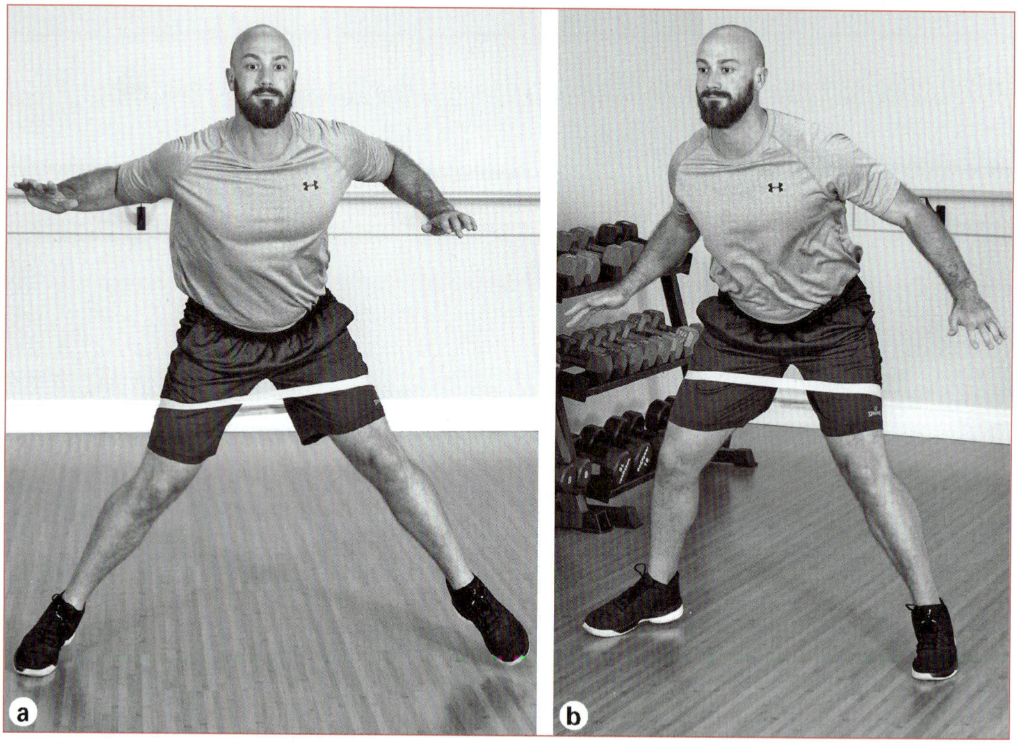


## 포워드 페이싱 무브먼트 Forward-Facing Movements

이 시리즈는 볼기근에서 시작해서 넙다리두갈래근으로 이동하고, 그 다음에는 발목으로 이동하는 운동 사슬의 필수적인 부분인 넙다리두갈래근에 초점을 둔다. 함께 작용하는 사슬의 각 부분은 효과적인 움직임을 위해 중요하다. 각 부분에서 동시에 작용하는 운동 사슬은 효과적인 움직임에 매우 중요하다.

# 포워드 45 디그리 워크 FORWARD 45-DEGREE WALK

운동하는 동안 같은 각도를 유지하고, 매번 같은 보폭을 내디딘다. 방의 가운데에서 코너로 향해 앞으로 이동한다고 상상하면서 실시한다. 이 동작은 오른쪽 코너로 향해 오른발을 움직이고, 왼쪽 코너를 향해 왼발을 움직인다. 볼기근을 잘 사용하게 하려면 낮은 자세를 유지하면 된다.

## 방법

1. 발을 모아 스쿼트 자세에서 시작하고 엉덩이를 뒤로 보내고 가슴은 들어 올리고 척추는 세운다.
2. 정면을 응시하며 45°로 (발을) 내디딘다(a). 그리고 뒤따르는 발을 앞쪽 발과 만나도록 하여 앞으로 내딛는다. 뒤따르는 발로 다음 스텝을 내디딘다(b). (즉, 왼쪽 발을 45°로 밖으로 내디디며, 오른쪽 발도 45°로 내디딘다.)
3. 몸을 안정감 있게 유지하며, 가슴과 엉덩이(몸의 중심)는 정면을 바라보도록 유지한다.
4. 각각의 스텝(걸음) 사이에 발이 모이도록 한다.

## 반복

필요한 반복 횟수만큼 반복하고, 뒤로 돌아 반복한다(= 필요한 횟수만큼 왕복한다.).

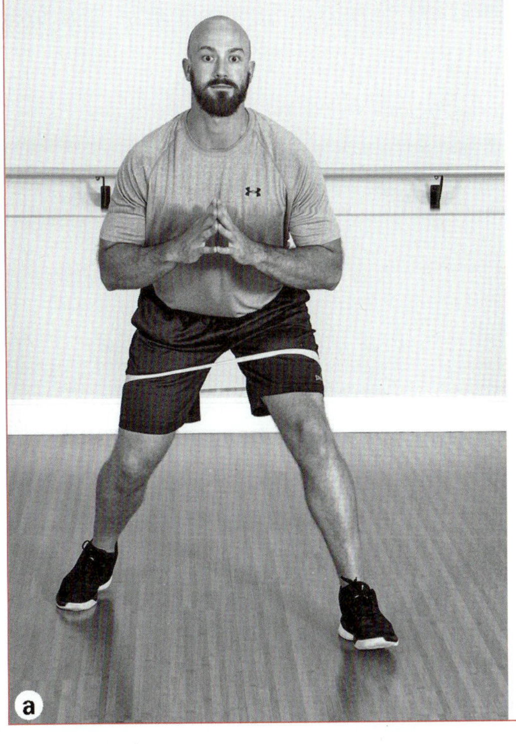
a

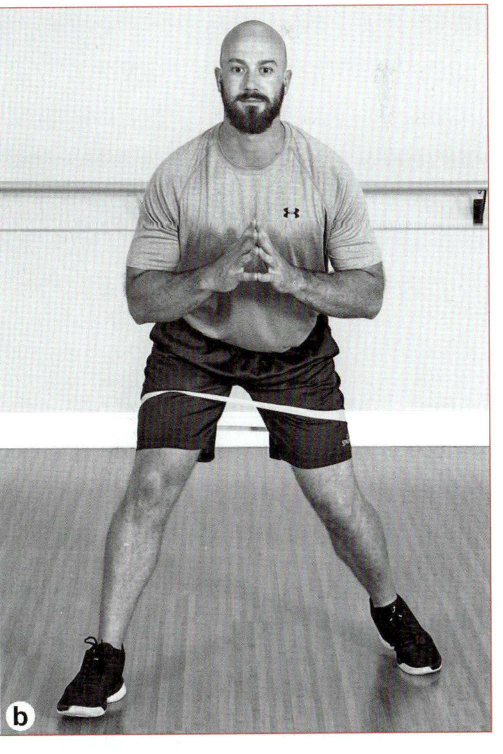
b

## 백워드 45 디그리 워크 BACKWARD 45-DEGREE WALK

포워드 45° 워크와 같이, 이 운동은 같은 각도와 보폭을 유지한다. 상체를 움직이지 않으면서 발을 옆으로 넓게 뻗고 뒤로 걷는 움직임이다.

### 방법

1. 발을 모은 상태에서 스쿼트 자세를 취한 상태로 동작을 시작한다. 가슴은 들어 올리고, 척추를 세운다.
2. 45°, 뒤 방향으로 발을 내디딘다(a). 코어와 허리(척추)는 일직선을 유지한다. 가슴과 엉덩이는 정면을 보도록 유지한다.
3. 시작 자세로 되돌아 갈 수 있도록 뒤따르는 다리를 다른 다리(뒤로 내민 다리)와 만나도록 가져온다. 시작 자세로 돌아가게 하기 위해 추진력을 준 다리를 반대편 다리와 만나는 라인에 가져간다.
4. 지그재그 모양으로 뒤따르는 다리를 뻗어 다음 스텝을 진행한다. 지그재그 동작처럼 추진력을 준 다리로 다음 스텝을 밟는다(b).

### 반복

14 스텝씩, 약 10M 거리로 3세트를 반복한다.

### 응용 동작

엉덩이 부위에 특이사항이 있는 선수에게는 엉덩이의 회전을 할 수 있게 뒤로 뻗은 발을 향해 몸이 보이도록 운동을 수정할 수 있다.

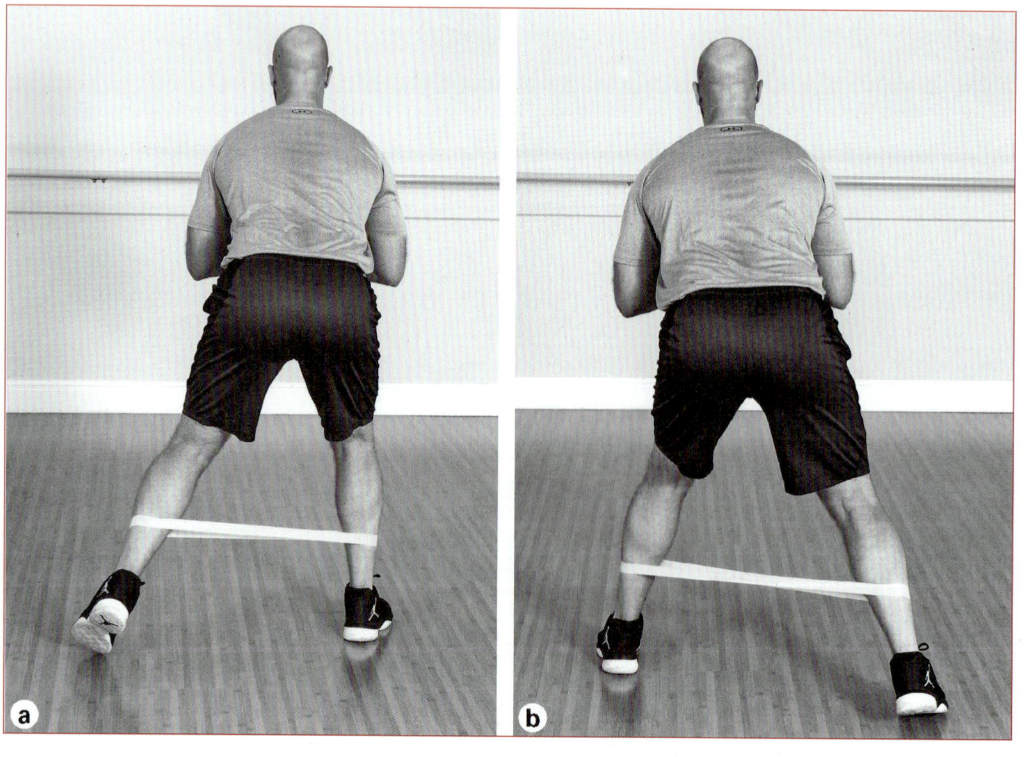

## 래터럴 토 탭 LATERAL TOE TAP

이 운동은, 운동선수가 한쪽 다리를 기둥처럼 세우고 다른 한쪽 다리는 움직인다. 서 있는 다리가 움직이는 다리보다 더 운동하는 것처럼 느낄 수 있다. 래터럴 토 탭은 서 있는 다리의 굽힘을 유지하면서 한쪽 다리를 옆으로 길게 뻗어 균형을 필요로 하는 운동이다.

### 방법

1. 서 있는 발을 골반 거리만큼 벌리고, 밴드를 양다리의 약 3인치(8cm) 발목 위에 두른다.
2. 움직이지 않는 다리를 지면에 고정한다. 발은 앞을 향하고 엉덩이는 약간의 스쿼트 자세로 뒤로 앉는다. 무릎은 발끝을 넘어서지 않게 발끝 뒤에, 그리고 발목의 바로 위에 위치한다.
3. 움직일 다리를 옆으로 옮겨서 발가락으로 땅을 딛는다(a, b). 골반을 안정적으로 유지하고, 가슴은 세우고, 척추를 곧게 세운다.
4. 움직이는 동안 엉덩이를 비틀거나 올리거나 움직이지 말고, 골반 정렬을 유지한다.

### 반복

각 다리 별로 20회씩 진행한다. 왼 다리로 20회 실시한 후 오른 다리로 20회 실시하는 것을 한 세트로 3~4세트를 진행한다.

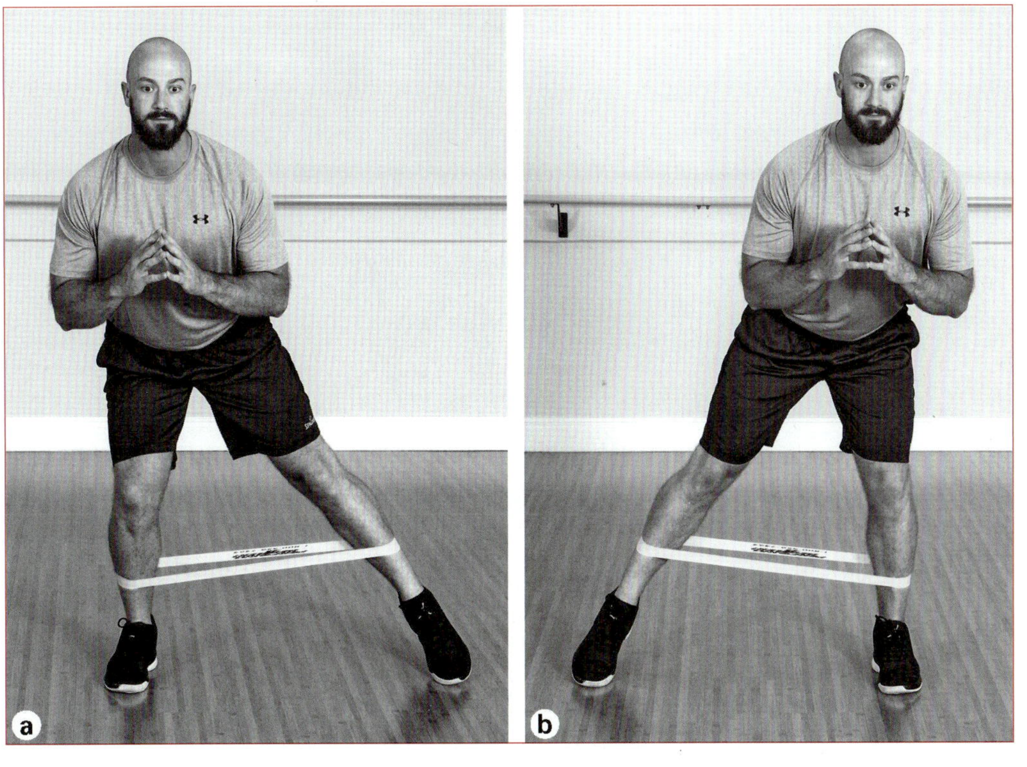
a b

## 포워드 탭 FORWARD TAP

포워드 탭은 래터럴 토 탭과 비슷하지만, 여러분의 바로 앞에서 발의 움직임이 일어난다. 서 있는 다리가 움직이는 다리보다 더 많은 운동이 되고 있다고 생각 할 수도 있다. 래터럴 토 탭처럼 동일한 패턴으로 다리를 번갈아 가며 지면을 누른다.

### 방법

1. 래터럴 토 탭의 1, 2의 두 동작을 따라 실시한다.
2. 움직이는 다리를 몸의 앞쪽으로 옮겨서 발가락으로 땅을 딛는다. 골반을 안정적으로 유지하고, 가슴은 세우고, 척추를 곧게 편다.
3. 움직이는 동안 엉덩이를 비틀거나 올리거나 움직이지 말고, 골반의 정렬을 유지한다.

### 반복

각 다리를 20번씩 진행하는 것을 한 세트로 3~4세트를 진행한다.

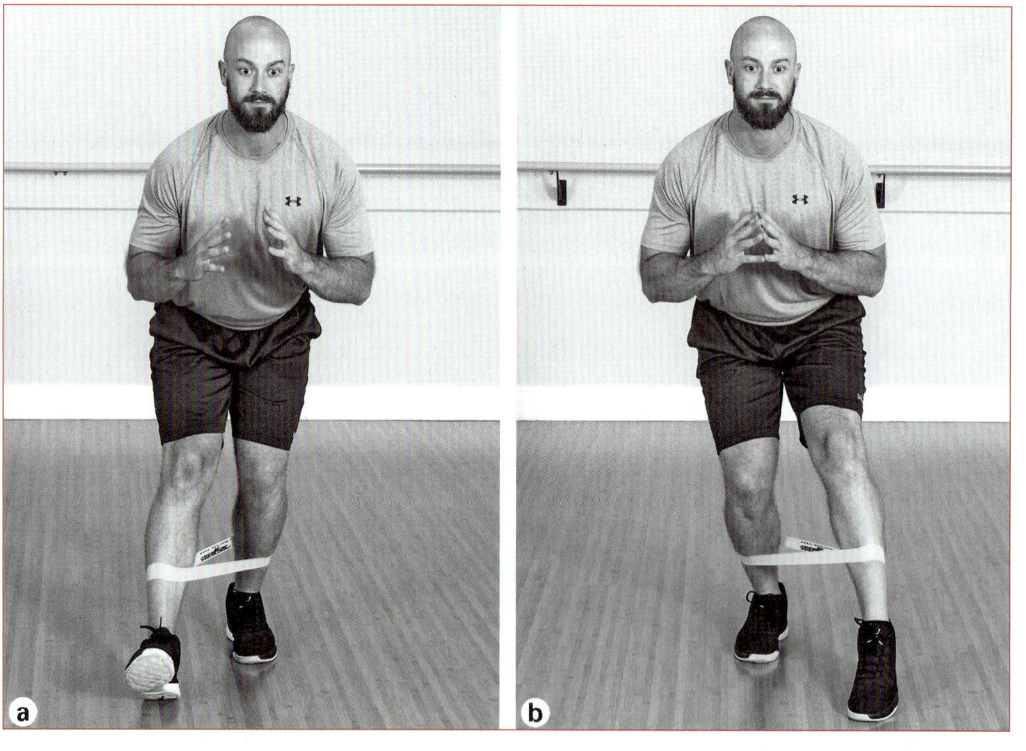

# 탭 백 TAP BACK

싱글 레그 탭을 하는 동안 엉덩이 바로 뒤에 다리를 놓는다. 움직임을 만들어 내기 위해 볼기근과 넙다리두갈래근을 함께 움직여야만 한다.

## 방법

1. 래터럴 토 탭의 1, 2의 두 동작을 따라 실시한다.
2. 움직이는 다리를 몸의 뒤쪽으로 옮겨서 발가락으로 땅을 딛는다(a, b). 골반을 안정적으로 유지하고, 가슴은 세우고, 척추를 곧게 편다.
3. 움직이는 동안 엉덩이를 비틀거나 올리거나 움직이지 말고, 골반 정렬을 유지한다.

## 반복

각 다리를 20번씩 진행하는 것을 한 세트로 3~4세트를 진행한다.

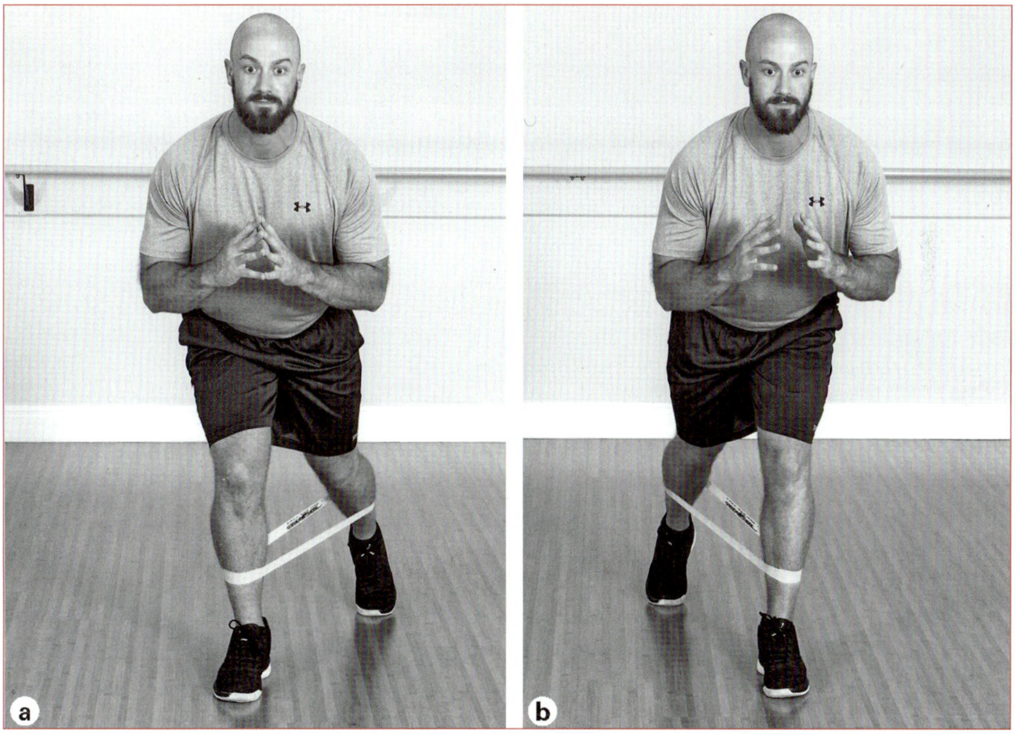

## 다음 단계

다이노와 글루트엑티베이션을 마치고 나면, 여러분은 이미 실전에서 활동하고 있는 99%의 선수들보다 더 준비된 상태이다. 이러한 두 시리즈는 효과적인 활성화 움직임을 만들어 낸다. 이 운동은 회복일이나 내가 몸을 위한 특별한 날(a body specific day)이라고 부르고 싶어 하는 날에 할 수 있다. 그날은 효율적인 움직임을 내는 작은 안정화 근육에 초점을 맞춘다. 다음 장에 배워갈 필라테스 동작은 지금까지 배워 온 준비운동을 기초로 하여 배워갈 것이다. 이는 단순히 신체뿐만 아니라 마음에 대한 수련에 초점을 맞추게 될 것이다. 성과를 이해하는 대부분의 성숙한 전문가들은 필라테스를 사랑한다. 그들은 다른 어떤 형태도 제공하지 않는 즉각적인 피드백을 느낀다. 또한 필라테스에서 웨이트 트레이닝으로 전환한 고객은 훌륭한 기술을 가지고 있다. 필라테스를 통해 발달한 가동성과 유연성은 모든 스포츠에 필수적이고, 첫날부터 눈에 띈다.

# 제2부

# 컨디셔닝 운동

# CONDITIONING EXERCISES

# 5 필라테스 운동
## Pilates Exercises

이제 여러분의 신체 인식, 호흡 조절, 유연성 그리고 둔부근의 활성화를 높이는 방법에 대한 지식을 얻었으니, 이제 필라테스에 대해 더 배울 시간이다. 필라테스는 여러분이 경쟁력을 갖도록 도울 수 있는 훈련 프로그램의 필수적인 부분이다.

필라테스를 하는 동안 여러분은 코어 안정성을 유지하면서 역동적인 유연성 운동을 한다. 프로선수와 엘리트선수들은 몸의 한 부분의 안정성을 유지한 후 다른 부분을 움직이는 능력과, 전반적인 파워와 퍼포먼스를 향상시키기 위해 관심을 기울인다. 이것은 그들이 코어 힘과 유연성을 얻기 위해 필요한 근육 관계를 형성하도록 도와주고 동시에 전체적인 힘, 속도, 지구력을 증가시킨다. 동시에 전체적인 힘, 속도, 지구력을 증가시키는 것으로 이어진다. 코어 힘을 향상시키는 동시에 등의 유연성과 햄스트링 길이를 증가시키면, 더 긴 보폭(stride)이 생성되어 속도와 민첩성이 직접적으로 증가하는 것을 알 수 있다. 이것은 특히 육상, 축구, 농구 선수들 사이에서 두드러진다.

다음 필라테스 운동과 함께 제4장에서 동적 준비운동 기술을 사용하면 여러분의 훈련주간과 회복주간에 사용할 수 있는 독특한 프로그램을 만들 수 있게 해줄 것이다.

## 필라테스 원칙
### Pilates Principles

"활동적이고, 정신이 맑고, 잘 단련된 사람이
몸과 마음, 정신이 완벽하게 기능하여
조화로운 하나가 된다면, 이 보다 더 기대되는 것이 있겠는가"

–Joseph H. Pilates

제1장에서는 필라테스 6원칙에 대해 간략히 언급했다. 이것들은 필라테스 방법의 기본일 뿐만 아니라 정의이기도 한다. 여섯 가지 원칙은 호흡, 중심화, 집중, 협응, 흐름, 정확성이다.

6가지 원칙을 여러분의 지침서로 생각해 보라. 그들은 필라테스의 이론, 실습, 철학을 같이 묶을 것이고 모든 운동에서 뚜렷이 드러날 것이다. 이러한 원칙을 따름으로써 필라테스의 진정한 목표인 완벽한 신체 컨디셔닝 프로그램을 달성할 수 있을 것이다.

## 호흡 Breath

조셉 필라테스는 그의 책 *조절학을 통한 인생으로의 회귀*에서 "인생의 제일 처음이자, 제일 마지막인 호흡부터 올바르게 배워야 한다"고 말했다. 호흡은 몸 안의 자연적 움직임을 촉진하는데 도움이 된다. 호흡 주기는 근육과 관절을 모두 포함하는 복잡한 과정이다. 호흡 조절이 개선되면 다음과 같은 이점이 나타난다.

- 순환 개선
- 체내독소 제거
- 스트레스 감소
- 집중력 향상

## 중심화 Centering

필라테스 중심화라는 용어는 무게중심을 찾거나, 몸의 무게와 위치를 분산시켜 중심에서 움직일 수 있게 하는 것으로 묘사될 수 있다. 몸의 중심화를 잡는 것은 서 있든, 앉아 있든, 누워 있든 상관없이 파워하우스를 찾고 집중할 수 있게 해준다. 손에서 손으로의 신체 인식과 중심화가 있다. 중심화를 위한 움직임으로 더욱 힘들이지 않고 균형 잡을 수 있게 된다.

## 집중 Concentration

필라테스에서는 모든 동작을 정확하게 수행하기 위해서는 집중력이 요구된다. 여러분이 자리를 벗어나는 순간 여러분은 형태와 통제력을 잃게 된다. 집중력은 질적인 움직임을 가능하게 하고, 몸이 무엇을 하고 있는지를 정신에 인식하도록 가르친다.

## 협응 Coordination

협응은 특별한 움직임과 운동의 성취 목적을 위한 하나의 사고 과정으로 생각한다. 협응은 여러분의 움직임이 유동적이고 여러분의 자세가 정확하도록 여러분의 마음과 몸을 조절하는 일을 하고 있다.

예를 들어, 테니스 선수가 백핸드를 바꾸고 싶다고 하자. 그들이 이 새로운 기술을 연습하고 기술 수준을 높일수록, 새로운 백핸드는 더 쉽고 친숙해진다. 협응은 운동선수가 이 학습된 기술을 연습할 때 편안해질 수 있도록 하고 방향을 제시한다.

## 흐름 Flow

필라테스에 적용된 흐름이라는 단어는 들리는 대로 사용된다. 움직이는 관절의 부드러움은 운동 시에 기초가 된다. 추진력(momentum)은 절대 사용하지 않고 부드러움을 사용한다. 여러분이 필라테스를 하는 동안 절대 힘으로 하는 것을 원하지 않기 때문에 조절과 흐름이 중요하다. 여러분의 움직임에서 흐름과 부드러움은 추진력을 사용하는 것과 차이가 있다. 필라테스 운동은 조절, 편안함과 부드럽고 우아한 움직임으로 해야만 한다.
움직임의 흐름을 멈추게 하는 운동에서 확실한 정지 및 출발을 피한다.

흐름은 숙련된 움직임의 발달에 필요하다. 움직임을 흐르는 패턴으로 연결하면 집중력, 에너지, 숙련도의 느낌을 가질 수 있다. 필라테스는 모든 피트니스 레벨에서의 모든 활동에 도움을 주는 운동이 될 수 있다. 프로 운동선수든 초보 운동선수든, 필라테스를 여러분의 프로그램에 포함시킴으로써 필드나 코트의 모든 움직임에서 더 큰 힘과 인내력, 유동성을 발달시킬 수 있다.

## 정확성 Precision

정확도는 특별한 목적과 이익들을 위한 개별 운동의 미세한 조정과 수행이다.
움직임이 더 정확하게 수행될수록 모든 운동 패턴에 대한 이점은 더 커진다.

흐름은 쉬운 움직임을 만들어내는 것이지만, 정확도는 매번 미세하고 정확한 움직임 패턴을 실행하고 반복하는 것이다. 필라테스의 움직임은 유동적이지만, 또한 정확하다. 동작이 엉성하거나 제멋대로 해서는 안 된다. 각 운동에 대해 "적중점" 또는 특정한 동작 범위가 필요하다. 이어지는 운동을 통해 각 동작에 필요한 정확도를 배우게 된다.

필라테스에서의 운동은 다른 과정에서 배운 다른 운동과 유사하게 보일 수도 있지만, 사실 운동수행의 정확도는 각 운동에 대한 특정 호흡 패턴과 결합하여 다른 운동들과 구별할 수 있다. 이 책에서 운동을 할 때 필라테스 원칙을 따름으로써, 여러분의 몸이 어떻게 작용하는지, 그리고 여러분이 훨씬 더 나은 운동선수가 되도록 돕는 가장 좋은 도구에 대한 새로운 정보들을 얻을수 있게 될 것이다.

## 파워하우스
### Your Powerhouse

파워하우스의 힘을 완전히 이해하기 위해, 이 용어가 무엇을 의미하는지 토론해 보자. 대부분의 사람들은 코어근육이 오직 배 근육, 특히 배곧은근, 아니면 식스팩으로 구성됐다고 생각한다. 그러나 코어 즉, 파워하우스는 여러분의 몸의 중심으로 접근하는 힘으로 명확하게 정의된다. 이것은 배곧은근, 가로막근, 배빗근(그림 5.1 참조)을 포함한 여러 개의 배 근육들과, 골반바닥근, 엉덩관절을 둘러싼 근육, 그리고 척추세움근, 뭇갈래근 등을 포함한다.

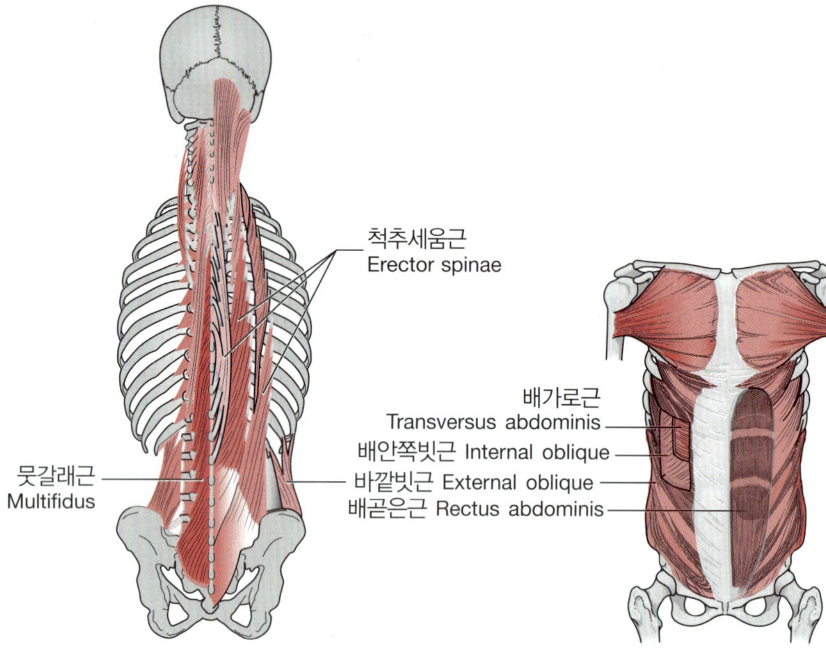


**그림 5.1** 뭇갈래근, 척추세움근의 후면부, 깊은 배 근육의 전면부.

조셉 필라테스는 필라테스의 모든 움직임은 신체의 물리적인 몸의 중심인 파워하우스에서 나온다고 생각했다. 많은 필라테스 동작은 파워하우스를 강화하고 나머지 신체 전체에 힘과 유연성을 증가시키기 위해 고안되었다. 목표는 물론 운동 기간 동안 여러분의 파워하우스가 지속적으로 활동하도록 하는 것이다.

움직임 중에 왜곡되거나 보상되지 않고 사지나 전신을 움직이면서 골반과 척추를 원하는 위치에 유지할 수 있어야 한다. 여러분의 파워하우스를 올바르게 작동시킬 때, 여러분의 사지는 더 유동적인 방식으로 움직일 수 있게 될것이다.

특정 운동이나 운동 중에 이 부위에 대한 조절능력을 유지할 수 없는 사람들은 종종 약한 코어를 가지고 있어 불안정하다. 그들은 요통이나 허리의 약화, 긴장된 엉덩관절, 힘이 안들어가는 엉덩이 그리고 좋지 않은 자세를 가질 수 있다. 이 근육 그룹에 대한 기본적인 이해는 여러분이 필라테스 운동과 컨디셔닝 운동 중에 어떤 근육을 올바르게 강화할 수 있는지 여부를 더 쉽게 알 수 있게 해줄 것이다. 파워하우스는 결국 모든 힘과 에너지의 중심이며, 여러분은 매 세션마다 각 근육이 열심히 일하는 것을 느낄수 있을 것이다.

## Amy의 코칭 조언

나는 5년 동안, 우리는 전 세계 골드 철인 3종 경기 선수인 Amy와 함께 일할 수 있는 기회를 가졌다. 그녀의 초기 평가에서 우리는 그녀가 전반적인 근력을 키우고 유연성을 향상시키기 위해 필라테스를 훈련 프로그램에 통합해야 한다는 것을 알고 있었다. 그녀는 매우 성공적인 철인 3종 선수였지만, 우리는 그녀가 훨씬 더 많은 것을 할 수 있다는 것을 알았다.

> "필라테스는 내가 더 강한 운동선수가 되도록 도와주었다. 더 강한 코어와 활성화된 둔부 근육을 갖는 것은 수영, 자전거, 달리기 세 가지 스포츠 모두에서 나에게 도움이 된다. 단단한 코어로 수영을 하면 물을 지그재그하지 않음으로써 저항을 줄일 수 있다. 그리고 내 넓은등근을 올바르게 활성화 시키는 법을 배우는 것은 나를 더 빠른 수영 선수로 만들었다. 자전거의 에어로바에서 더 강한 코어가 에어로 위치를 유지하는데 도움이 된다. 나는 달리기에서 가장 큰 혜택을 받았다. 나는 적절한 달리기 자세를 유지하고, 호흡을 더 잘하고, 올바른 달리기 자세를 유지할 수 있다. 가장 큰 이점은 내가 건강을 유지하고, 부상을 당하지 않고, 따라서 지속적으로 훈련 할 수 있다는 것이다. 일관된 훈련은 꾸준한 경기 결과로 이어질 것이다.
>
> 필라테스의 모든 매트 동작 중 내가 가장 좋아하는 매트 동작은 롤-업이다. 제대로 하는 법을 배우는데 오랜 시간이 걸렸고, 나는 그것을 열심히 해야만 했다. 나는 이제 좀 더 유연한 척추와 더 나은 자세를 가질 수 있게 되었고, 그 작은 심부안정근육들을 통해 더 강해졌다. 필라테스는 내가 가지고 있는 줄도 몰랐던 근육을 어떻게 사용하는지 배워야 한다고 가르쳐주었다."
>
> Amy Rappaport

## 필라테스 매트 운동
### Pilates Mat Exercises

필라테스 매트 운동의 기초는 Joseph Pilates의 오리지널 조절학 방법으로 구성된다. 조절학은 마음으로 몸을 통제할 수 있는 능력을 개발하는 데 초점을 맞췄다. 각 동작을 통해 여러분의 몸이 어떻게 작용하는지를 알게 됨으로써, 여러분은 여러분의 약점을 식별하고 여러분의 힘, 인내력, 유연성을 동시에 증가시키는 데 도움이 될 새로운 패턴을 배울 수 있을 것이다.

다음의 운동을 위해서는 필라테스나 피트니스 매트와 아마도 작은 수건이 필요할 것이다. 요가 매트를 사용할 수 있지만 더 두툼한 매트는 척추에 이롭다. 직장에서 필라테스의 레퍼토리를 많이 이용할 수 있지만, 다음과 같은 운동이 가장 흔하고 우리가 모든 연령대의 선수들과 함께 사용하는 운동이다. 고등학교부터 우리 프로 선수들까지, 우리는 필라테스 매트 운동을 그들의 프로그램에 포함시킨다.

## 준비운동 Warm-Up Exercises

실제로 맞닥뜨리면, 우리들 대부분은 근육이 긴장되어 있다. 아마도 여러분의 햄스트링이 문제점일수도 있고, 여러분의 넙다리와 엉덩관절 굽힘은 문제를 일으키거나, 등이 매듭에 묶여있는 느낌일 수도 있다. 여러분이 어느 곳에 갇혀 있다고 느끼든 간에, 여러분이 혼자가 아니라는 것을 알아라. 모든 필라테스 운동에는 활동 구성 요소와 스트레치 구성 요소가 있기 때문에 필라테스 운동을 하기 전에 스트레칭을 할 필요는 없다. 그리고 우리들 중 많은 사람들이 팽팽한 근육을 가지고 있기 때문에 다음 운동들은 여러분의 몸을 앞으로의 추가적인 운동을 위해 준비시킬 수 있을 것이다.

### 스파인 스트레치 포워드 SPINE STRETCH FORWARD

이 척추 스트레칭은 여러분의 등과 햄스트링에 아주 좋지만, 더 중요한 것은, 이것은 깊은 복부 운동이고 신체가 추가적인 필라테스 운동을 준비한다는 것으로 볼 수 있다.

**방법**

1. 정수리를 천장 쪽으로 향하게 하고 키가 커진다는 느낌으로 앉아라. 어깨가 바로 궁둥뼈 위에 있어서 앞으로 기울거나 뒤로 젖혀지지 않는다고 상상한다. 어깨는 옆으로 넓게 뻗고 다리는 매트보다 약간 더 넓게 발을 구부린 채 여러분 앞으로 완전히 뻗어 있다. 척추를 곧게 유지하는데 어려움이 있을 경우 척추가 앞으로 무너지는 것을 느끼는 것 없이 쭉 뻗은 다리를, 또는 2~4인치(5~10cm)의 두께로 접힌 필라테스 매트나 담요 위에 앉는다. 이렇게 하면 엉덩이가 열리고, 넙다리가 편안하게 느껴지고, 허리가 길어진다는 느낌을 받을 것이다.
2. 어깨 높이에서 숨을 들이마시고 팔을 앞으로 뻗는다. 손바닥을 아래로 향하게 하고, 손가락이 앞으로 늘어난다. 양팔을 어깨와 직선으로 유지하고, 팔 사이에 일정한 간격을 유지한다(a).
3. 숨을 내쉬면서 배를 당겨주면서 두덩뼈는 코 쪽으로, 윗등은 큰 C자 만곡을 만들어 준다. 작은 소문자 c가 아닌 높고 큰 대문자 C의 모양을 상상해 보라. 궁둥뼈를 말지마라. 무너지지 않고 웅크리고 있는 듯한 기분을 느껴야 한다.
4. 운동의 가장 낮고 깊은 지점에서부터 동작을 거꾸로 하여 한 번에 한 척추씩 말아 올리기 시작한다. 등 아래를 둥글게 만든 다음 가운데로, 그리고 정수리가 천장을 향할 때까지 등 윗부분을 둥글게 말아준다.

### 반복

4회를 반복한다.

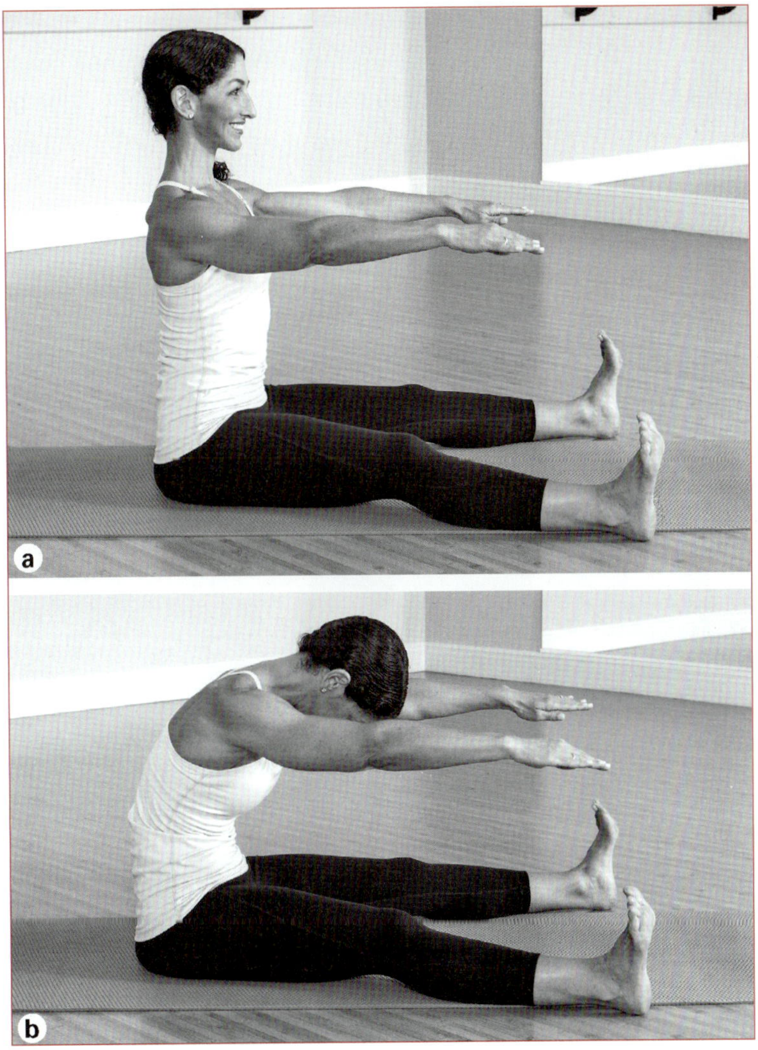

## 토 탭 TOE TAP

토 탭은 여러분의 파워하우스를 강화하고 허리를 낮추고, 호흡 조절과 골반 안정성에 힘쓸 수 있게 한다.

### 방법

1. 바로 누워 무릎을 구부리고 발을 매트 엉덩이 폭에 편평하게 한다. 팔은 옆구리에 있고 골반은 중립 위치에 있다.

2. 숨을 들이마시면서 다리를 테이블탑 자세를 만들고 준비한다(a).
3. 숨을 내쉬면서 엉덩이에서 한쪽 다리를 앞으로 뻗고 발가락을 땅에 툭툭 친다(b).
4. 숨을 들이마시면서 다리를 바꾸고 6~8회 반복한다.

### 응용 동작

한쪽 다리 발가락을 4번에서 6번 두드린 후 다른 쪽 다리로 반복한다. 일단 이것을 익히면, 한 번에 한 번씩 번갈아 두드린다. 다음 두 다리를 동시에 두드린다. 여러분의 운동 범위는 한발 탭으로 하는 것보다 더 짧을 것이다.

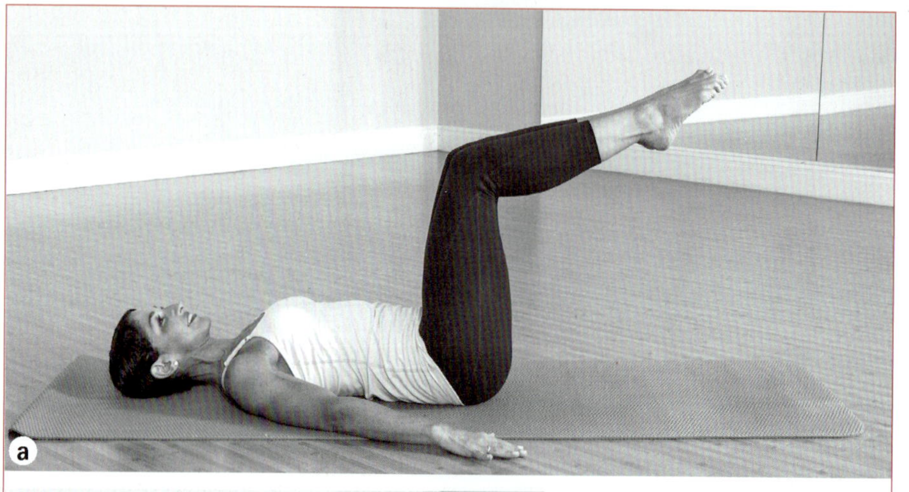
a

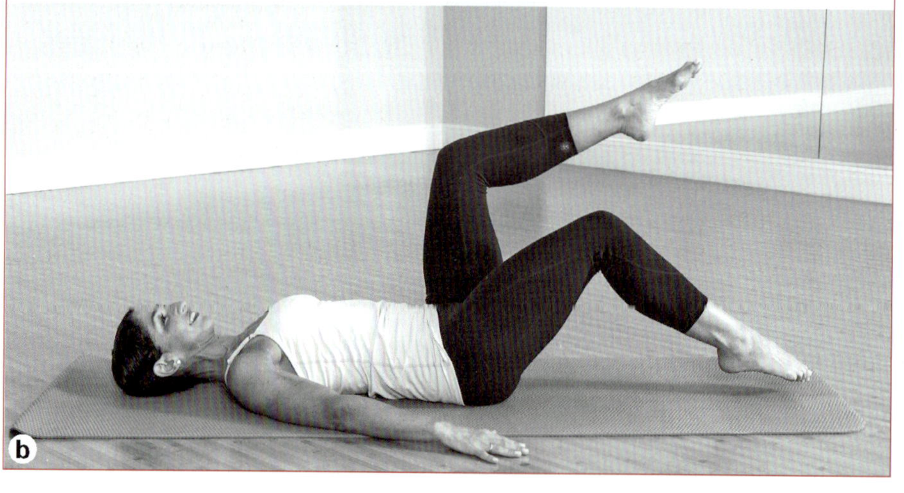
b

## 쿼드루페드 버드 도그 QUADRUPED BIRD DOG

버드 도그 운동은 인기 있는 코어와 척추 안정화 운동으로, 파워하우스의 강화를 통해 적절한 척추 정렬, 골반 안정성을 증가시키는 데 이상적이다.

## 방법

1. 손목, 팔꿈치, 어깨가 양쪽에 일직선으로 있고 엄지손가락이 겨드랑이에 맞춰져 있는지 확인하면서 네발기기 자세로 만든다. 엉덩이는 무릎 바로 위에, 발목은 무릎에서 일직선으로 세워야 한다. 정수리는 운동하는 동안 앞쪽을 향해 있어야 한다.
2. 오른쪽 다리는 뒤로 밀어 완전히 펴질 때까지 바닥에 붙이고 있는다. 완전히 펴지면 엉덩이 높이까지 들어 올린다. 골반을 안정되게 유지하고, 코어에 힘을 주고 허리는 길게 늘어나게 한다.

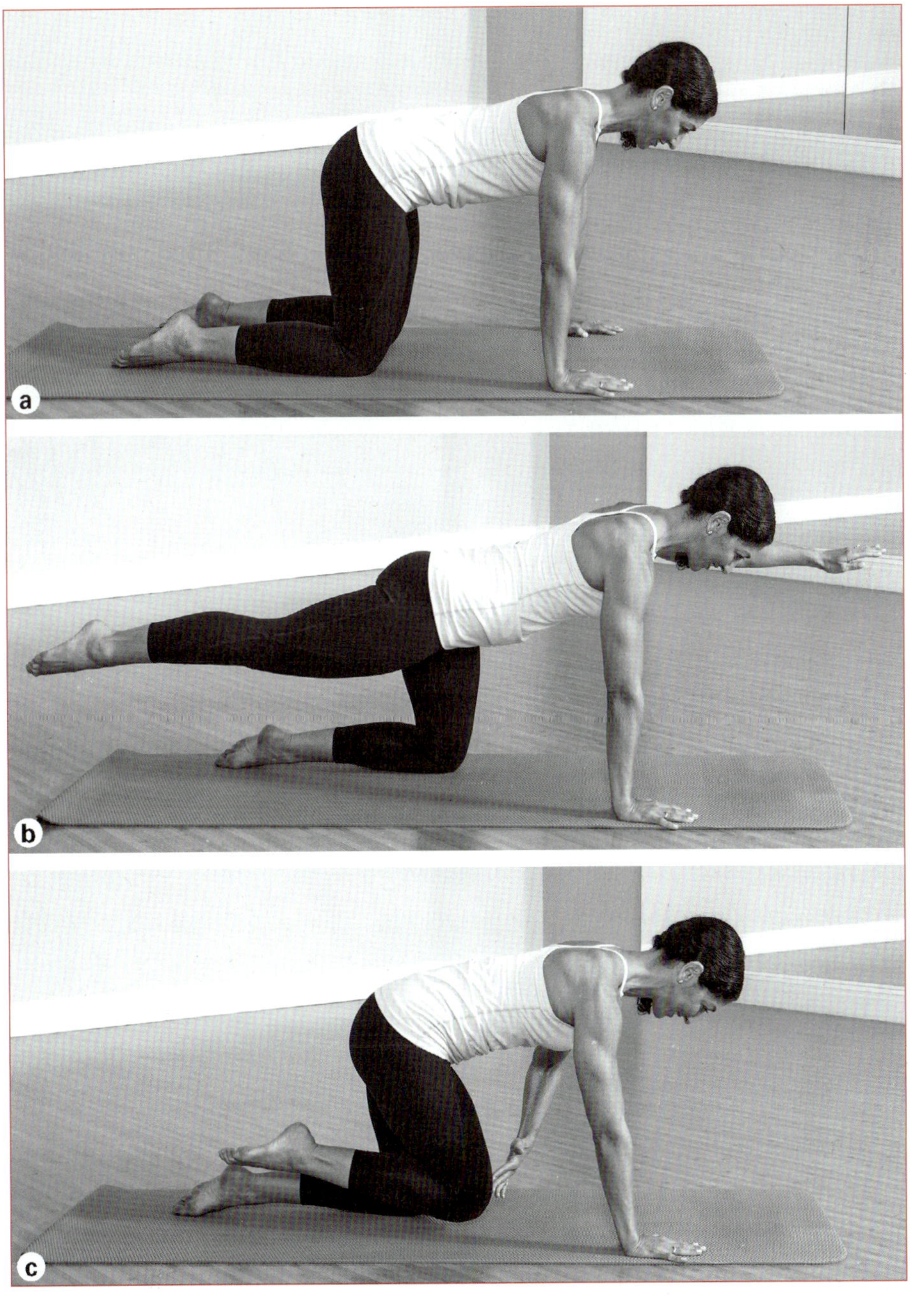

3. 반대쪽 팔을 어깨 높이까지 똑바로 들어 올리고 귀와 수평을 맞춘다. 마치 척추가 앞의 벽에서 뒤의 벽으로 당겨지는 끈처럼 몸이 머리에서 발끝까지 일직선으로 맞물리게 하고 파워하우스에 계속 힘을 준다(b). 바닥에서 발을 들어올리기 전에 사지를 바깥쪽으로 미는 것은 파워하우스를 잡아놓는 것을 유지하고 골반이 바닥으로 편평해지는 것을 더 쉽게 해 준다. 목적은 몸을 회전시키거나 가슴이나 등이 가라앉는 것을 막는 것이다. 팔과 다리가 동시에 들었을 때 안정성을 유지할 수 없다면, 다리 움직임으로 시작해서 팔 움직임만 수행하고, 이 동작들을 완전히 숙지한 후에는 다시 동작을 완성하려고 한다.

### 반복

한쪽에서 6~8회 반복한 후 반대쪽 팔과 다리로 교대한다. 난이도를 높이기 위해 팔과 다리를 각각 6~8번씩 번갈아 가며 한다. 개별적으로 반복하라.

### 응용 동작

기본적인 동작을 위해서는 숨을 들이마실 때 팔과 다리를 모두 바닥에 두드리며 숨을 내쉴 때는 다시 일직선으로 가져온다. 좀 더 복잡한 동작을 위해서는 무릎을 아래로 굽히고 다른 무릎을 옆에 있는 몸 밑으로 당겨서 바닥에서 들어올려 놓는다. 반대쪽 손을 무릎에 대라(c). 골반과 척추를 길게 유지하면서 긴 자세로 돌아간다. 각각의 움직임과 호흡을 연결하면서 느리지만, 유동적으로 움직이려고 한다.

## 펠빅 컬 PELVIC CURL

펠빅 컬은 여러분의 골반 기저근을 사용하는 것을 배우면서 여러분의 허리뼈를 펴는데 이상적이다. 이 운동은 필라테스 배 근육 집어넣기(scoop)를 만드는 법을 배우기 위한 훌륭한 준비 동작이다. 이것은 여러분의 척추를 여러분의 다리로 연결시키기 위한 준비 동작이다.

### 방법

1. 바로 누운채 무릎을 구부리고, 발은 대략 엉덩이 폭의 매트 위에 납작하게 눕고, 무릎과 발목이 정렬되어 있다. 무릎 쪽을 바라본다. 팔은 몸과 어깨를 나란히 하고 바닥은 편평하게 해야 한다. 꼬리뼈와 궁둥뼈가 가상의 앞쪽 벽을 향하는 것처럼 골반의 중립 자세를 취한다.
2. 숨을 들이마시면서 준비한다. 숨을 내쉬면서 두덩뼈를 천장을 향하게 하고 아래 허리뼈가 매트를 살짝 누르는 것을 느껴라. 이것은 아주 작은 움직임이고 등 전체가 바닥에 닿게 한다(b).
3. 움직일 때 발과 발가락은 바닥에 납작하게 있고 다리와 무릎은 가만히 있다. 강도를 증가시키고 싶으면, 무릎에서 위쪽으로 약 2인치(5cm)의 작은 짐볼이나 수건을

접어 정렬을 맞춘 상태에서 엉덩관절 모음근을 활성화 시킬 수 있도록 만들어 준다. 동작 중에 계속 쥐어짠 상태를 유지하라.

**반복**

3~6회 반복한다.

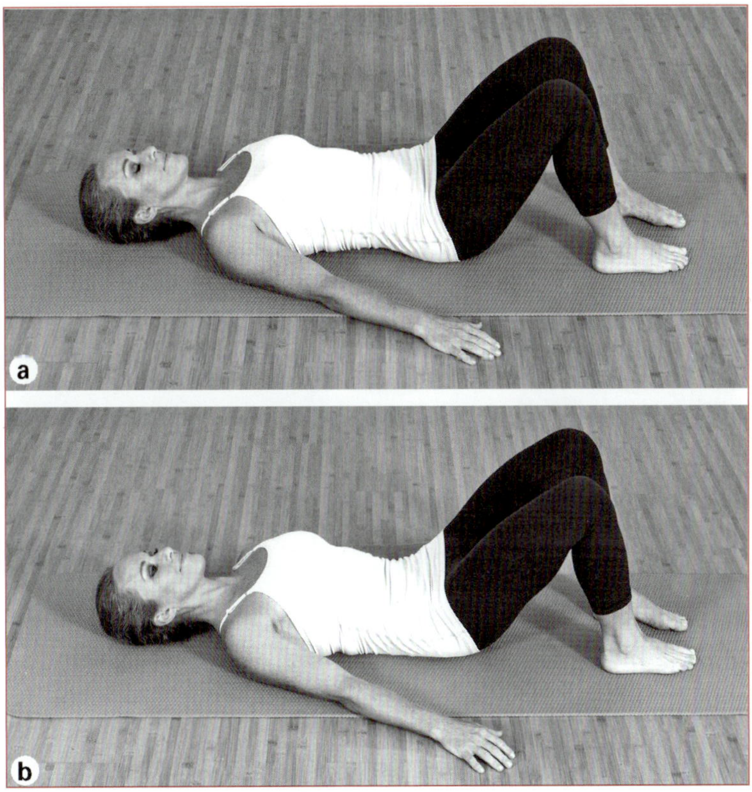

## 운동 시작 Begin the Work

이제 시작 스트레칭인 준비운동을 마쳤으니 본격적으로 필라테스를 시작할 차례이다. 각각의 동작은 여러분이 배운 모든 필라테스 원칙을 통합할 뿐만 아니라 한 번에 한 부위를 훈련시키는 것과는 반대로 여러분의 전체적인 몸을 다 사용할 수 있을 것이다.

### 브릿지 BRIDGE

브릿지는 견갑골을 통해 꼬리뼈 밑부분에서부터 척추의 관절에 일을 하도록 작용한다. 브릿지는 햄스트링의 힘을 증가시키고 호흡과 움직임을 연결시켜 줄 수 있다.

### 방법

1. 무릎을 구부리고 발을 매트 위에 편평하게 편 채, 대략 골반 넓이만큼 벌리고 바로 눕는다. 무릎과 발목은 일직선을 유지한다. 팔은 중립 자세에서 옆구리에 놓는다(a).
2. 숨을 들이마신 다음 준비하라. 숨을 내쉬면서 허리를 매트쪽으로 오므리면서 매트에서 척추를 한 번에 한 척추씩 분절하면서 계속해서 꼬리뼈를 들어올린다. 손과 팔이 계속해서 매트쪽으로 부드럽게 눌러준다(b).
3. 꼬리뼈를 제일 높게 들어 올린 자세에서 숨을 들이마신 다음, 숨을 내쉬면서 한 번에 한 척추를 하나씩 천천히 내리면서 중립 자세로 돌아간다.

### 반복

3~6회 반복한다.

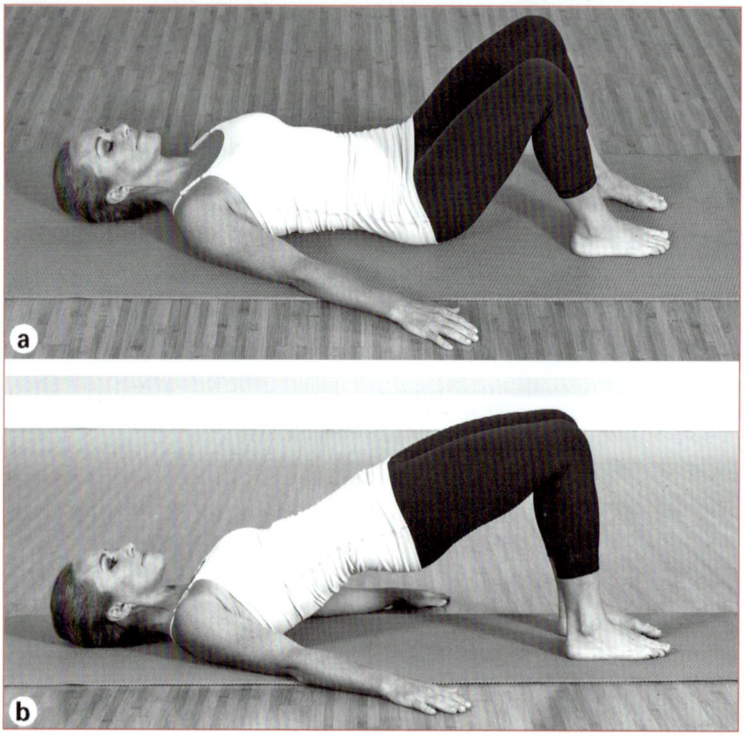

## 숄더 브릿지 SHOULDER BRIDGE

숄더 브릿지는 중간 강도의 운동이다. 여러분은 숄더 브릿지를 시도하기 전에 브릿지를 마스터해야 한다. 다리 들기와 내리기를 하면서 정확한 엉덩이 및 골반 정렬을 유지할 수 있어야 한다.

### 방법

1. **척추를 중립**으로 하고 바로 눕는다. 무릎은 굽히고 발은 골반 넓이로 벌리고 평행하게 유지한다. 양팔은 옆구리를 따라 뻗고 매트를 눌러준다.

2. 숨을 마시면서 두덩뼈를 하늘로 향하게 하면서 아래 배를 통해 당기는 힘을 만들어 낸다. 숨을 내쉬면서 발로 매트를 누르면서 어깨뼈의 밑부분에 도달할 때까지 한 번에 한 척추뼈를 바닥에서 들어올린다.
3. 숨을 마시면서 한쪽 무릎을 가슴 쪽으로 가져오고 골반의 정렬과 엉덩이의 높이를 유지하면서 천장을 향해 발을 뻗으면 다리를 곧게 세운다(a). 나머지 몸은 움직이지 않는다. 어깨와 목의 긴장을 풀어라; 배 근육과 햄스트링이 작용하게 한다.

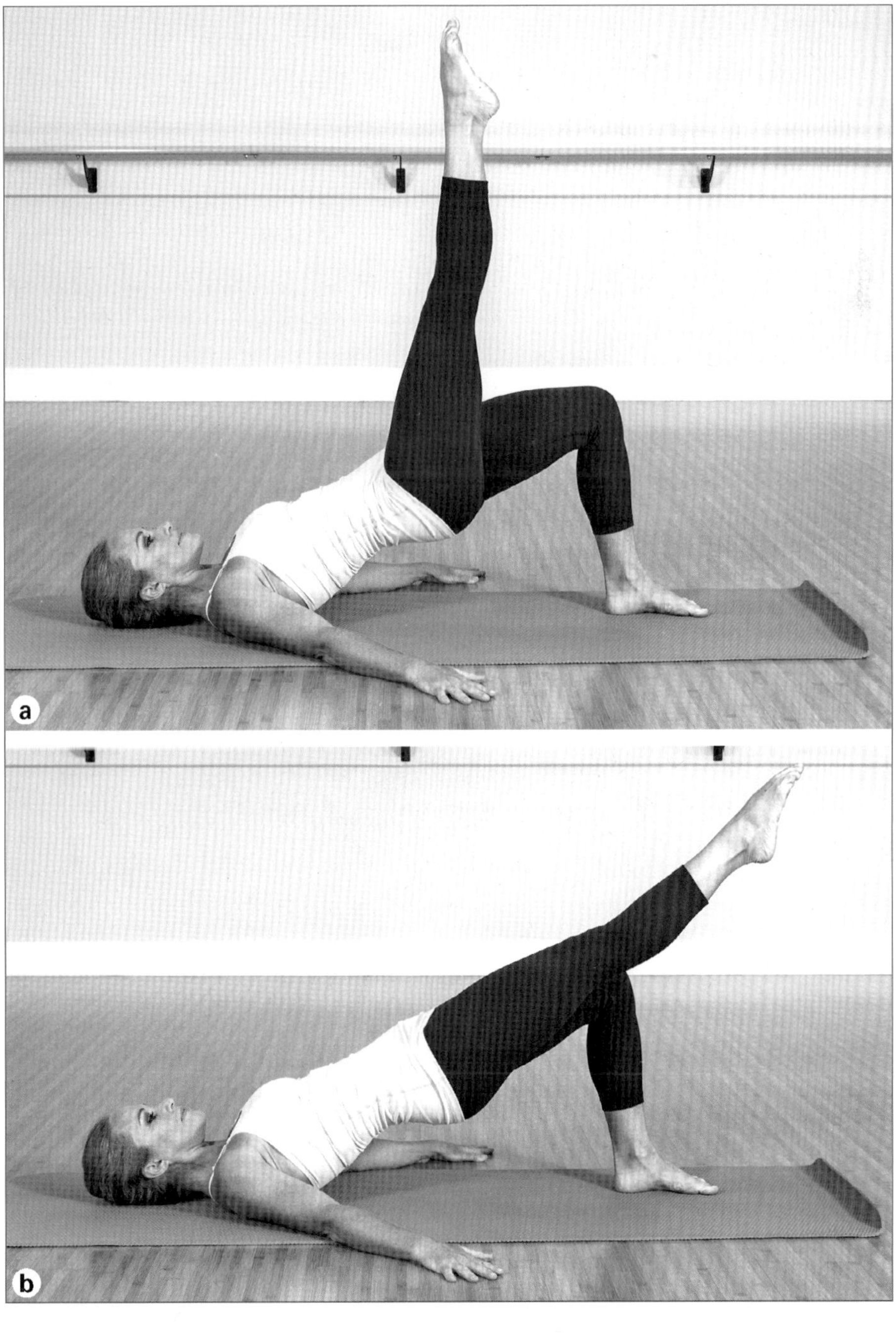

4. 숨을 내쉬면서 무릎이 나란히 오도록 다리를 내린다. 다리를 내리면 될 수 있는 대로 길게 뻗어준다. 머리 윗부분이 반대방향으로 뻗어나갈 때 여러분의 지지다리의 무릎, 뻗은 다리, 그리고 꼬리뼈가 앞쪽 벽을 향해 뻗는다(b).
5. 3~5개의 다리 리프트를 반복한 후 몸을 내린다. 반대쪽 다리에 반복한다.

## 체스트 리프트 CHEST LIFT

체스트 리프트는 윗몸일으키기처럼 보일 수 있지만, 움직이는 내내 필라테스 C-자 만곡을 정확한 형태로 유지하는 것이 중요하다. 일단 배 근력을 기르고 이것을 올바르게 실행하는 방법을 이해하게 되면, 여러분은 누워서 하는 많은 운동들의 탄탄한 기초를 가지고 헌드레드 같은 앞쪽 굽힘에 관한 필라테스 운동을 할 수 있을 것이다.

### 방법

1. 무릎을 구부리고 발을 매트 위에 편평하게 골반 넓이만큼 벌리고 바로 눕는다. 손바닥은 머리 밑에 포개서 목과 어깨가 이완된 상태에서 받쳐준다. 골반은 뒤집거나 밀어 넣지 않고 중립 자세를 유지한다.
2. 숨을 들이마시고 턱을 가슴 쪽으로 살짝 가져와서 눈이 천장이 아닌 무릎 쪽을 바라

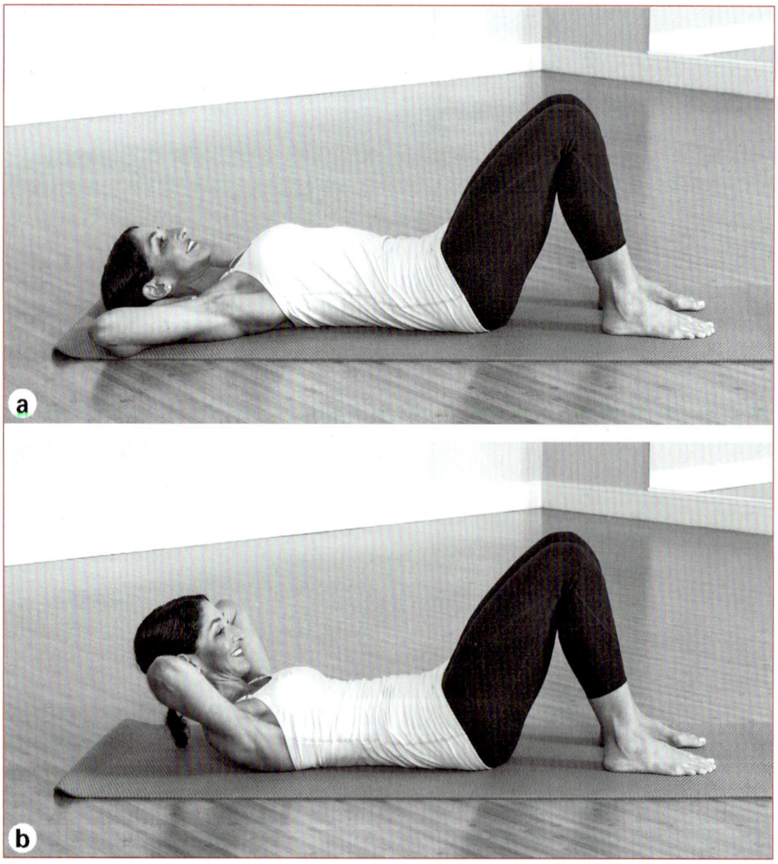

보도록 한다. 턱 밑에는 주먹을 쥔 정도의 공간이 있어야 한다. 등이 길게 느껴질 것이다.

3. 내부 지지 시스템을 활성화시킨다(배 근육들).
4. 숨을 내쉬면서 배 근육을 집어넣고 허리뼈가 가슴을 들어올릴 때 매트에 가라앉도록 하여 견갑골(scapulae)의 밑부분이 매트에서 떨어질 때까지 윗척추에 움직임을 만든다. 어깨는 뒷주머니로 끌어 당기는 것을 유지한다(b).
5. 숨을 들이마시면서 잠시 멈춘다. 계속해서 배 근육들을 끌어들인다.
6. 숨을 내쉬면서 배 근육의 긴장을 풀지 않고 몸통을 내린다.

**반복**

3~6회 반복한다.

## *5개의 시리즈 Series of Five*

우리는 다음의 운동을 5개의 시리즈로 지칭한다. 이것은 헌드레드, 싱글레그 스트레치, 더블레그 스트레치, 크리스 크로스 오블릭, 햄스트링 풀을 포함한다. 각각의 운동을 개별적으로 숙달되면, 이것들을 휴식 없이 하나에서 다음 단계로 흐르는 움직임으로 연결해보라.

각각의 운동은 여러분의 모든 파워하우스를 작동시키고, 골반 안정성을 증가시키며, 엉덩이 굽힘을 열고, 햄스트링의 유연성을 증가시키며, 호흡을 움직임과 연결시킨다.

### Rick의 조언

우리 지역의 최고의 여자 고등학교 농구팀 중 하나가 우리와 함께 훈련한다. 그들은 빠른 손과 훌륭한 코트 기술을 가진 놀라운 선수들이다. 신생팀으로서 그들은 더 강한 코어 힘, 안정성, 그리고 가동성을 발달시키는 방법을 배울 필요가 있었다. 그들의 운동수행의 모든 분야에 대해 우리와 함께 일해왔다: 근력, 속도, 필라테스. 우리가 본 가장 큰 변화 중 하나는 필라테스 훈련이다. 우리는 소녀들의 긴장된 엉덩이와 햄스트링 그리고 제한된 코어 힘을 강화시키는 것을 돕기 위해 필요한 모든 응용 동작을 시켰다. 두 달 만에 그들은 필라테스 운동이 얼마나 쉬워졌는지 알아차렸다. 그들은 응용 동작이 덜 필요했고 평소보다 더 강한 자극을 느끼게 되었다. 다섯 개의 시리즈로 알려진 이 시리즈는 이 선수들을 위한 수업 중 하나였다.

## 헌드레드 HUNDREDS

헌드레드의 목적은 호흡을 몸에 연결시켜주고 점진적인 코어 운동을 위해 몸을 따뜻하게 하고 전체적인 기능을 향상시키기 위한 지구력을 기르는 것이 목적이다. 호흡 속도에 맞춰 팔을 저어주는 동안 나머지 몸은 움직이지 않게 한다. 다리 위치에 따라 헌드레드를 쉽거나 어렵게 만들 수 있다. 나를 믿어라, 모든 사람들이 이 운동을 올바르게 수행할 때 겸손해 하는 것을 보았다.

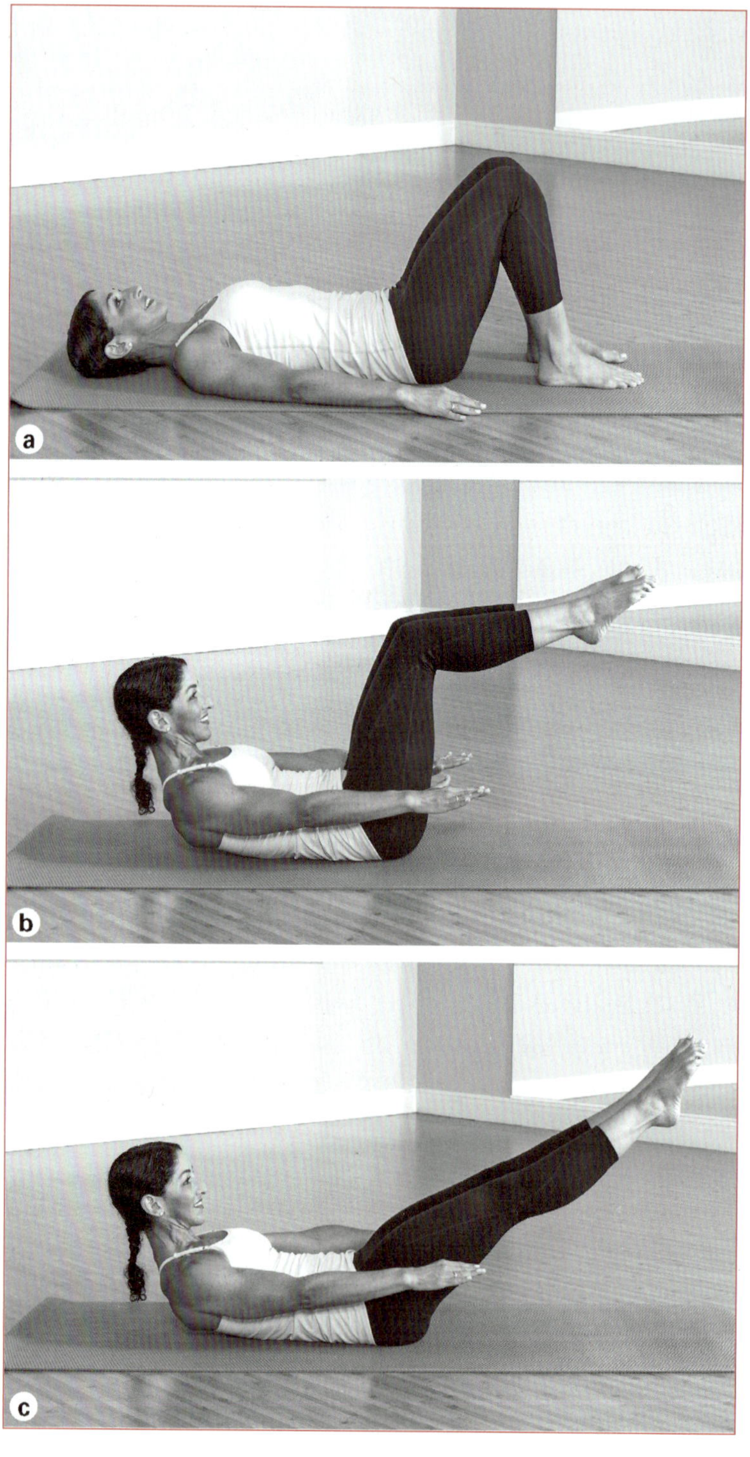

### 방법

1. 바로 누운 채 무릎을 굽히고, 발은 골반 넓이로 벌리고, 팔은 몸 옆에 놓는다(a).
2. 숨을 들이쉬고 배 근육을 활성화한다.
3. 숨을 내쉬면서 상체를 올리면서 말아 준다. 이때 팔은 바닥에서 2~3인치(5-8cm) 정도, 손바닥은 아래를 향하게 한다.
4. 숨을 마시고 깊숙이 배 근육을 당겨주고 호흡을 5번(숨을 내쉬면서 팔을 엉덩이 위 아래로 5를 세면서 흔들어주고 내쉴때는 다음 5를 세고 팔을 흔들어 준다.)을 세면서 이 리듬에 맞춰 팔을 흔들어 준다.

### 응용 동작

기본 헌드레드의 경우, 골반 넓이만큼 발을 편평하게 유지한다. 이것을 마스터하면 다리를 테이블탑 자세로 만든다(b). 테이블탑에서는 헌드레드를 쉽게 할 수 있다면 다리를 완전히 펴고 45° 각도를 만들어서 시행한다(c).

## 싱글레그 스트레치 SINGLE-LEG STRETCH

싱글레그 스트레치는 고관절의 유연성을 높이고 코어를 강화하며 등과 다리를 늘린다.
운동내내 전체에 걸쳐 상체가 구부러져 있기 때문에 전체 파워하우스가 작동하여 체력과 지구력이 향상된다.

### 방법

1. 바로 누운상태에서 무릎은 구부러지고, 발은 골반 넓이만큼 벌리고 양팔은 몸통 옆에 놓는다(a).
2. 숨을 내쉬면서 한쪽 다리는 곧게 펴고 반대쪽 다리의 아랫다리를 손으로 단단히 잡는다. 무릎을 테이블탑 자세로 만들고 한쪽 다리는 45° 각도로 몸에서 멀리 뻗어준다(b).
3. 숨을 들이마시면서 뻗은 다리를 몸쪽으로 가져오고, 숨을 내쉬면서 굽힌 다리를 양손으로 잡고 반대쪽 다리를 뻗어준다.

### 반복

다리가 교차할 때 숨을 들이마시고 한쪽 다리를 뻗어주면서 숨을 내쉬는 것을 반복한다.
각 다리를 6~10회 정도 뻗어준다.

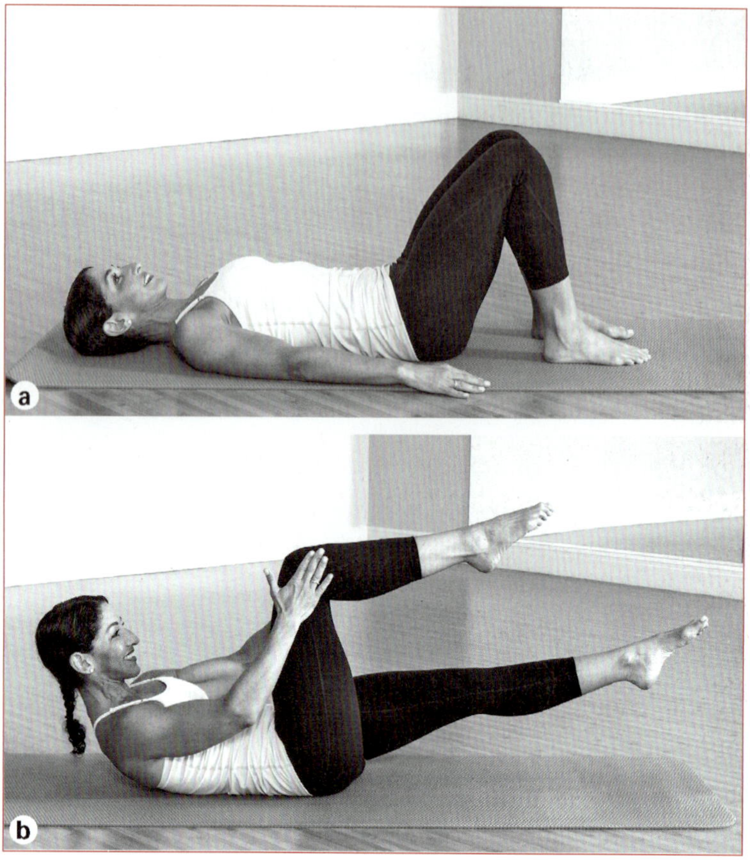

## 더블레그 스트레치 DOUBLE-LEG STRETCH

더블레그 스트레치는 싱글레그 스트레치보다 더 어렵다. 숨을 마실 때 양쪽 다리가 모두 앞쪽 벽을 향해 뻗고 양팔은 귀와 일직선을 맞춰준다. 이 자세에서 코어 조절과 정렬을 유지하는 것이 어려울 수 있다. 숨을 내쉬면서 팔과 다리를 다시 시작 자세로 가져온다.

### 방법

1. 가슴을 들어올린 채 바로 누워 무릎을 가슴 쪽으로 끌어당긴다. 손은 바닥과 평행한 정강이에 놓여 있다(a).
2. 숨을 들이마시고 다리를 앞으로 뻗고 팔을 뒤로 45° 각도로 뻗는다. 다리를 모으고 팔을 벌려 놓고, 배를 깊이 끌어당기고, 중립 척추를 유지한다(b).
3. 숨을 내쉬면서 양손은 큰 원을 그리면서 정강이에 놓고 다리를 몸쪽으로 가져오고 시작 자세로 되돌아가기 위해 배 근육을 사용한다.

### 반복

6~8회 반복한다.

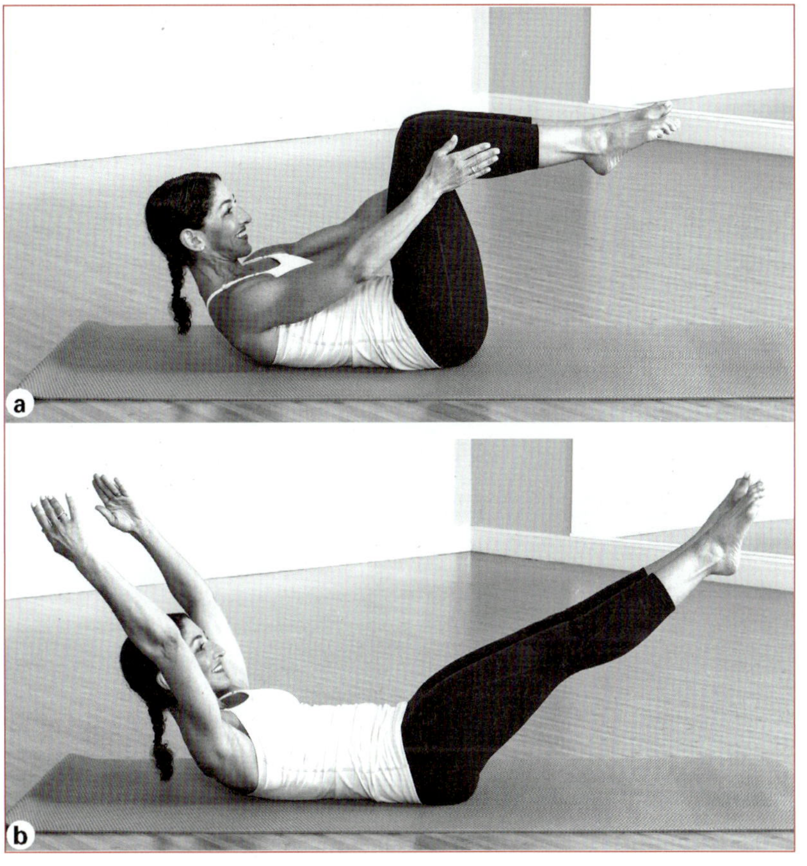

## 크리스크로스 오블릭 CRISSCROSS OBLIQUE

크리스크로스는 엄청난 옆라인 운동이며 정확하게 실행하면 매우 힘들다. 운동은 엉덩이나 골반이 움직이거나 들리지 않고 한쪽에서 다른 쪽으로 교차할 때 부드러운 느낌을 가져야 한다. 많은 사람들이 빠른 속도와 제한된 정밀도로 수행하는 구식 자전거 운동과 달리 크리스크로스 운동은 유동적이고 조절되며 정확해야 한다.

### 방법

1. 상체를 체스트 리프트 자세로 만든 다음 다리를 테이블탑 자세를 만들고 발은 뻗어주고 팔꿈치는 굽히고 머리를 손으로 받치고 바로 누운 자세로 시작한다(a).
2. 숨을 내쉬면서 한쪽 다리는 뻗어주고 그 다리쪽으로 몸통을 회전시키는 동안 배 근육을 깊게 집어넣는다(b).

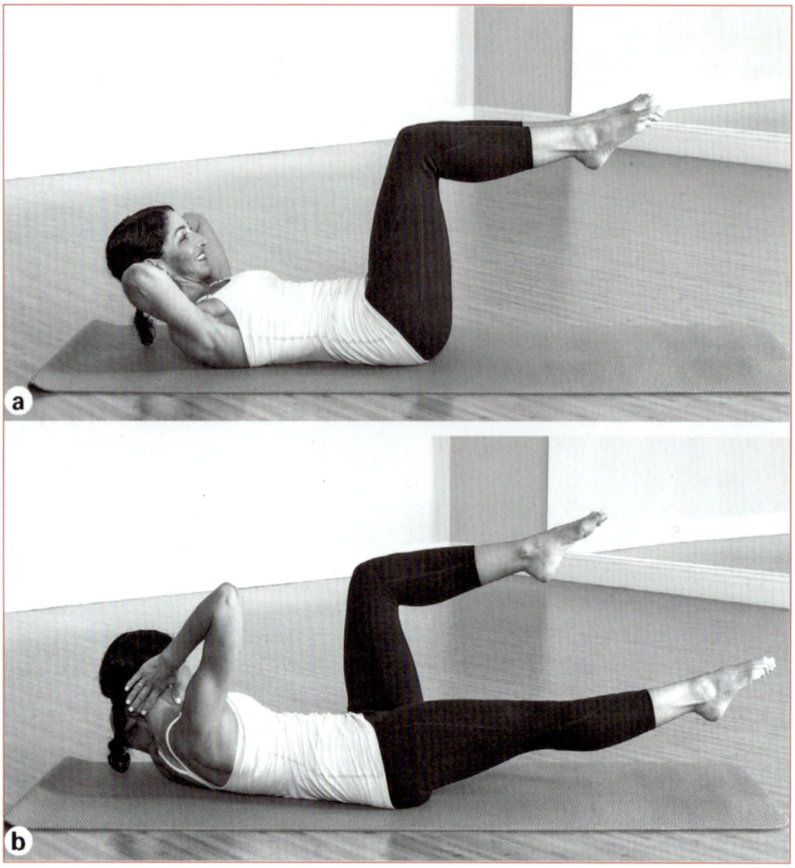

3. 숨을 들이마시면서 몸통을 중앙으로 가져오고 몸은 다시 시작 자세로 만든다.
4. 숨을 내쉬면서 다리를 바꾸고 반대쪽 방향으로 몸통을 회전시킨다.

## 반복

골반을 안정되게 유지하면서 각각 5회 반복한다.

## 조언

동작 중에 몸을 흔들지 않는다.

# 햄스트링 풀 HAMSTRING PULL

햄스트링 풀은 긴장된 햄스트링을 가진 모든 사람들에게 가장 좋은 운동이다. 이 운동은 당신의 파워하우스를 만들기 위해 저항력을 제공할 뿐만 아니라, 여러분이 운동 시퀀스 동안에 다리를 곧게 펴기 때문에, 여러분의 햄스트링과 엉덩이 굽힘근에도 많은 신장을 가할 수 있다. 다리를 바꿀 때, 아래 다리는 골반보다 약간 더 높게 유지되어야 하고, 여러분의 배가로근이 엉덩관절 굽힘근과 허리근육보다 더 많이 동원되는 것을 느낄 수 있어야 한다.

## 방법

1. 상체를 체스트 리프트 자세로 한쪽 다리를 천장을 향해 들어올리고, 무릎 뒤와 발목 사이에 손을 놓고 바로 눕는다. 반대쪽 다리는 매트에서 골반 높이까지 무릎을 펴고 발을 발바닥 굽힘을 유지하고 뻗어준다.
2. 숨을 내쉬면서 점진적인 두 번의 리듬으로 윗 다리를 이마 가까이 당기고, 두 번의 퍼커시브 호흡(percussive breaths)으로 협응하면서 배 근육을 활성화한다(a와 b).
3. 숨을 들이마시면서 상단 다리를 내리는 동안 다리를 교차하면서 반대쪽 다리를 잡고 곧게 유지한다.
4. 숨을 내쉬고 2단계를 반복한다.

## 반복

각 다리에 대해 5회 반복한다.

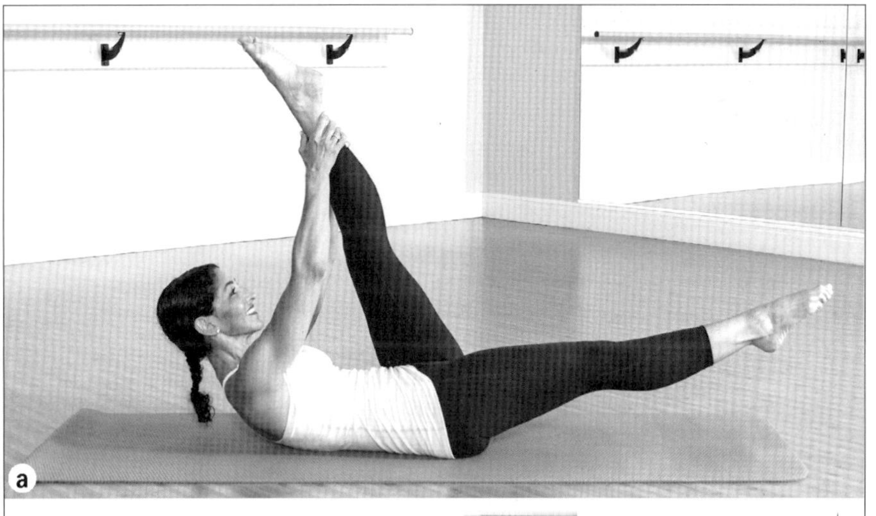

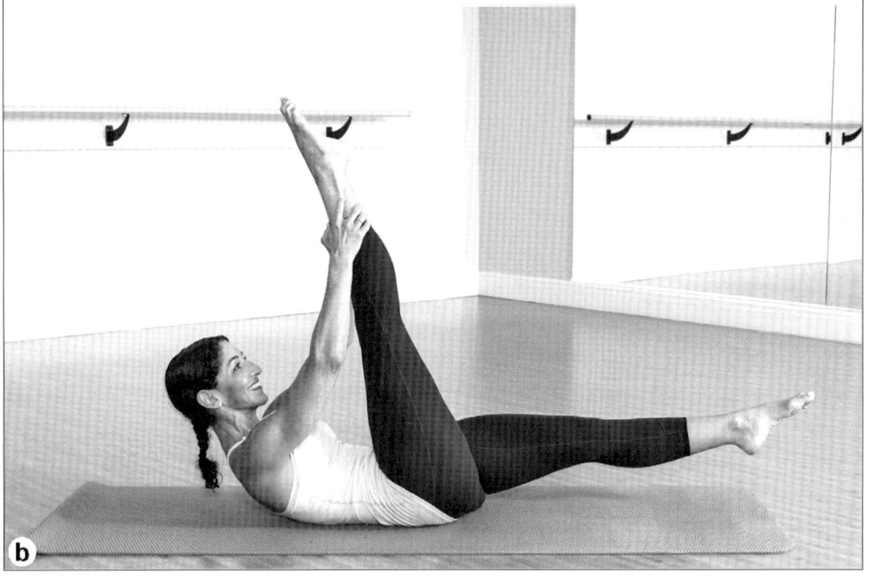

### 조언

- 배꼽이 척추 쪽으로 당겨지고 몸통이 어깨뼈 끝까지 올라오게 한다.
- 윗다리가 당김 위치에 있을 때 아랫다리의 위치를 잘 유지한다.
- 흔들리지 않도록 엉덩이를 안정적으로 유지한다.

## 분절화와 트위스트 Articulation and Twists

아래 운동은 척추 전체에 더 많은 관절 가동범위를 만들고 코어 힘을 향상시키고 전체적인 유연성을 높일수 있다. 하지만 모든 사람들이 이러한 운동을 해서는 안 된다. 예를 들어, 롤업과 풀 넥 운동은 어떤 사람들에게는 해로울 수 있다. 필요에 따라 응용된 동작을 시행하고 모든 필라테스 운동에서 성공하려면 호흡 조절이 필수적이라는 것을 기억한다. 이제 당신의 파워하우스가 준비되었고 척추가 약간 이완되었으니 난이도 높은 추가적인 운동으로 옮겨갈 시간이다.

## 롤 업 ROLL-UP

롤 업은 필라테스 매트운동의 전형적인 클래식 동작 중에 하나이다. 롤 업은 배 근육에 높은 저항력을 주고, 햄스트링을 신장시키고, 등 근육을 강화해주고 신장시켜 준다.

### 방법

1. 다리를 완전히 뻗고 서로 붙여준 상태에서 팔을 머리 위로 뻗고 바로 눕는다(a).
2. 숨을 들이마시고 호흡을 갈비뼈 뒤쪽을 끌어당긴다.
3. 숨을 내쉬면서 갈비뼈를 아래쪽으로 끌어당기고 팔은 어깨 넓이를 유지한다.
4. 배 근육을 집어넣으면서 숨을 들이마시고 팔을 천장을 향해 올려주고 발가락은 뻗어준다.
5. 숨을 내쉴때 상체를 바닥에서 말면서 띄우고 양팔은 앞쪽으로 뻗어준다(추진력을 사용하지 않고). 배 근육을 홀쭉하게 유지하면서 몸을 말아 올리면서 앞으로 쭉 뻗는다(b).
6. 배 근육을 다시 집어넣기 위해 숨을 마시면서 척추를 하나씩 차례대로 말아 내려주면서 팔을 머리 위로 뻗었던 시작 자세로 돌아온다.

### 반복

6~8회 반복한다.

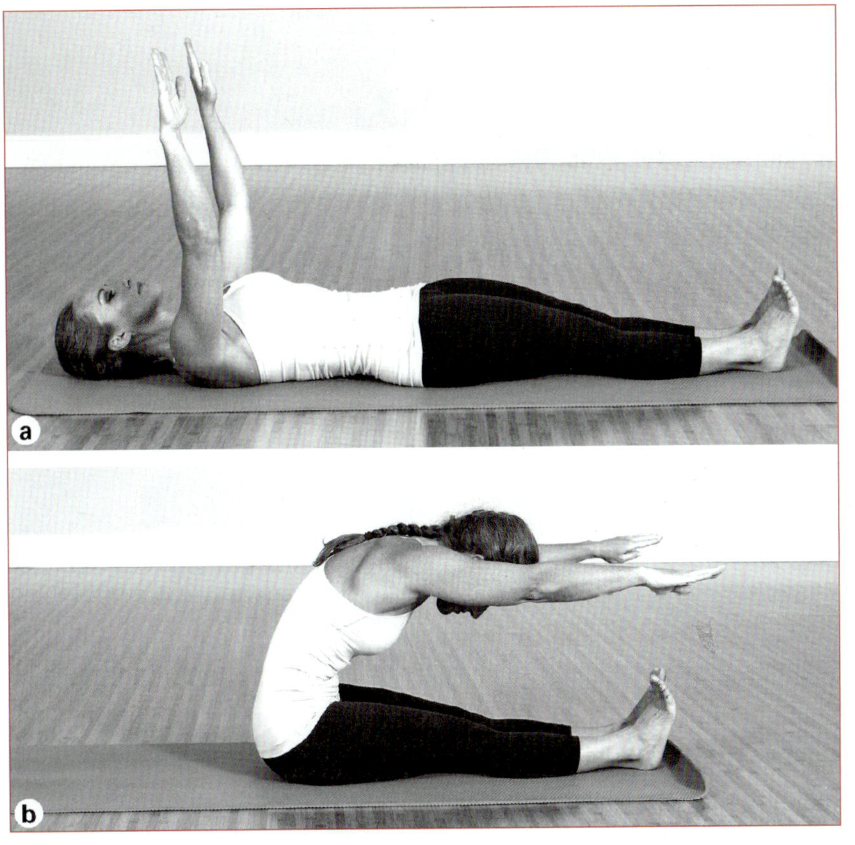

## 넥 풀 NECK PULL

넥 풀 운동은 목이 거의 사용되지 않는 중간 강도의 필라테스 운동으로 파워하우스를 강화시키고, 햄스트링의 신장, 척추 분절화 증가 그리고 허리 근육을 강화시켜 준나.
롤 업 동작이 숙달된 후에 넥 풀 운동을 시행한다.

### 방법

1. 바로 눕는다. 양손을 머리 뒤에 포개여 놓고 엄지손가락은 목 옆쪽에 놓고 어깨는 이완한다. 숨을 내쉬면서 코어를 활성화하고 몸의 뒤쪽을 바닥에 붙인다. 다리는 골반 넓이로 벌리거나 서로 붙인 상태에서 펴준다(a).
2. 숨을 깊이 들이마시면서 머리와 어깨를 매트에서 띄우면서 말아준다. 숨을 내쉬면서 배 근육을 팽팽하게 끌어당기면서 계속 몸을 말아 올려준다. 손으로 머리를 받쳐주지만 잡아당기지는 않는다. 배 근육과 골반 바닥근은 몸을 말아 올리는 동안 활성화된다. 한 분절씩 굴러 올라가면서 척추의 C자 만곡이 형성될 때까지 몸을 말아주고 다리 위에서 둥근 모양이 되게 한다(b).

3. 숨을 들이마시면서 어깨가 엉덩이 위에 놓이도록 똑바른 자세를 만든다. 양손은 머리 뒤나 옆에 두고 엉덩이 위로 어깨를 쌓아올리고 숨을 들이마신다.
4. 한 번의 반복 동작을 마치려면 몸을 말아올린 것과 같은 방식으로 숨을 내쉬면서 몸을 말아 내린다.

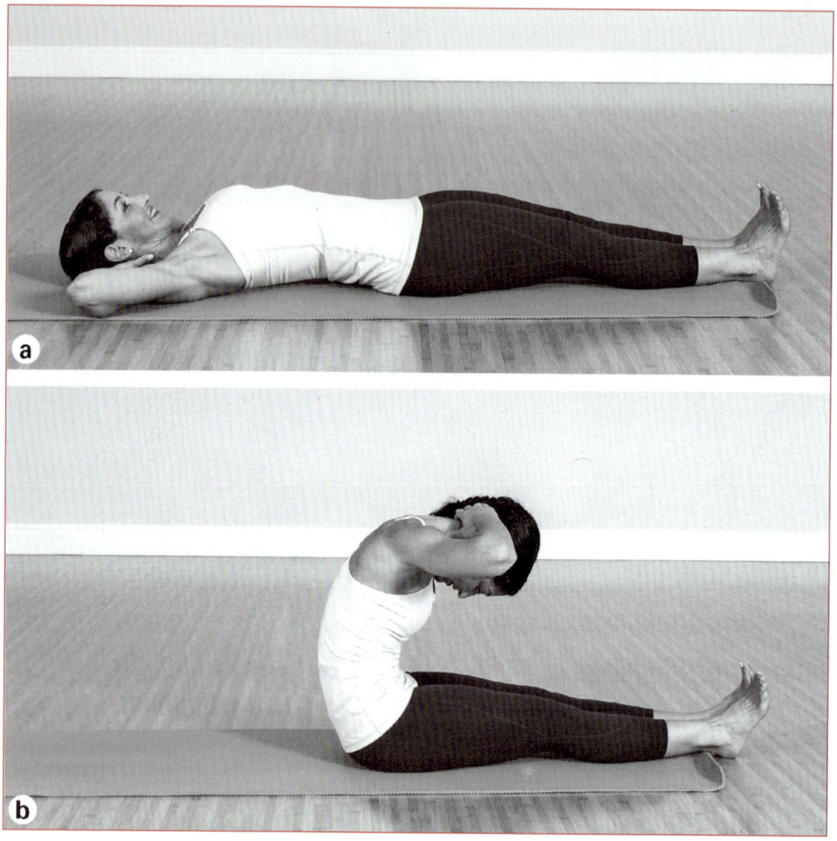

**빈복**

3~6회 반복한다.

### 코칭 조언 Coaching Tip

만약 여러분이 달리기 선수나 허들 선수라면, 여러분의 엉덩이와 햄스트링이 여러분의 보폭을 최대화할 수 있을 만큼 충분히 열려 있는 것이 중요하다. 다른 모든 것이 똑같다면, 각 보폭으로 더 많은 지면을 나아갈 수 있는 선수가 승리한다. 승리할 수 있도록 도움을 준것 외에도 증가된 엉덩관절 가동성은 스프린터와 허들 선수에게 가해지는 견인력과 부하를 방지할 수 있게 해준다. 근육이 긴장할수록 부상의 위험도 증가한다.

우리 육상 선수들 중 한 명이 엉덩이 가동성의 효과를 잘 보여주는 사례가 있다. 그녀가 처음 우리에게 왔을 때 엉덩이와 햄스트링, 모음근은 매우 단축되어 있어 골반의 불균형을 일으키고 걸음걸이는 엉망이었다. 그녀의 보폭과 장애물을 넘어갈 수 있는 능력은 충분했지만 우리는 그녀가 더 큰 잠재력을 가지고 있다는 것을 알았다. 그녀가 척추의 정상길이를 찾고, 코어를 강화하고, 엉덩이와 햄스트링을 잘 쓸수 있도록, 우리는 필라테스 운동의 기본적이면서 완벽한 레퍼토리운동과 폼롤러 운동을 같이 통합했다. 우리는 스파인 스트레치, 토 탭, 체스트 리프트, 펠빅 컬, 브리지로 시행했다. 다음으로 우리는 다섯 개의 시리즈를 진행한 후 그녀의 회전 기술과 골반 안정성을 높이기 위해 척추운동을 더 추가했다. 그녀의 몸이 이러한 움직임에 얼마나 빨리 반응하는지는 매우 놀라웠다. 그녀에게 안정성을 더 증가시켜 주기 위해서 볼기근육의 근력을 발달시킬 수 있는 사이드 라잉 레그 시리즈(side lying leg series)를 추가했다. 그녀와 그녀의 코치로부터 상당히 긍정적인 피드백을 받았다. 그녀의 기록은 향상되었고 허들을 더 쉽게 넘을 수 있는 능력이 좋아졌으며, 60일 만에 몸의 차이를 스스로 느낄 수 있었다.

## 스파인 트위스트 SPINE TWIST

이 운동은 등 폄근의 힘을 기르고 배 근육의 활성화를 통해 척추 돌림을 개선시킨다.
동작을 할 때 골반을 안정적으로 유지하면서 파워하우스부터 움직임이 시작되도록 훈련시킨다.

### 방법

1. 두 다리를 쭉 뻗고 발을 구부리고 팔을 어깨 높이에 두고 손바닥을 아래쪽을 향하게 하고 앉는다(a).
2. 숨을 들이마시면서 배 근육에 힘을 준다. 숨을 내쉬면서 상체를 오른쪽으로 돌리고 시선은 오른쪽 손을 바라본다(b).
3. 숨을 내쉬면서 골반과 배 근육으로 안정화 시키면서 몸을 다시 중앙으로 가져온다.
4. 숨을 내쉬면서 반대쪽으로 돌린다.

### 반복

양쪽에 각각 3~5회 반복한다.

## 조언

동작 중에 다리와 발은 움직이지 않아야 한다.

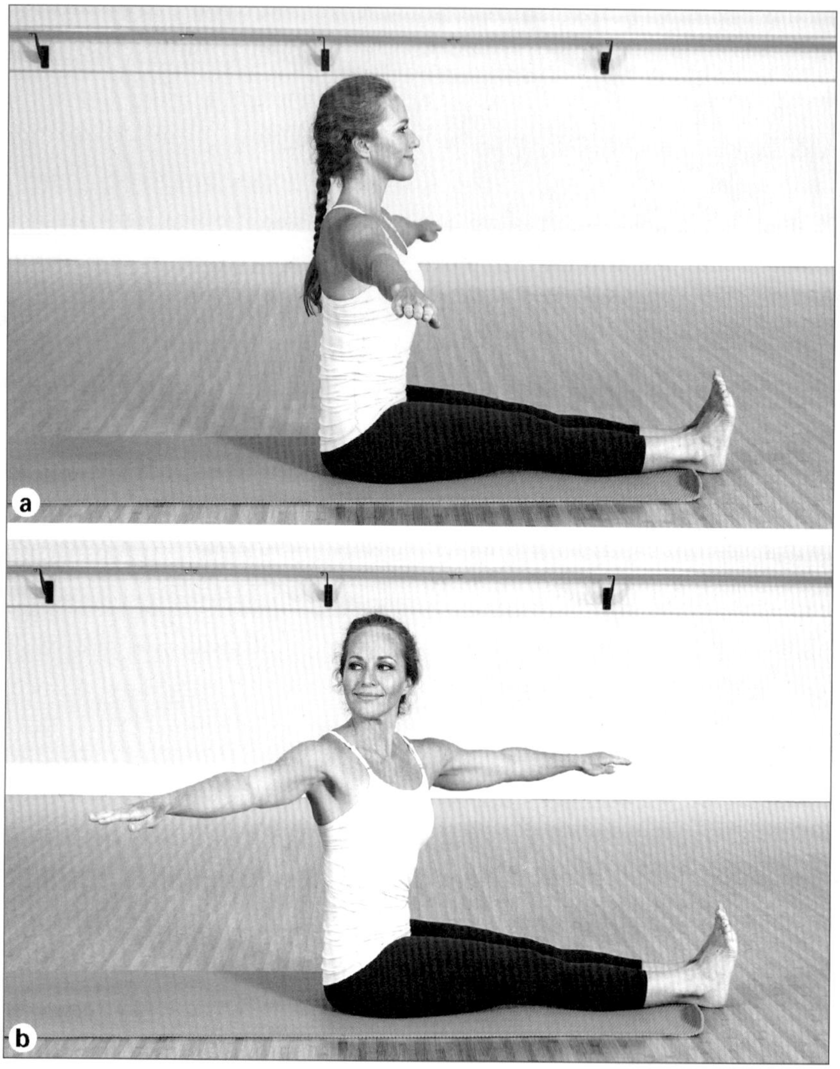

## 쏘우 SAW

쏘우는 여러가지 장점들을 제공한다. 햄스트링과 모음근들을 신장하고 뒤쪽 폄 근육들과 사선 근육들의 근력을 발달시킨다. 쏘우는 배 근육의 안정을 통해 척추 회전과 관절의 움직임을 향상하는데 완벽한 동작이다.

### 방법

1. 다리를 몸 앞에 두고 당당하게 앉아 매트보다 조금 넓게 벌린다. 팔은 중앙 등받이로부터 받치고 쇄골 중심에서 길게 뻗어있으며, 옆으로 뻗어 있고, 바닥과 평행하며, 손바닥이 바닥을 향하게 한다(a).
2. 숨을 들이마시면서 복근을 깊게 잡아주고 골반을 움직이지 않고 몸통을 오른쪽으로 돌려서 팔과 머리가 몸통과 함께 움직인다.

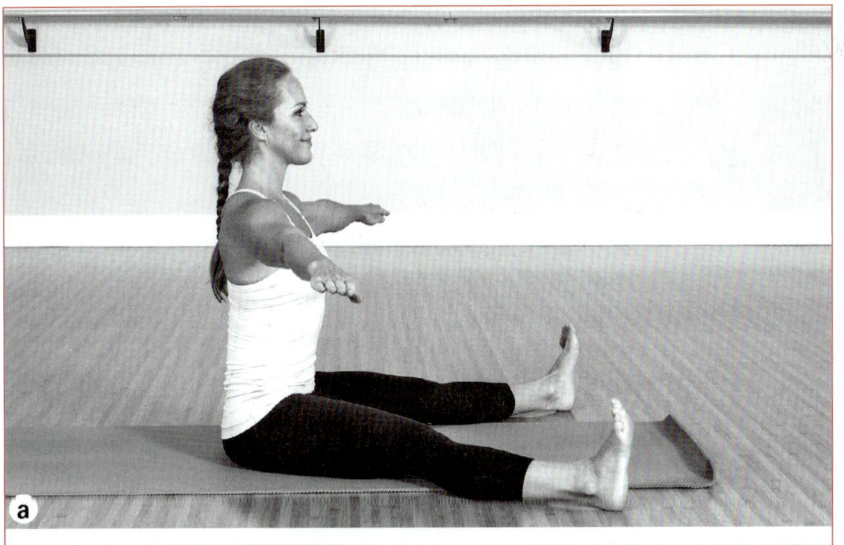
a

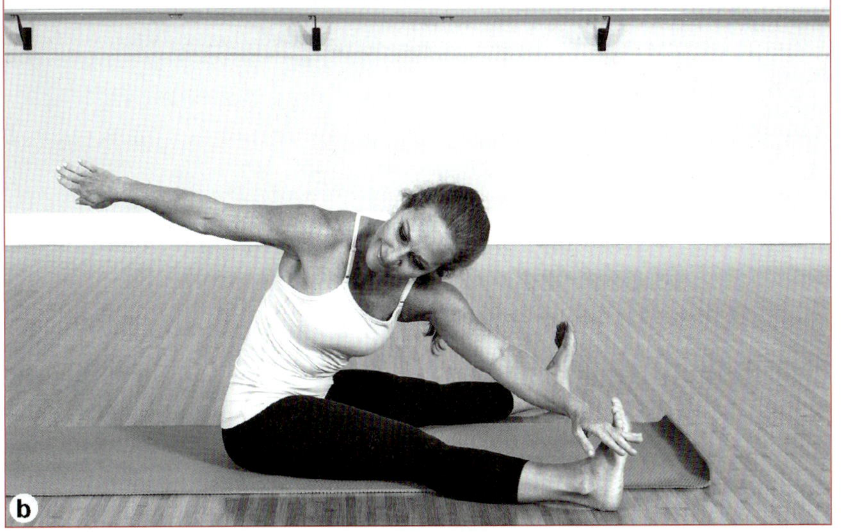
b

3. 숨을 내쉴 때 왼쪽 어깨를 오른쪽 다리 쪽으로 앞으로 향하게 하고, 왼쪽 팔을 뻗고, 발가락을 지나 손에 닿는다. 동시에 오른팔이 뒤로 손을 뻗어야 한다. 몸이 한쪽에서 반대쪽으로 축을 중심으로 회전하는 동안, 팔은 움직이지 않고 몸통은 일정하게 유지한다(b).
4. 숨을 들이마시고 중앙으로 다시 돌아간다.

**반복**

트위스트 후에 방향을 바꿔라. 양쪽에 각각 3~5회 반복한다.

## 사이드킥 시리즈 Side-kick Series

사이드킥 시리즈는 엉덩이, 배가로근, 배빗근, 엉덩이 안정화 근육 그룹을 강화하고자 하는 선수들에게 이상적이다. 이런 작은 통제된 움직임 중에 둔부가 타오르는 것을 느낄수 있다면 제대로 하고 있다는 것을 뜻하는 것이다. 이 근육들은 조절되고, 유동적이며, 정확하며, 상대적으로 작게 느껴져야 한다. 사이드 레그 시리즈는 엉덩이, 엉덩관절, 넙다리 근육들을 움직이게 한다. 이러한 운동을 하면서 기억해야 할 가장 중요한 것은 코어를 안정시키는 것이다.

이 시리즈의 연습들 중에는 다음과 같은 설정 위치에서 시작하는 전방, 후방 킥, 들고 내리는 동작, 다방향의 서클동작이 있다. 우선 아래에 있는 손은 머리 밑에, 팔꿈치는 벽 쪽으로 뻗은 채로 옆으로 눕는 것으로 시작한다. 여러분의 다른 손은 배꼽 앞 바닥에 납작하게 놓여지고 팔꿈치는 멀리 뻗는다. 윗손은 가슴에서 충분히 멀리 떨어져 있어야 어깨가 귀 쪽으로 조금씩 다가오는 것을 막을 수 있다. 여러분의 어깨는 편안하게 하고 눈은 정면으로 응시하여 여러분의 목이 올바른 위치에 있도록 한다. 좀 더 진보된 운동을 위해서는 골반 거들에서 발목뼈 옆쪽으로 쭉 뻗은 자세로 다리를 쌓아 올려야 한다.

수정이 필요할 경우 다리를 몸 앞에서 약 45° 각도로 가져갈 수도 있다.

### 프론트 앤 백 킥 FRONT AND BACK KICK

앞발과 뒷발차기는 다리 전체를 엉덩이 높이까지 유지하면서 다리를 중간선 앞과 뒤로 약간 움직일 때 운동 범위와 조절력을 높인다. 앞으로 발을 내딛을 때, 여러분은 햄스트링과 둔부의 스트레칭뿐만 아니라 코어의 수축도 느낄 것이다. 뒤로 킥을 할 때, 여러분들의 코어가 일을 하면서 엉덩이 굴곡을 열어서 햄스트링과 둔부가 일을 하는 감각을 느낄수 있을 것이다. 이 운동은 앞발과 뒷발차기여서 몸의 앞쪽과 뒤에서 킥으로 움직인다. 앞으로 차면서 발을 구부리고, 뒤로 차면서 발을 가리킨다. 움직임의 범위는 신체의 다른 어떤 것도 움직이지 않는 곳에 있어야 한다. 다리의 움직임을 위해서는 신체의 나머지 부분으로부터 완전한 안정성을 필요로 한다.

## 방법

1. 숨을 내쉬면서, 발을 구부리고 골반을 밀어 넣지 않고 윗다리를 최대한 앞쪽으로 쓸어준다(골반후방 경사)(a). 골반과 몸통을 움직이지 않게 한다.
2. 숨을 들이마시고, 발을 향하면서, 다리를 길게 늘리고 몸통을 가만히 유지하면서 가능한 한 뒤로 쓸어준다(b).

## 반복

각각 다리에 8~10회 반복한다.

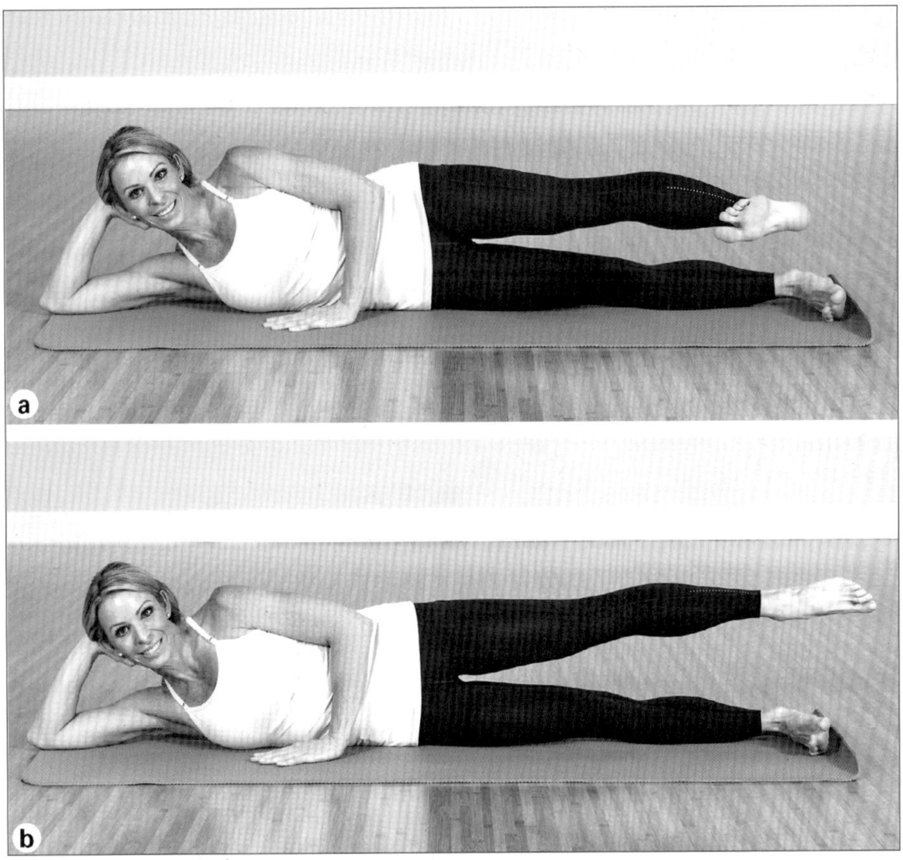

## 리프트 앤 로워 LIFT AND LOWER

리프트와 로워는 여러분의 코어조절과 정렬을 유지하면서 여러분의 다리벌림근과 다리모음근육이 일을 하도록 한다.

### 방법

1. 숨을 들이마시고 아래 측면 배빗근을 잡아두고, 다리 전체를 바닥으로 눌러 하단 다리를 안정시키고(a), 상단 다리를 엉덩이 높이까지 들어올린다(b). 발은 새끼발가락과 발꿈치가 수평을 유지하도록 평행하게 한다. 발과 다리가 회전하지 않는지 확인한다.
2. 숨을 내쉬면서 시작 위치로 조절하여 내린다.

### 반복

각각 다리에 8~10회 반복한다.

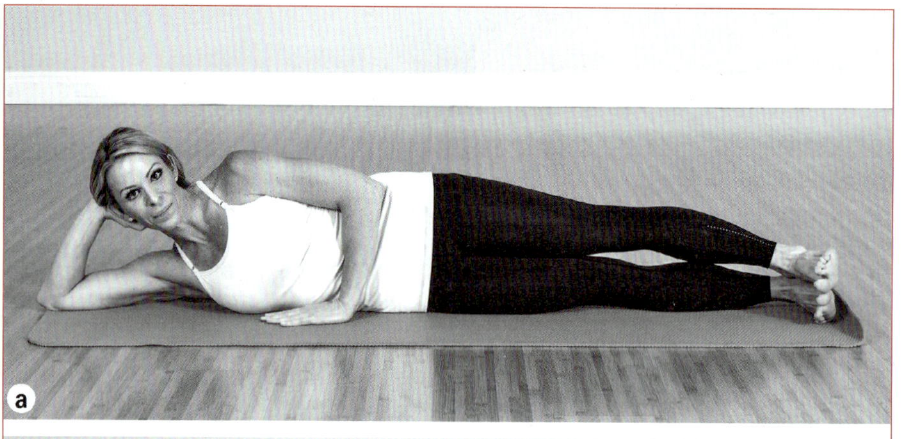

a

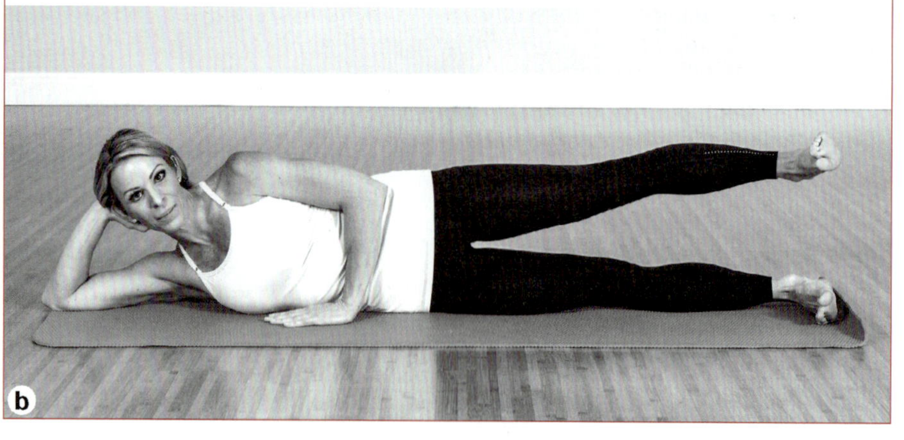

b

## 서클 CIRCLE

서클에는 조절력, 정교함, 그리고 유연성이 필요하다. 이 운동을 처음 접할 때는 몸 전체에 불안정을 일으킬 수 있는 큰 원을 그리며 움직이기보다는 작은 동작으로 하퇴부를 사용해서 수행되어야 한다. 여러분의 근력과 유연성이 향상될 때, 여러분의 운동 범위는 증가할 수 있다. 서클의 크기와 상관없이, 여러분은 몸의 나머지 부분을 안정시키기 위해 여러분의 코어가 작용함에 따라 둔부근육의 수축을 느낄 것이다. 사이드 킥 시리즈는 조절에 관한 것이지, 동작 범위가 얼마나 큰가에 관한 것이 아니라는 것을 기억하라.

### 방법

1. 숨을 들이마시면서 복부를 잡아주고, 몸 양쪽을 쭉 뻗고, 아랫다리를 안정시키고, 윗다리를 엉덩이 높이까지 들어올린다(a).
2. 엉덩이를 안정되게 유지하면서 윗다리를 내쉬고 앞다리로 원을 그린다.
3. 숨을 들이마시고 원을 완성하면서 다리를 계속 앞으로 다시 가져온다.

### 반복

이 동작을 8번에서 10번 반복한 다음, 원들의 방향을 반대로 한다.

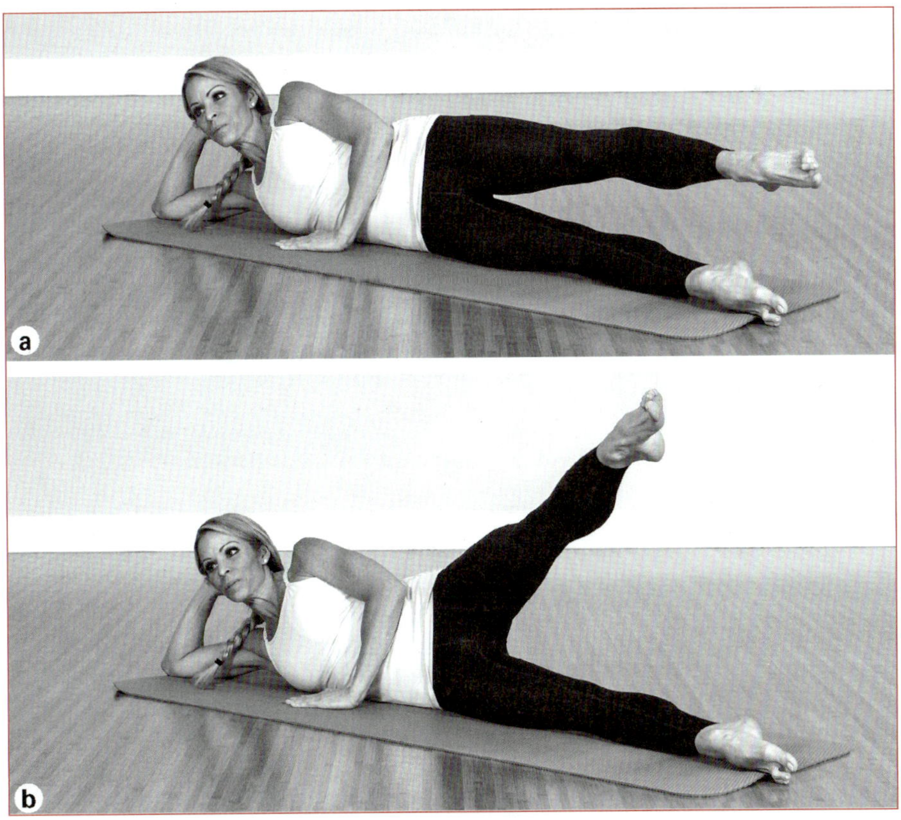

## 업퍼 앤 로워 리프트 UPPER AND LOWER LIFT

운동조절과 안정성은 업퍼 앤 로워 리프트에 중요하다. 이 순서에 따라 모음근 운동을 할 때 여러분의 몸을 안정시켜 유지해야 한다.

### 방법

1. 첫 단계에서는 팔은 머리를 척추에 맞추어 뻗는다. 머리 아래에서 완전히 신전된 팔의 위치는 문제가 있을 수 있는 목 또는 어깨 문제가 있는 사람들을 위해 좋은 선택이다. 모든 사이드킥 시리즈에 사용할 수 있다.
2. 숨을 들이마시고 복부를 잡아주어 아랫다리를 안정시키고 윗다리를 엉덩이 높이로 가져온다. 발목, 무릎, 엉덩관절은 골반과 일직선으로 있는게 이상적이다.
3. 숨을 내쉬면서 아랫다리를 가져와서 윗다리와 맞붙는다(a).
4. 숨을 들이마시면서 두 다리를 함께 내린다(b).

### 반복

각각 6~8회 반복한다.

### 조언

들어올려진 다리를 안정되게 유지하라. 아랫다리에 만나도록 내리지 마라.
이 운동은 다리를 평행하게 하거나 바깥으로 돌려서 할 수 있다.

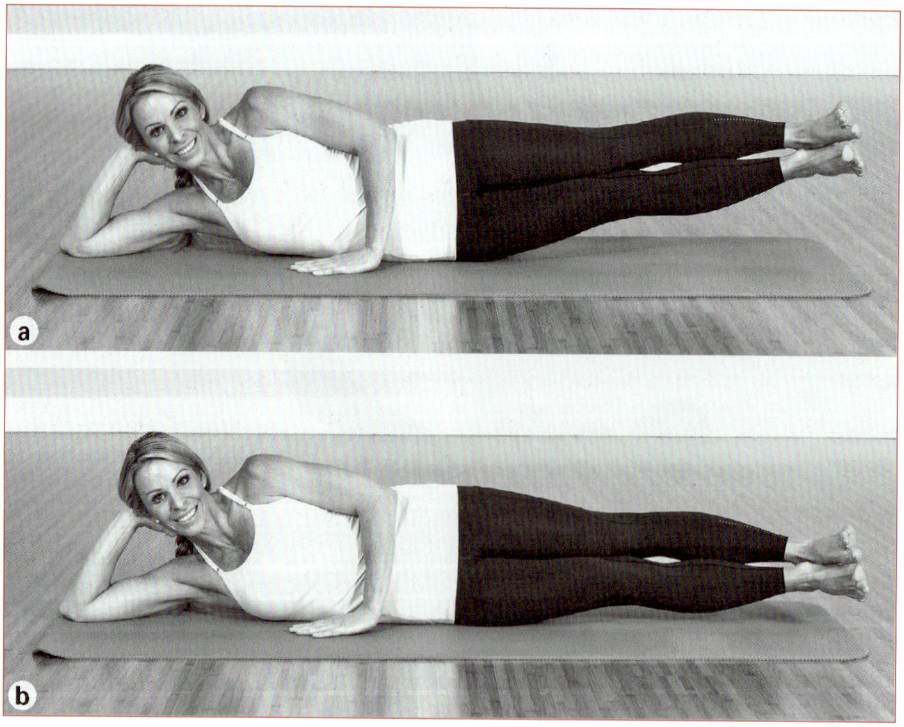

## 사이드 라잉 클램 SIDE-LYING CLAM

사이드 라잉 클램 운동은 중간볼기근과 같은 엉덩이 벌림근육들을 강화시킨다. 허리 통증과 엉덩관절 부상의 재활에 흔하게 쓰인다. 또한 골반 안정성을 가르치고 엉덩이를 강화할 수 있다.

### 방법

1. 한쪽 엉덩이가 다른 쪽보다 위에 놓여 있는 상태에서 엉덩이를 약 45°로 굽히고 무릎을 90°로 굽힌다. 마치 발을 뒷벽에 놓는 것처럼 발이 등과 일직선이 된다.
2. 숨을 깊이 들이마시고 내쉬면서 배꼽을 척추까지 당긴다(a).
3. 준비하기 위해 숨을 들이마신 다음, 발을 서로 맞닿게 하고 하늘을 향해 윗쪽 무릎으로 올라올때 숨을 내쉬어라(b).
4. 숨을 들이마시면서 참고, 숨을 내쉬면서 다리를 시작 자세로 내린다.
5. 다리를 움직이는 동안 몸이 정렬 유지에 집중한다.

### 반복

각 다리에 5~10회 반복한다.

### 조언

올바르게 수행하면, 고관절 뒤쪽의 근육(중간볼기근 및 작은볼기근)이 열심히 일하는 느낌이 들 것이다.

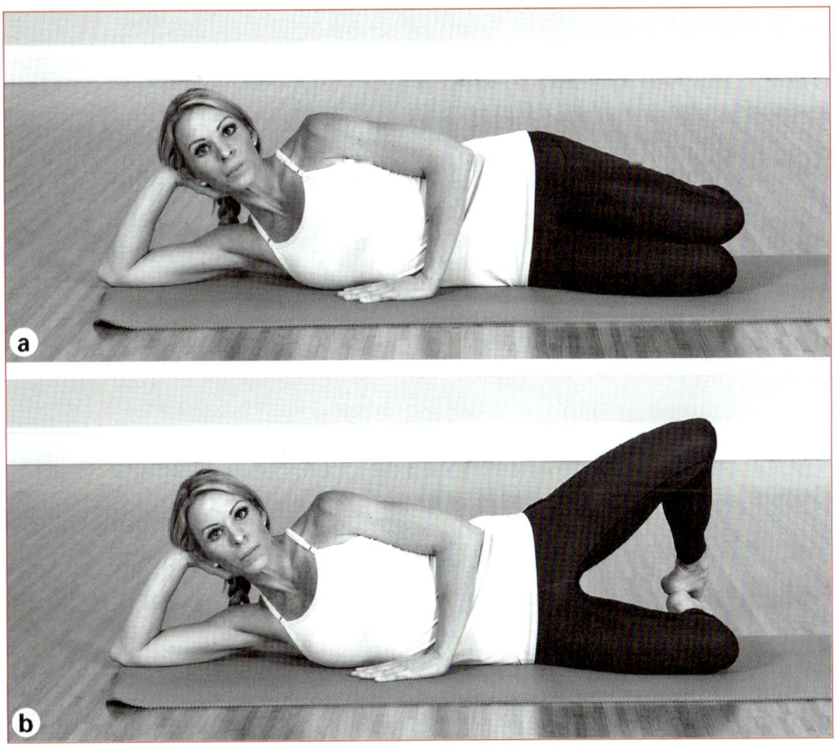

## 등허리 근력과 유연성 Back Strength and Flexibility

모든 사람이 등(중부흉추)을 펴주는 데 집중하는 것도 중요하지만, 운동선수들이 자신의 많은 활동을 지배하고 있는 앞쪽을 향하는 움직임의 균형을 잡기 위해 이 부위에서 힘과 유연성을 기르는 것이 특히 중요하다. 골퍼가 그들의 클럽 위로 약간 앞으로 기울어지거나, 그들이 코트에 공을 떨어뜨릴 때 농구선수들의 위치가 어떻게 되는지 생각해 보라. 수영 선수는 1년 동안 수천 바퀴를 연습하며 각 스트로크는 척추와 어깨를 약간 앞으로 당기는 움직임을 사용하여 일반적으로 더 단단한 가슴과 등 근육을 만든다. 가슴 앞부분을 열고 등 전체에 더 큰 힘을 주는 일을 함으로써 운동선수는 더 유동적이면서 더 좋은 질적인 운동 패턴을 개발할 수 있다. 다음의 엎드린 자세는 흉부 부위의 강도와 유연성을 높이려는 사람을 위한 운동이다. 많은 스포츠가 자세 불균형을 일으키고 몸의 한쪽에서 다른 쪽으로 일관성이 없는 근력발달을 만든다. 이러한 불균형 외에도, 달리기, 수영, 사이클, 테니스, 골프 등을 포함한 많은 스포츠들은 좀 더 전방전위적인 자세를 필요로 한다. 키가 꽤 크고 길어져 있는 발레 무용수의 자세와 비교해 보라. 등허리 신전근육 전체에서 더 큰 힘을 개발하고 가슴을 통해 더 많은 개방성을 만드는 운동을 하면, 자세뿐만 아니라 기능도 향상될 것이다.

### 스완 Swan

스완동작은 몸의 앞쪽을 열고, 가슴을 확장하며, 복부근육, 고관절굴곡근, 넙다리네모근육을 스트레칭하는 신전 운동이다. 스완동작 전체에 걸쳐 어깨, 등, 허벅지, 골반저, 둔부 및 햄스트링이 작동하는 동안 복부는 잡아준 상태를 유지한다.

#### 방법

1. 매트에 엎드린다. 팔꿈치를 구부릴 때 팔을 몸 가까이에 대고 손을 어깨 아래에 놓는다. 어깨는 귀에서 멀어지게 하고 팔꿈치는 뒤쪽을 보게 한다. 다리는 일반적으로 서로 가깝지만 다리를 엉덩이 거리만큼 떨어진 상태에서 이 운동을 하는 것이 좋다.
2. 매트에서 배꼽을 떨어지게 해서 복부 힘을 증가시킨다. 복부는 운동 내내 들어 올려져 있다. 엉덩이 앞면과 바닥 사이의 연결을 유지하라(a).
3. 들이마실 때 팔뚝과 손을 매트로 눌러 상체의 긴 상향을 그리는 호를 지지하면서 머리 위로 에너지를 보낸다는 느낌으로 척추를 길게한다. 팔꿈치는 몸에 가까우며 갈비뼈를 지나칠 때 머리가 척추와 일직선을 유지하고 엉덩이가 매트에 머무는 것처럼 느껴야 한다. 꼬리뼈를 발 뒤꿈치쪽으로 내려 허리를 보호하라(b).
4. 숨을 내쉴 때 몸통이 낮은 배, 중간 배, 낮은 갈비 및 가슴과 같은 매트로 돌아갈 때 복부를 들어 올리면서 척추를 길게 유지하라.

## 반복

고르게 흐르는 숨을 쉬면서 움직임을 보조하기 위해 스완동작을 3-5번 반복하라.

## 응용 동작

몸을 펼 때 숨을 내쉬는 것이 더 쉽다면, 허리뼈를 압박하지 않도록 몸의 앞뒤 전체에 걸쳐 적절한 이동범위를 확인한다.

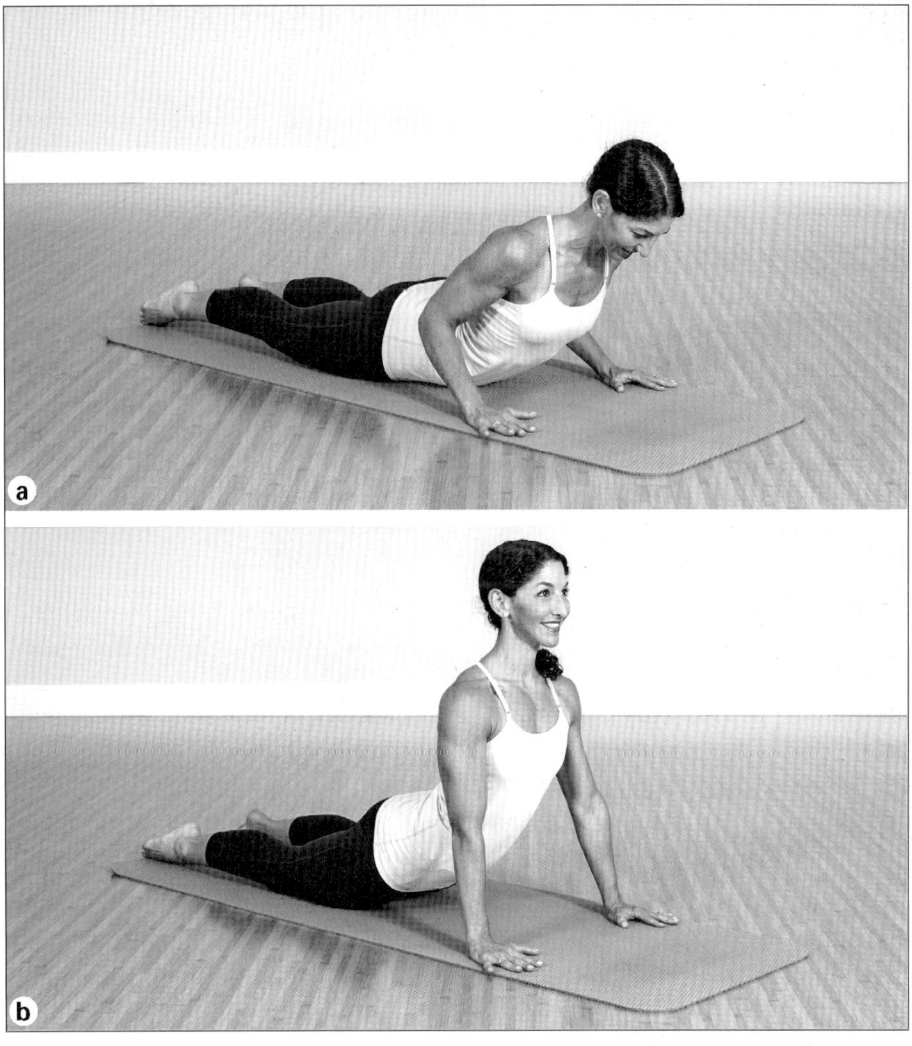

## 스위밍 SWIMMING

스위밍은 등, 햄스트링 및 볼기근을 강화하고 자세, 가동성 및 안정성을 향상시킨다. 이 운동을 코어를 자극하고 안쪽 배근육을 자극해 몸의 정렬을 향상시키는 데 도움을 준다.

### 방법

1. 팔을 앞쪽과 손바닥 아래에 놓는다. 무릎은 똑바르고 발은 약간 뾰족하게 한다(a).
2. 복부를 당기면서 가슴, 팔, 다리를 매트에서 살짝 들어 올린다.
3. 골반과 엉덩이뼈를 매트에 눌러서 몸을 흔드는 것을 피한다.
4. 숨을 내쉬고 한쪽 팔과 반대쪽 다리를 들어올린다. 숨을 들이마시고 측면으로 전환한다(b).
5. 완료되면 가슴, 팔, 다리를 매트에서 살짝 떼고 들이마신 다음, 숨을 내쉬면서 천천히 내린다.

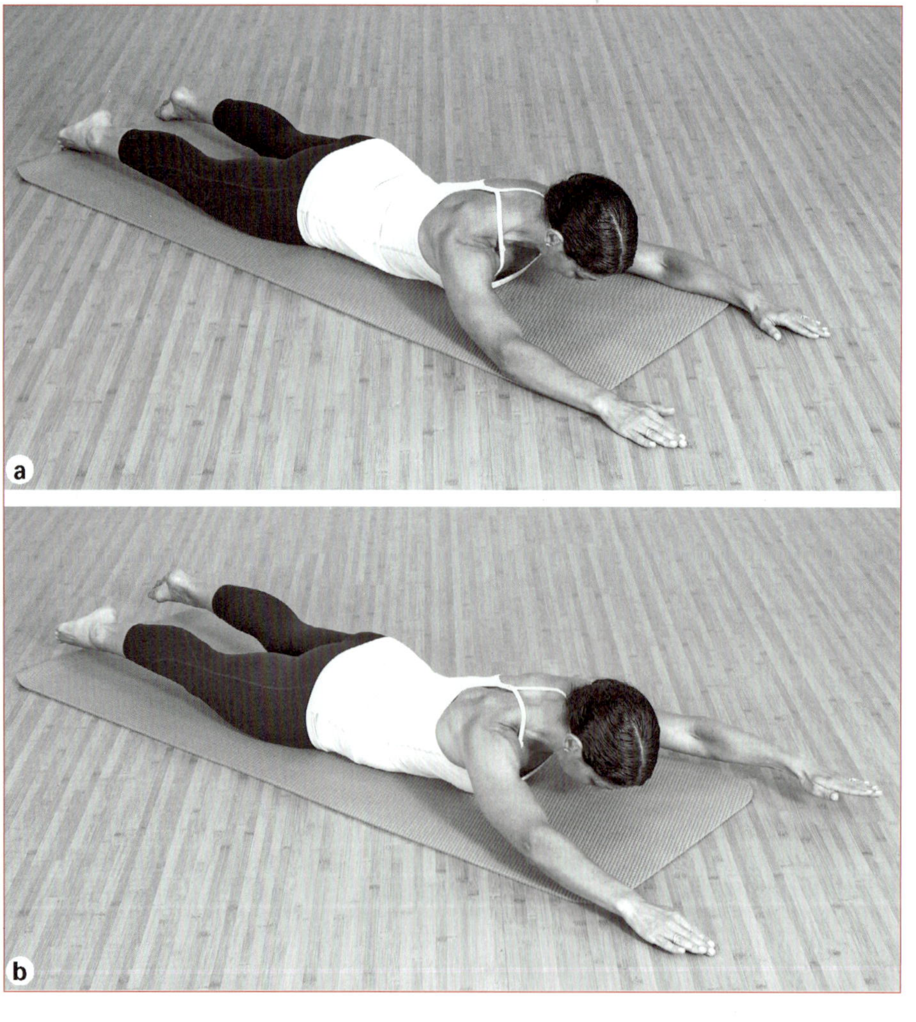

### 반복

이 호흡 패턴을 사용하여 손과 발을 바닥에서 떨어 뜨리지 않도록 반대쪽으로 10을 세어라.

### 응용 동작

신체를 움직이지 않고 동시에 팔과 다리를 동시에 바닥에 두는 것이 어려운 경우, 다음과 같이 한 번에 한 부분씩 작업하라.

1. 코어를 사용하고 다리를 바닥에 놓고 팔을 바닥에서 들어 올려 상체만으로 수영하라.
2. 곧게 뻗은 다리로 하체 수영 동작을 하기 전에 휴식을 취하고 다시 한 번 가다듬는다. 팔은 바닥에서 약 2인치(5cm) 떨어진 곳에 머리와 목을 중립 위치에 놓고 몸은 가만히 있는다.
3. 일단 팔과 다리를 따로 숙달하고 나면 팔과 다리를 함께 하여 운동을 한다.

## 싱글레그 킥 SINGLE-LEG KICK

싱글레그 킥은 햄스트링과 엉덩이에 중점을 둔다. 햄스트링은 걷기와 달리기와 같은 활동에서 엉덩이를 뻗고 무릎을 구부린다. 싱글레그 킥은 또한 파워하우스를 작동시키고 중간 등을 계속 사용할 수 있는 좋은 방법이다. 허리를 길게 만들고 복부를 들어 올리고 가슴을 벌리고 어깨를 안정되게 유지하라.

### 방법

1. 엎드린 자세로 손을 매트에 놓고 팔꿈치가 발을 향하고 다리를 매트에 길게 펴고 발끝이 바닥에 닿도록 발끝을 향하게 한다(a).
2. 숨을 들이마시고 복부를 깊이 잡아주고 한쪽 무릎을 구부려 발을 둔부쪽으로 가져온다.
3. 발은 엉덩이쪽으로 2번 반동을 주면서 굽힌다(b).
4. 숨을 내쉬면서 다리를 바꾼다. 숨을 내쉬면서 엉덩이쪽으로 반동을 주고, 숨을 내쉬면서 다리를 뻗어준다. 초급 버전의 경우 측면으로 변경하기 전에 한쪽 발에 8번의 킥을 반복하라. 보다 상위 버전의 경우 두 번의 구호로 교대로 진행하라. 다리를 뻗어서 다시 바닥에 닿게 하고 반대편으로 바꿔라.

### 반복

총 6세트를 반복한다(12회 움직임).

### 조언

어깨뼈를 들어 올려 운동 중에도 복부를 사용하게 한다.

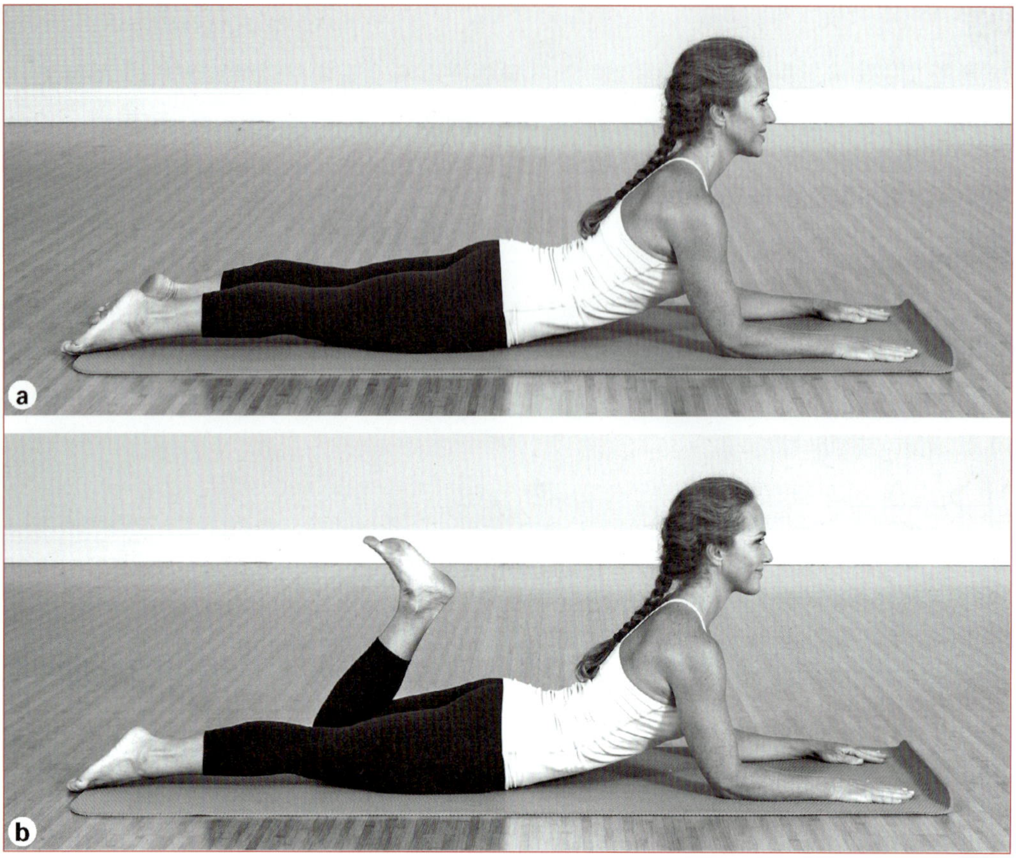

## 더블레그 킥 DOUBLE-LEG KICK

더블레그 킥은 강력한 등 폄 운동이다. 등 폄근, 엉덩이와 햄스트링을 강화시키고 몸 전체의 보조를 필요로 한다.

### 방법

1. 엎드린 채 다리를 길게 하고 손을 등 뒤로 놓는다. 팔꿈치가 구부러져 있다. 매트 위에 한쪽 뺨을 올려놓아라.
2. 숨을 들이마시고 매트로부터 몇 인치 떨어진 곳에서 두 다리를 들어올린다. 발은 부드럽게 향하게 한다.
3. 숨을 내쉬고 양 다리를 굽히고 발뒤꿈치를 반동으로 엉덩이쪽으로 가져온다(a). 숨을 내쉴 때 엉덩이쪽으로 두 번 반동을 주고 숨을 마시면서 다리를 뒤로 뻗어준다. 다리는 동작내내 붙이고 있는다.
4. 숨을 들이마시면서 가슴을 바닥에서 들어올려 발뒤꿈치를 향해 다시 팔을 뻗으면서 고개를 돌려 똑바로 내려다보는 동안 다리를 뻗는다(b).

5. 숨을 내쉬면서 다른쪽 뺨을 매트 쪽으로 내린 상태를 유지하고, 팔을 굽히고 양 무릎을 굽혀 발뒤꿈치를 엉덩이 쪽으로 고동치면서 가져온다.

**반복**

각각 6번 반복하라.

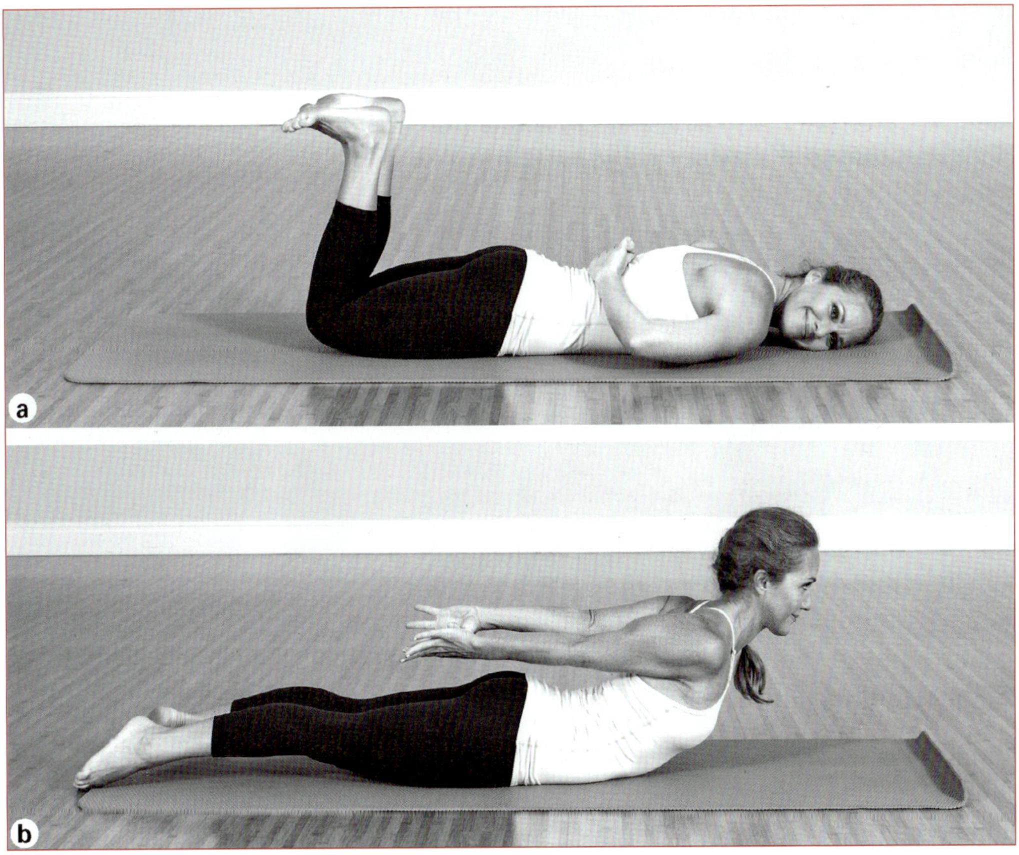

## 구르기, 분절화 및 균형 Rolling, Articulation, and Balance

구르기 운동은 체액 이동, 신체 및 호흡 조절에 의존하고, 물론 척추에서 구르는 능력에 의존한다. 그들은 척추 폄근을 스트레칭하고 코어를 조절해야 하는 사람에게 큰 도움이 될 수 있다. 그러나 목뼈 문제가 있는 사람들은 수행해서는 안된다.

### 롤링 라이크 어 볼 ROLLING LIKE A BALL

이 운동은 척추를 자극하고 안쪽 복부근을 사용하며 신체의 움직임과 호흡 흐름을 연결한다.

**방법**

1. 키가 크고 앉은 자세로 상체를 둥글게 하고 무릎을 구부린 다음, 발을 바닥에서 들어 올린다. 손바닥에 다리를 대고 팔을 감싸라(a).
2. 숨을 깊이 들이마시고 복근을 깊이 말아 잡아주고 등을 굴려 머리를 바닥에서 떨어지게 하고 척추에서 C-곡선을 유지한다(b). 운동하는 내내 구르는 자세를 유지하라.
3. 숨을 내쉰 다음, 앉은 자세에서 균형을 찾아라. 호흡을 사용하여 이 운동을 통제하고 점진적으로 흐르듯이 하라.

**반복**

6~8회 반복한다.

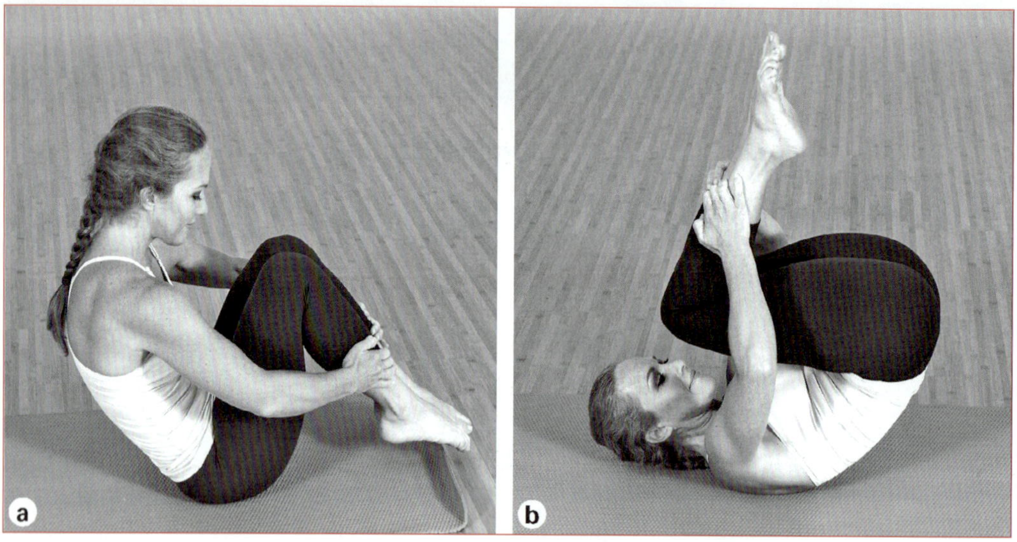

## 오픈-레그 로커 OPEN-LEG ROCKER

오픈 레그 로커는 균형과 조절이 필요한 동시에 코어 안정화와 척추 관절을 모두 사용하는 훌륭한 복부 운동이다. 배 근육을 깊게 집어넣은(deep scoop) 상태에서 상복부와 하복부를 순차적으로 조절한다. 이 롤링 운동을 계속하고 조절하려면 지속적인 호흡이 필요하다.
**참고**: 등 또는 목에 문제가 있거나 단단한 햄스트링이 있는 경우 이 운동을 롤링없이 균형 운동으로 사용하라.

**방법**

1. 다리는 어깨 너비로 하늘을 향해 뻗어 균형 잡힌 자세로 앉는다. 유연성이 있으면 발목을 손으로 잡고 똑바로 등을 유지하면서 다리를 완전히 펴라(a).
2. 숨을 깊이 들이마시고 안쪽 복부를 사용해 등을 둥글게 말고 허리에서 움직임을 시작하고 어깨로 다시 돌아온다. 머리가 매트에 닿지 않도록 주의하라(b).

3. 척추를 둥글게 유지한 상태에서 숨을 내쉰 후 시작 자세로 돌아온다. 잠시동안 균형을 잡는다.

### 반복

6~8회 반복한다.

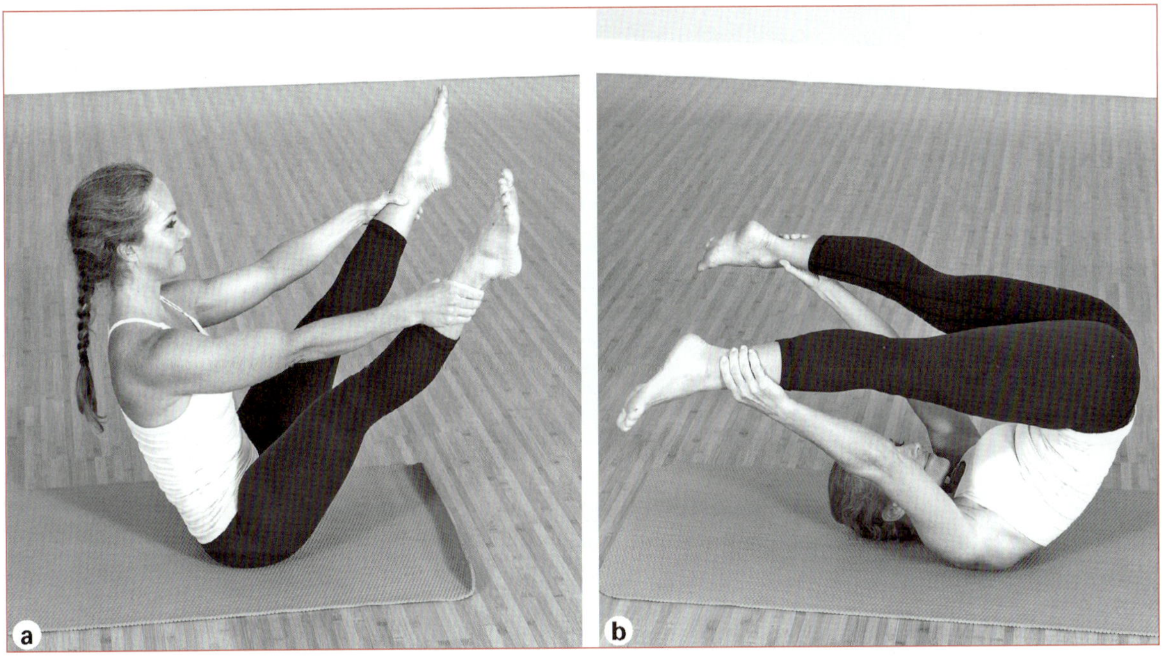


## 레그 풀 LEG PULL

레그 풀은 몸의 모든 부분을 활성화하면서 코어근력을 만들어 준다. 한쪽 다리를 바닥에서 들어 올리면 불안정이 증가되어 복부와 어깨에 더 힘을 주게 되고 가슴 근육이 펴지게 된다.

### 방법

1. 다리를 똑바로 쭉 뻗고, 코어에 깊숙한 곳까지 힘을 주고, 등은 가능한 똑바로 곧게 뻗고 앉는 것부터 시작하라.
2. 팔을 어깨 아래의 매트에 놓고 손바닥을 아래로 향하고 손가락이 옆으로 약간 바깥쪽으로 돌린다. 다리를 쭉 뻗고 발가락을 향하게 하여 엉덩이에서 매트를 들어 올린다. 발을 들거나 구르지 않고 발 전체를 바닥으로 누른다(a).
3. 숨을 들이마시면서 신체의 지지를 유지하고 복부에 힘을 준다.
4. 숨을 내쉬고 매트에서 한쪽 다리를 들어낸다(b).
5. 숨을 들이마시고 다리를 다시 매트로 내린다.
6. 발을 빼고 매트에서 다른 다리를 들어 올린다.

7. 숨을 들이마시고 다리를 다시 매트로 내린다.

**반복**

양쪽에 각각 3~5회 반복한다.

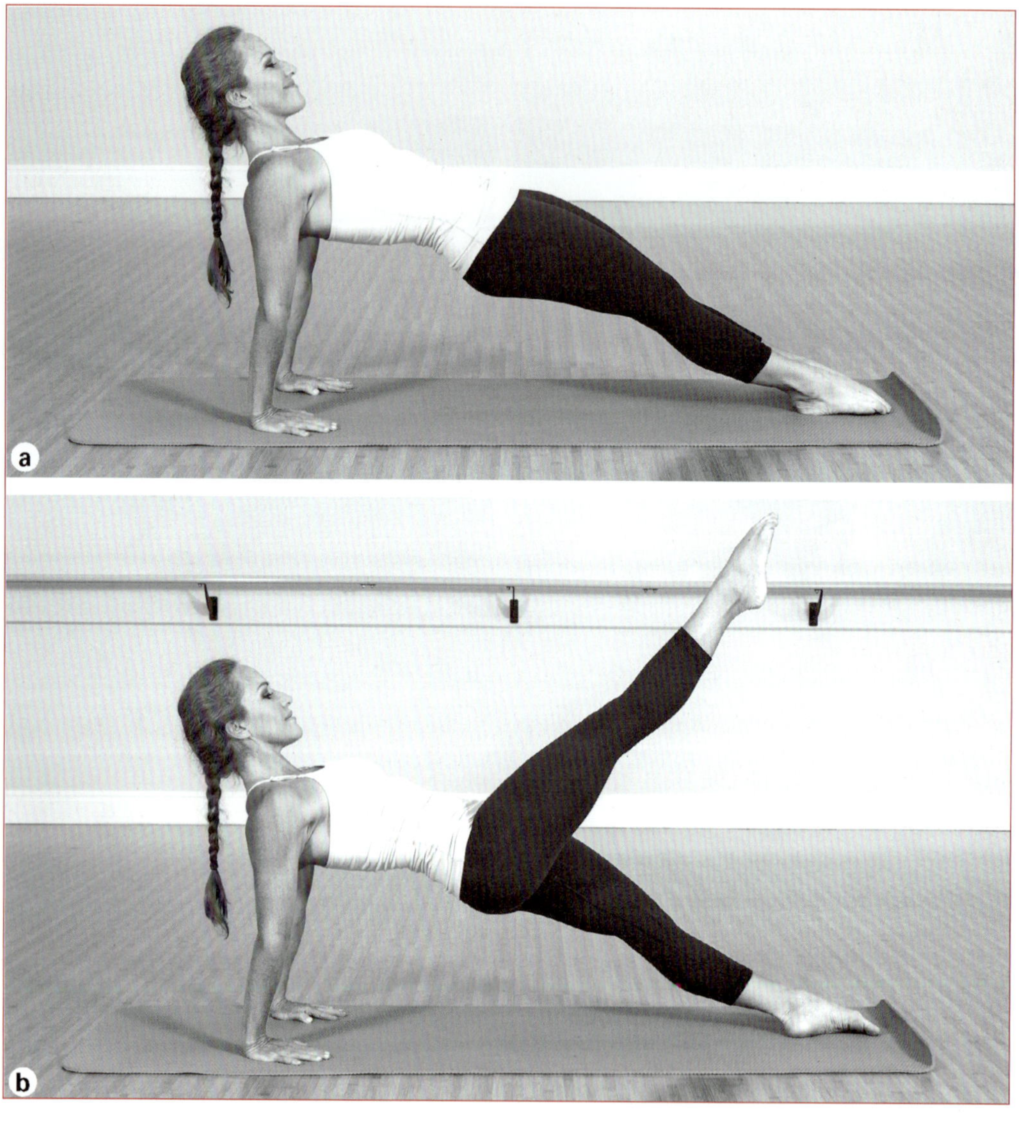

## 한쪽 방향의 스포츠 One-Sided Sports

플로리다에 사는 우리는 테니스와 테니스와 유사한 피클볼 선수들을 많이 본다. 이런 종목에 운동 선수들에 많은 체력을 요구한다. 테니스와 피클볼은 민첩성, 유연성, 균형, 운동 범위, 힘, 타이밍, 지구력이 필요하다. 만약 코어 근육이 약하면, 몸은 더 느려지고 더 빨리 지치게 되고, 다른 근육이 과도하게 사용되는 동시에 효율이 떨어진다.

많은 스포츠가 한쪽 방향의 운동이다. 이것은 라크로스, 테니스, 골프, 피클볼, 야구, 소프트볼과 같은 스포츠가 전형적으로 몸의 편측을 이용해 경기한다는 것을 의미한다. 대부분의 사람들은 양손잡이가 아니어서 한쪽, 반대쪽으로 때리는 대신 같은 쪽으로 계속 치거나 스윙을 한다. 그 결과, 많은 선수들이 우세한 쪽과 그렇지 않은 쪽 사이에 근육의 불균형을 가지고 있다. 이러한 불균형은 어깨, 등, 무릎, 엉덩이에 부상을 초래할 수 있다.

필라테스를 일방적인 스포츠를 하는 선수들의 프로그램에 포함시킬 때, 선수들은 훈련과 경기 중에 다음과 같은 5가지 중요한 변화를 경험했다.

1) 코어강도의 증가는 스트로크 조절, 전력, 속도를 향상시켰다.
2) 균형과 통제가 개선되어 반응 및 방향 변화가 빨라졌다.
3) 근육조절의 개선으로 과사용에 의한 부상이 방지될 수 있다.
4) 등과 햄스트링의 유연성 향상으로 전체 부상이 감소되었다.
5) 신체 인식 향상과 집중력 향상으로 전반적인 성능이 향상되었다.

우리는 코트와 경기장에서 그들이 하는 일의 균형을 맞추기 위해 이 운동선수들과 다음 그룹의 운동을 통합한다. 순서는 그들이 사용하려는 근육을 강화시키고 오픈시킨다.

## 머메이드 MERMAID

머메이드는 늑간근(일차 호흡 근육) 뿐만 아니라, 등 폄 근육과 허리네모근을 한방향으로 스트레칭하고 자극시킨다. 몸통의 온전함을 유지하기 위해서는 파워하우스가 반드시 관여해야 한다.

### 방법

1. 다리를 Z 자리 또는 다리가 서로 다른 자세로 앉는다. 숨을 들이마신 다음 준비하고 척추를 천장으로 길게 늘리는 것을 상상해 보라. 숨을 내쉬어 척추를 배꼽으로 당긴다(a).
2. 앞 다리의 반대쪽에 있는 팔부터 시작하라. 숨을 들이마실 때 팔을 귀에 대고 어깨를 이완시키고 머리를 뒷벽쪽으로 향하게 하여 머리를 위로 들어 올린다(b). 머리와 목이 앞으로 당기거나 떨어지지 않도록 하라.
3. 매트에 둔부를 단단히 고정하기만 하면, 무릎 뒤쪽에 가장 가까운 손이 무릎을 뒤로 당겨 허리네모근의 스트레칭을 증가시킬 수 있다.
4. 뻗은 팔과 함께 벽과 천장이 만나는 지점을 향해 손을 뻗는 것을 생각해 보라. 이렇게 하면 척추를 길게 유지하고 과도한 디스크 압박을 피할 수 있다.
5. 숨을 내쉬면서 시작 위치로 돌아간다.

### 반복

3~5회 반복한 다음 다리 위치를 변경하고, 다른 팔을 뻗어 운동을 수행하라.

### 조언

다리를 꼬는 위치를 선택하면 앞다리와 같은 쪽의 팔이 바닥에서 나란히 유지된다. 측면을 바꿀 때는 다른 다리를 앞쪽으로 건너라. 나머지 운동은 동일하게 유지된다.

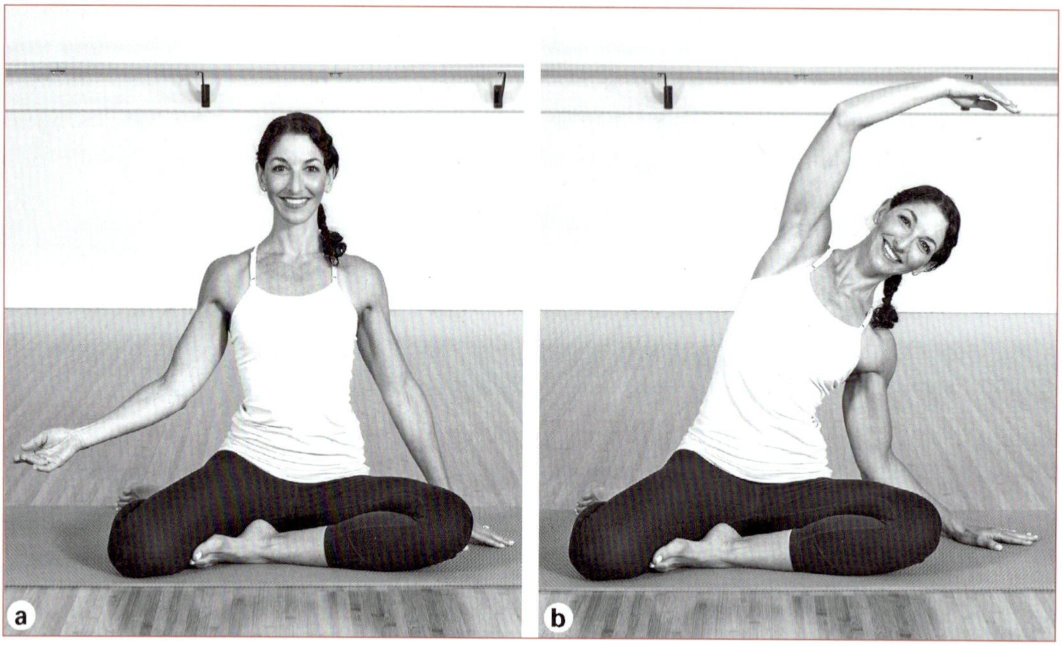

## 롤오버 ROLLOVER

롤오버는 조절에 중점을 둔다. 이 동작은 허리와 햄스트링을 늘려주고 복부근육을 매우 많이 사용하게 한다. 다리가 머리 위로 바닥에 떨어지지 않도록하고, 롤오버를 하기 전에 몸이 워밍업이 되어야 한다. 난이도가 높은 운동이고, 허리나 목에 문제가 있는 경우에는 하지 않을 수 있다.

### 방법

1. 바로 누운 자세에서 양팔은 옆구리 옆에 두고 손바닥을 아래로 향하게 한다. 목은 길게 하고 어깨와 귀 사이에 충분한 공간이 있으며 가슴이 열려 천장과 벽이 만나는 곳을 눈을 향하고 본다.
2. 무릎을 굽히고 발은 바닥에 붙인다(a). 다리를 테이블탑 자세로 만들고 나서 다리와 몸통이 90° 각도를 이루도록 천장을 향해 똑바로 뻗어준다. 꼬리뼈는 바닥에 붙인다(b).

3. 숨을 내쉬면서 골반을 바닥에서 띄우고 머리 위로 다리를 뻗어 발끝이 바닥에 닿게 한다.
4. 발이 바닥쪽을 향해 뻗어주면서 둥근 척추를 유지하면서 제일 상단에서 숨을 잠시 멈춘다(c).
5. 숨을 내쉬면서 척추를 매트쪽으로 다시 천천히 굴리는데 이때는 다리 사이 간격과 복부의 힘을 주는 것을 유지하면서 다리는 시작 자세로 내려준다(d).

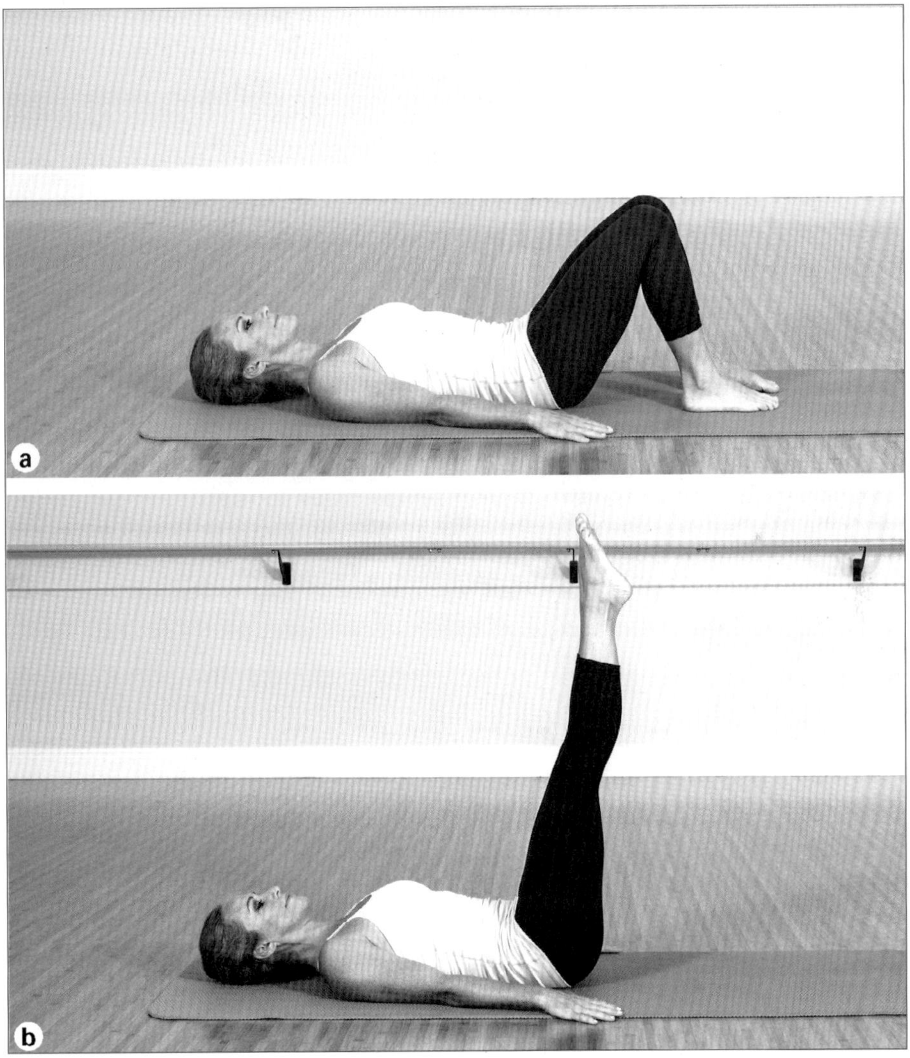

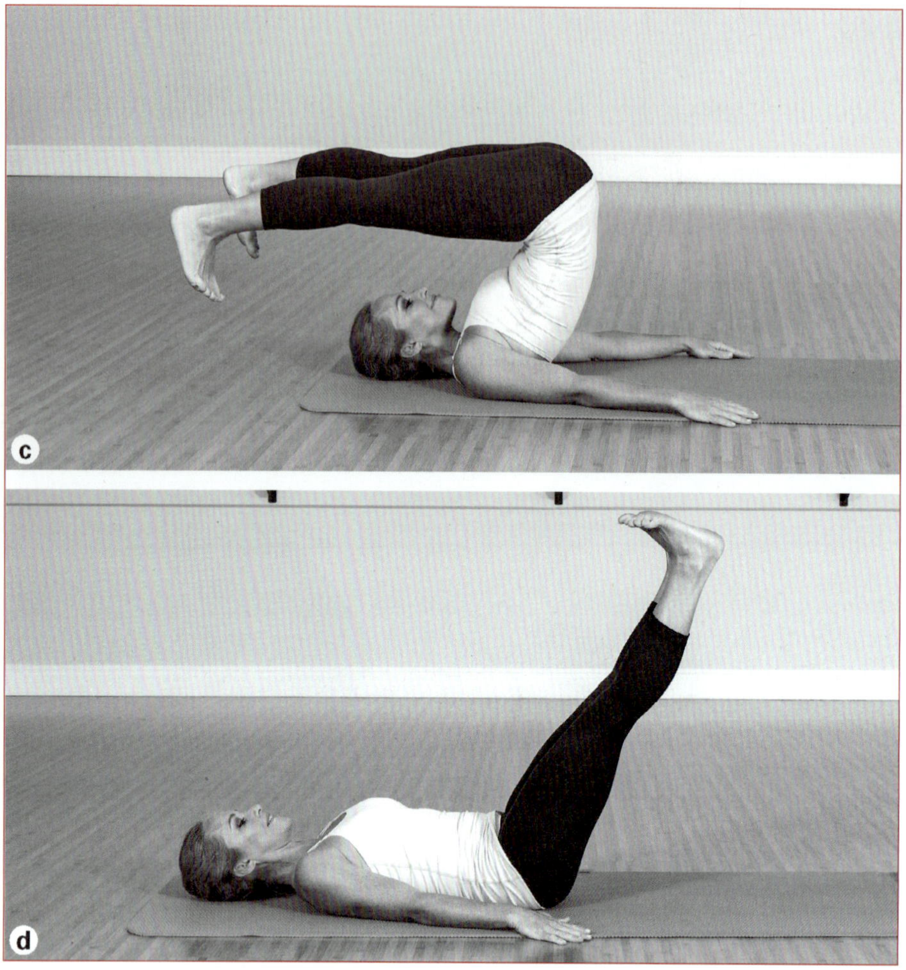

## 반복

3~5회 반복한 다음 반대로 시작할 때는 다리를 벌리고 머리 위로 넘어갈 때는 다리를 붙이는 데 이런 순서로 3~5회 시행한다.

## 응용 동작

이 동작을 단순화하려면 실제 롤 오버를 피하고 리프트 앤 로워를 수행하라.

1. 다리가 천장을 향해 뻗어 있고, 파워하우스가 완전히 잡혀있는 상태에서 등 전체가 바닥에 닿아 있는 상태에서 출발한다.
2. 다리를 약 45° 또는 목을 여전히 길게 늘리고, 눈을 앞으로, 가슴을 넓히고, 어깨와 등은 매트와 접하고, 코어가 깊이 작용하는 가장 낮은 지점까지 숨을 내쉬면서 내린다.
3. 숨을 들이마시면서 다리가 90° 각도로 돌아가고 발이 천장을 향하도록 한다.
4. 이러한 응용 동작은 코어를 더 활성화하고 허리와 목에 문제가 있는 사람에게 더 안전하다.

## 레그 풀 프론트 LEG PULL FRONT

레그 풀 프론트는 코어 근력을 만들어 주고 몸 전체에 자극을 준다. 플랭크에서 한 단계 발전된 형태이다. 한쪽 다리를 바닥에서 띄우면 불안정성으로 움직일 때 몸통과 골반을 안정적으로 유지하기 위해서 복부와 어깨에 많은 힘이 들어간다. 많은 근육이 자극될 때, 주요 목표인 종아리 근육에 느낌이 제일 먼저 올 것이다. 이차적으로 햄스트링, 엉덩이, 넙다리네갈래근, 사타구니, 복부, 어깨에 자극이 가해진다.

### 방법

1. 플랭크 자세에서 시작하고, 손은 어깨 바로 아래로 놓는다.
2. 숨을 들이마시면서 복부에 힘을 주고 몸을 유지한다(a).
3. 골반은 바닥과 수평을 유지한 상태에서 한쪽 다리를 매트에서 들어 올린다(b).
4. 들어 올린 발의 발가락은 접지된 발의 발꿈치보다 높지 않아야 한다.
5. 숨을 들이마시고 다리를 다시 매트로 내린다.
6. 숨을 내쉬고 다른 다리를 매트 위로 들어올린다.
7. 숨을 들이마시고 다리를 다시 매트로 내린다.

### 반복

양쪽에 각각 3~5회 반복한다.

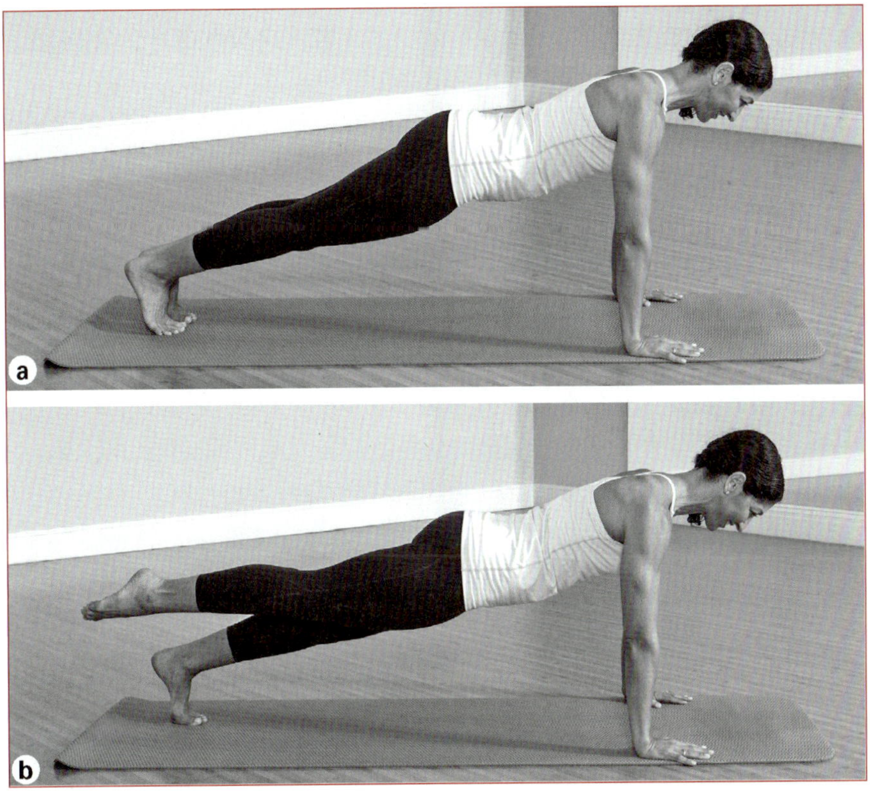

## 티저 시리즈 Teaser Series

티저는 필라테스 매트 운동 중 가장 어려운 운동 중 하나이다. 이것은 여러분의 몸 전체를 강화하고 모든 복부 근육, 척추 폄근과 엉덩관절 굽힘근을 사용하게 한다. 티저 프렙부터 시작한다.

티저 프렙과 완전한 티저 운동은 가속도를 내서 시행하는 것을 막거나 허리 염좌를 예방하기 위해 동작을 할 때 척추의 완벽한 분절화를 통해 허리 폄근과 복부 근육을 강화하는 데 목적이 있다. 티저 프렙과 완전한 티저 운동에서 유념해야 할 한가지는 호흡이 동작을 정확하게 들어오고 나가는 데 도움을 준다는 것이다. 항상 준비할 때는 숨을 들이마시고 동작을 시행할 때는 숨을 내쉰다.

### 티저 프렙 TEASER PREP

티저 프렙은 완전한 티저와는 달리 훌륭한 입문 운동이다. 티저 프렙은 필라테스 동작을 막 시작하거나 햄스트링, 엉덩이 굴곡근, 넙다리네갈래근 또는 등이 긴장된 경우에 좋다. 다리를 꽉 쥐는 동안 다리모음근이 작동하는 것을 느낄 수 있다.

#### 방법

1. 매트에 바로 누운 자세를 취하고 다리는 테이블탑 자세를 만든다. 숨을 마시면서 양팔을 머리 위로 올리고 턱은 가슴쪽으로 붙이고 위쪽 등은 매트에서 띄워라(a). 어깨는 내린 상태를 유지하고, 어깨뼈(견갑골) 쪽에는 힘을 준다. 이것은 롤업과 비슷한 동작이다.
2. 무릎과 다리를 테이블탑 자세를 유지하는 동안 몸은 끝까지 올라와서 발가락 쪽을 향해 뻗어준다. 올라가는 동작에서 숨을 내쉬면서 몸을 들어올리면서 양손을 옆구리를 지나 발끝을 향해 뻗어준다(b).
3. 가속력(반동을 이용하기)이 아닌 복근과 내쉬기를 사용하라.
4. 상단에서 숨을 들이마셔 준비한 다음, 아래 복근부터 시작하여 내릴 때 숨을 내쉰다. 복부 조절을 사용하여 각 척추를 매트에 순차적으로 떨어 뜨린다.
5. 위쪽 척추를 굴리면 팔이 다시 옆으로 이동한 다음 머리 위로 올라간다. 어깨를 아래로 유지하고 갈비뼈가 튀어 오르지 않도록 하라.

#### 반복

숨을 마시면서 준비하고 내쉬면서 3번 더 반복한다.

#### 조언

힘이 세지게 되면, 유동성을 목표로 쉬지 않고 컬업과 롤다운을 리듬감 있게 할 수 있다.

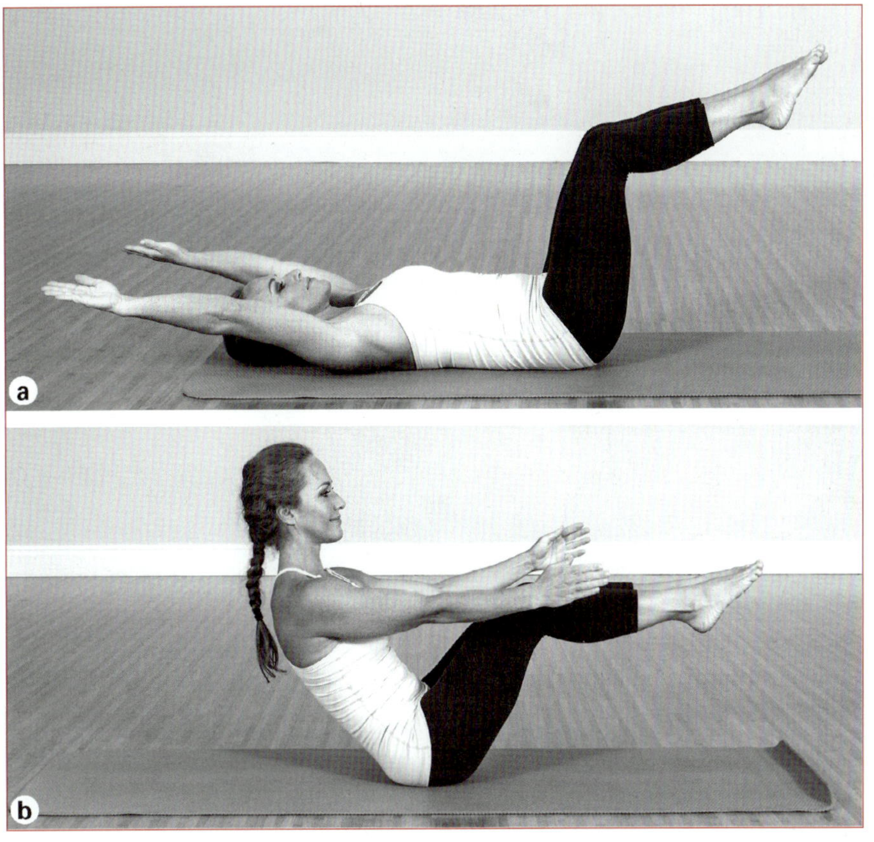

## 티저 TEASER

티저는 티저 프렙보다 더 어려운 동작이다. 티저 프렙이 척추 폄근과 코어를 강화시키는 것처럼 완전한 버전도 마찬가지다. 또한 엉덩관절굽힘근, 넙다리네갈래근, 엉덩관절모음근과 햄스트링의 협응이 필요하다. 티저 프렙을 마스터하면 이상적으로 이 운동으로 넘어가고 싶을 것이다. 혹시 허리 질환이 있다면, 얼마나 오랫동안 필라테스를 배웠는지에 상관없이 이상적인 운동이 아닐 수도 있다. 프렙의 응용 동작을 하거나 다른 운동을 선택하는 것이 좋다.

### 방법

1. 바로 누운 자세에서 팔을 90° 뻗어준다(a). 변형동작으로는 티저 프렙과 같은 자세로 시작한다.
2. 숨을 마시면서 귀를 따라 팔을 뻗어준다(b).
3. 숨을 내쉬면서 양팔을 T자가 되도록 바깥쪽으로 뻗으면서 살짝 고개를 끄덕인다(c). 상체와 하체가 말아 올라갈 때 복부 근육을 위 아래쪽으로 집어넣는 것을 기억해라. 발가락을 지나 손끝으로 계속 뻗어 어깨가 아래로 향하도록 하여 몸이 V자 모양이 되도록 한다.

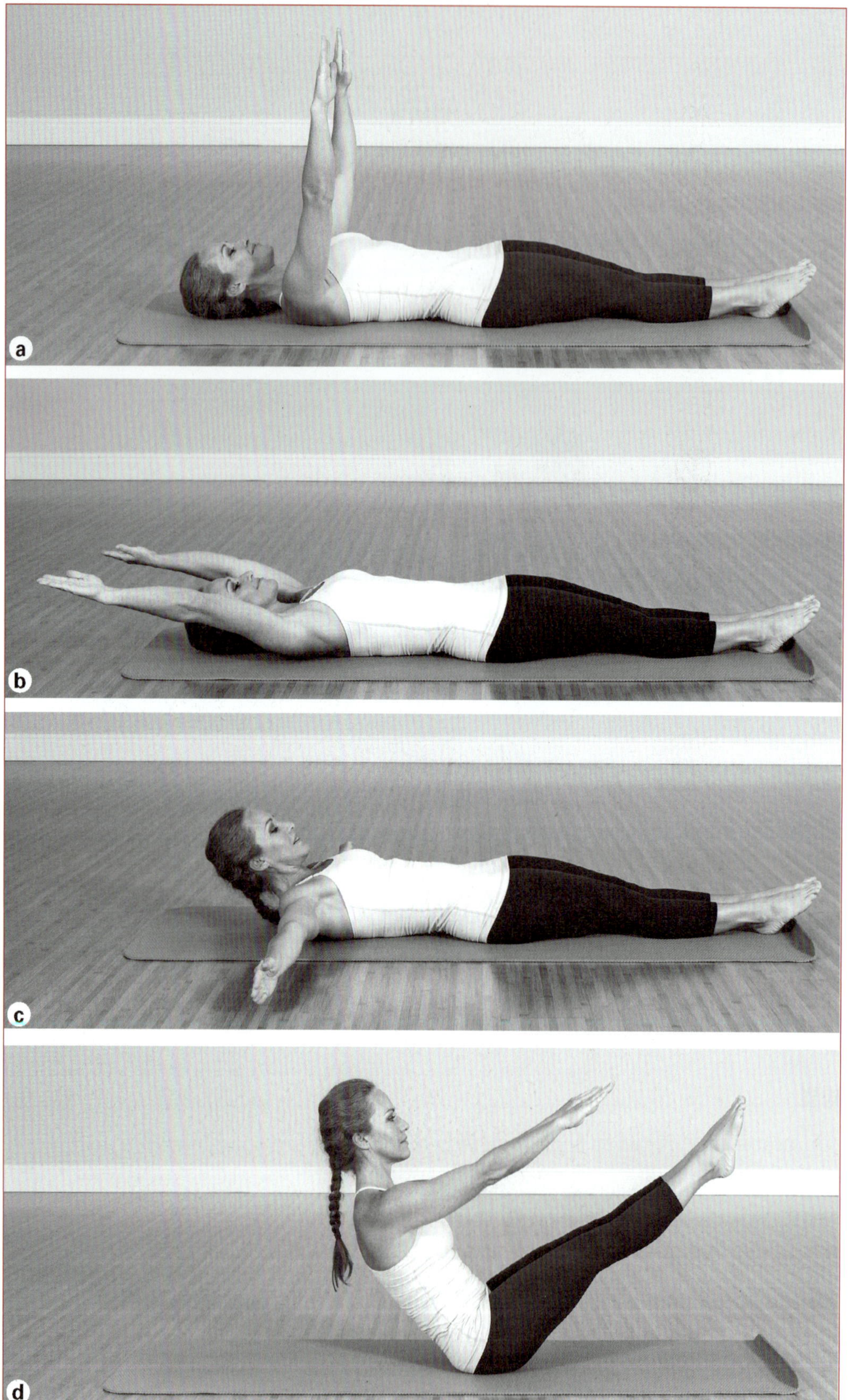
a
b
c
d

4. 제일 위쪽으로 왔을 때 숨을 마시고 가슴을 펴주고, 머리를 들어올려줘서 척추가 길게 늘어나게 한다(d).
5. 숨을 내쉬면서 다시 롤다운을 하고, 양팔은 상체와 하체가 동시에 아래로 내려가기를 시작하면 T자를 취하고 난 다음에 90°를 만든다.

**반복**

3번 반복한다.

## 필라테스 푸쉬업 PILATES PUSH-UP

필라테스의 팔굽혀펴기는 진보된 움직임이다. 지금 시행할 수 있지만, 이 동작을 완전히 수행하는 데 필요한 코어 및 팔의 강도와 안정성을 구축하는 데 시간이 걸린다는 것을 알고 있다. 팔굽혀펴기를 추가하기 전에 플랭크자세를 60초 동안 유지하라. 필라테스 팔굽혀펴기는 코어, 가슴 및 어깨 근력을 발달시킨다. 골반을 안정시키고 햄스트링, 둔부, 종아리를 강하게 자극시킨다.

**방법**

1. 스탠딩 위치에서 150페이지의 스탠딩 롤 다운 동작 지침에 따라 롤 다운을 완료하고 손바닥을 매트에 놓는다.
2. 손을 앞으로 걸어 높은 플랭크자세 위치로 이동한다. 손목, 팔꿈치 및 어깨가 일직선이 되도록 손을 정렬해야 한다. 엄지손가락은 겨드랑이와 정렬되어 가슴 전체에 공간을 만들고 손바닥이 넓게 펼쳐놓는다. 발 뒤꿈치가 뒷벽쪽으로 닿아 햄스트링과 종아리가 자극되어야 한다(a)
3. 숨을 마시고 팔꿈치를 몸의 중간까지 굽혀 가슴을 매트쪽으로 내리게 한다. 이때는 목이 잡아 당겨지거나 등이 아치가 생기거나 내려가지 않게 하면서 몸과 머리 그리고 목이 같이 움직이도록 한다(b). 이것을 3개 세는 동작으로 생각하여, 세 분절로 나눠서 숨을 마시고 바닥쪽으로 몸을 내리고, 내쉬면서 푸쉬업을 하고 플랭크 자세로 돌아온다.
4. 2~3번 반복한 다음 손바닥을 다시 발쪽으로 걸어가서 서 있는 자세까지 롤업한다.

**반복**

전체 시퀀스를 3번 반복한다.

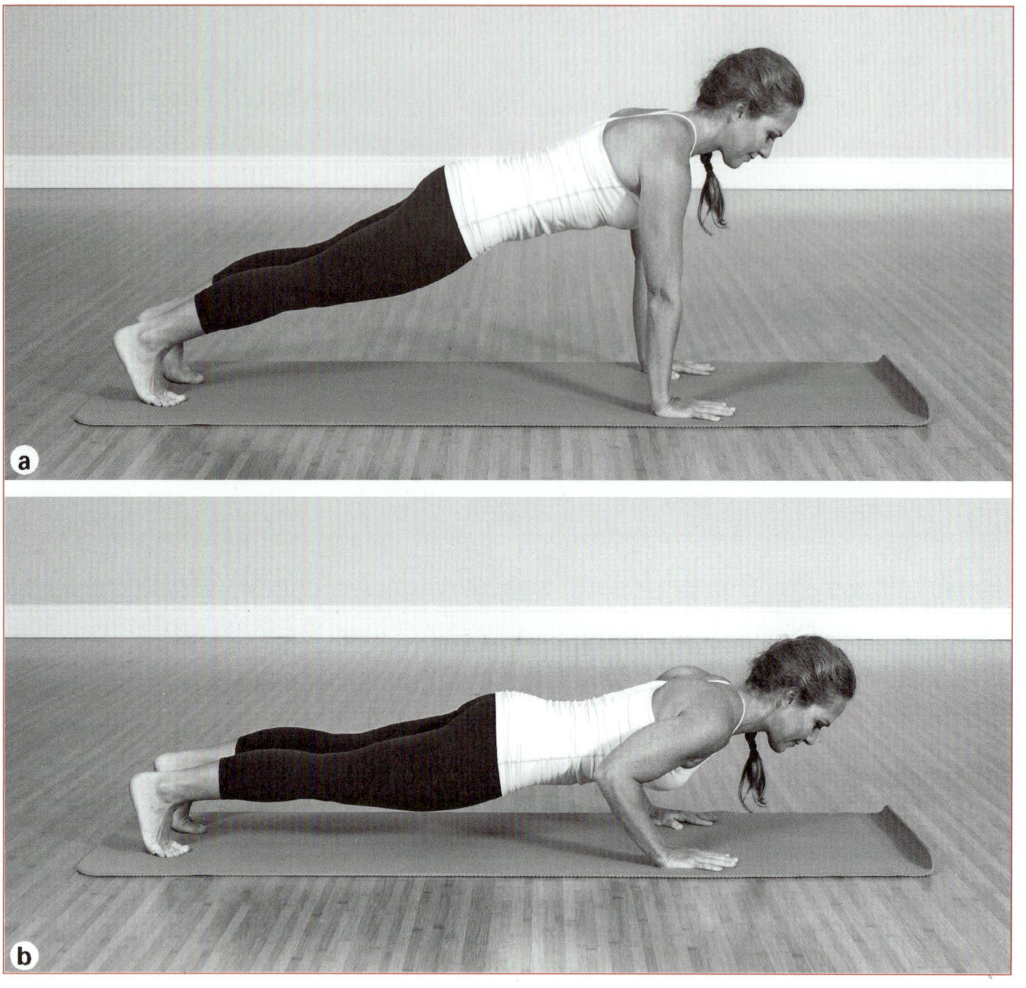

## 시작과 끝 Beginning and End

스탠딩 롤다운은 운동 시작과 끝에서 사용할 수 있다. 이것은 다른 운동을 하기 전에 준비운동의 역할을 하며 필라테스 운동이 끝날 때 여러분을 다시 서게 하는 데 사용될 수 있다. 스탠딩 롤다운은 자세를 가다듬기 위한 완벽한 운동이다.

## 스탠딩 롤다운 STANDING ROLL-DOWN

이 운동은 척추관절과 복부조절을 장려하며 등과 햄스트링을 스트레칭하는 데도 사용될 수 있다.

### 방법

1. 몸을 따라 팔을 뻗어 높이를 세우고 발은 평행하게 한다(a).

2. 준비하기 위해 숨을 들이마시고, 머리를 앞으로 굴리면서 천천히 경추와 흉추를 통해 몸을 둥글게 돌리면서 숨을 내쉬며, 마치 몸이 벽에서 벗겨지는 것처럼 한다.
3. 손과 팔이 바닥을 향해 아래로 내려가도록 아래쪽 요추를 통해 계속 진행하라(b).
4. 바닥에서 숨을 들이마시고 숨을 내쉬면서 몸이 높이 올라올 때까지 가상의 벽을 위로 움직여 각 척추를 다른 척추 위에 쌓아 올린다.

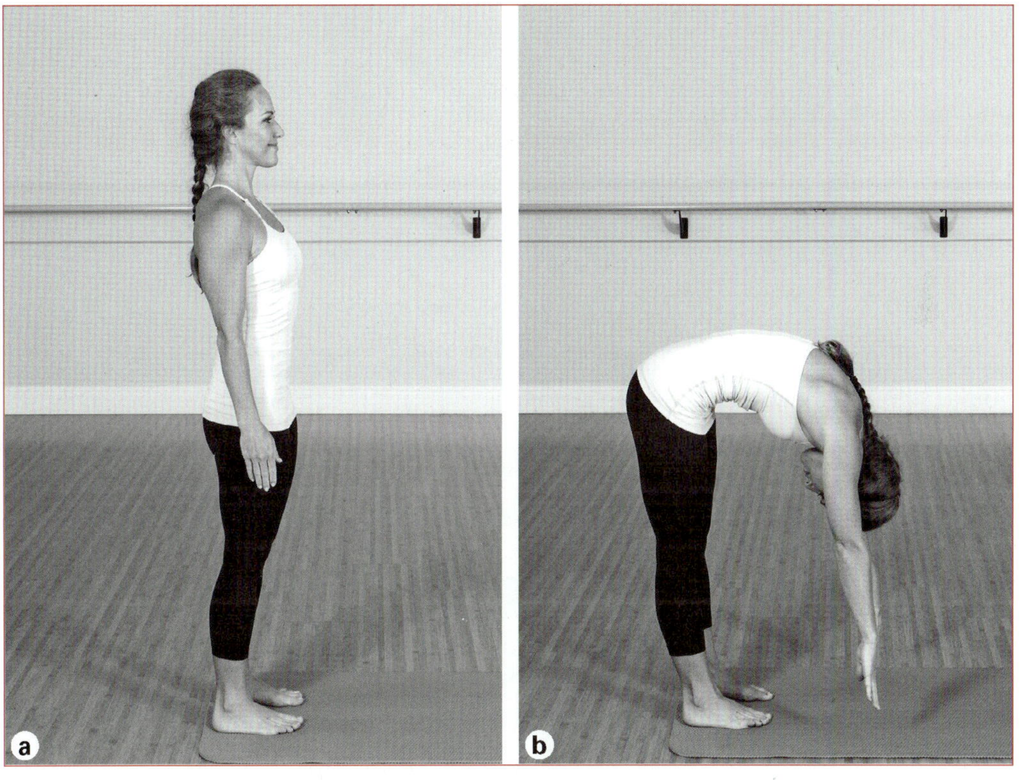

## 필라테스 매트 운동에 소도구 추가하기

Adding Props to Your Pilates Mat Work

소도구를 사용하면 필라테스 운동에 흥미로운 역동성을 부여할 수 있다. 다양한 소도구를 사용할 수 있지만, 가장 쉽게 찾아서 사용할 수 있는 세 가지 도구를 살펴보겠다.

### *미니 루프밴드*

- 누운 자세에서 허벅지 주위에 다리와 발이 벌어지지 않도록 무릎뼈와 넙다리뼈를 집중시키는 데 도움을 준다.

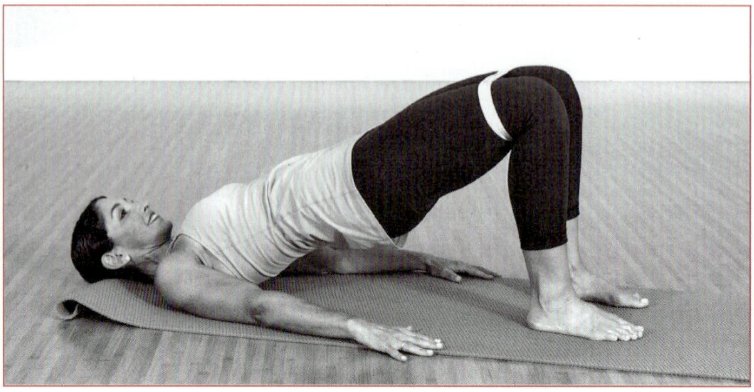

- 다리를 당기는 등의 플랭크 동작시 발목 주위에 밴드를 두어 저항력을 높이고 난이도를 높인다.

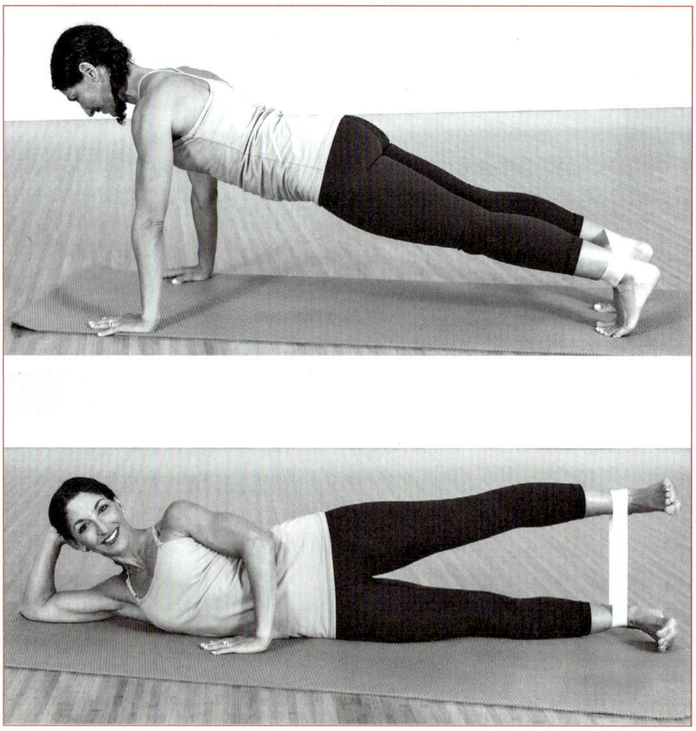

*미니 피트니스 볼 또는 플레이그라운드 볼*

- 허벅지 사이에 9인치(23cm) 피트니스 볼을 잡고 등 근육과 척추 트위스트와 같은 코어 운동을 수행하는 동안 다리모음근을 자극한다.

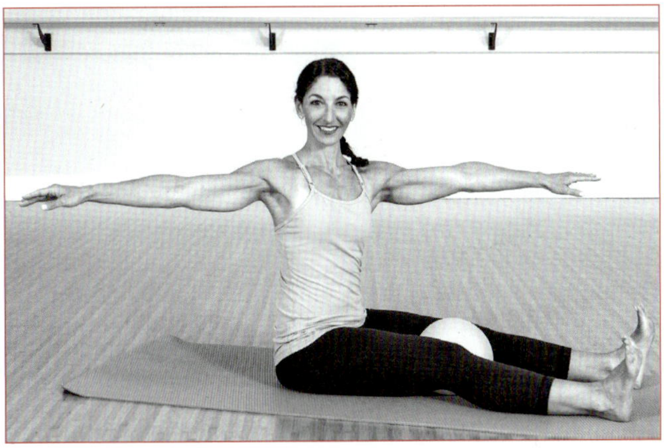

- 플랭크와 푸쉬업을 위해 허벅지 사이에 공을 고정시켜 코어를 더 자극해라.

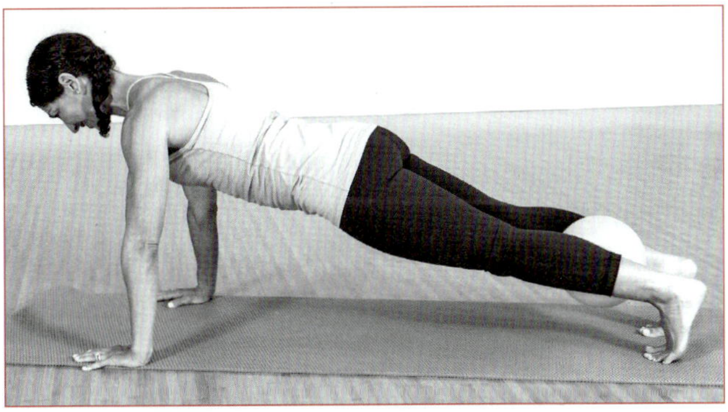

- 무릎을 구부리고, 발을 엉덩이 거리만큼 벌리고, 발 뒤꿈치를 내리고, 발을 구부린 자세로, 공을 허리 근처의 아래쪽 등에 놓는다. 이렇게 하면 등을 안정시키고 코어에 더 자극을 가하기 위해 약간 폄에서 굽힘으로 이동할 수 있다.

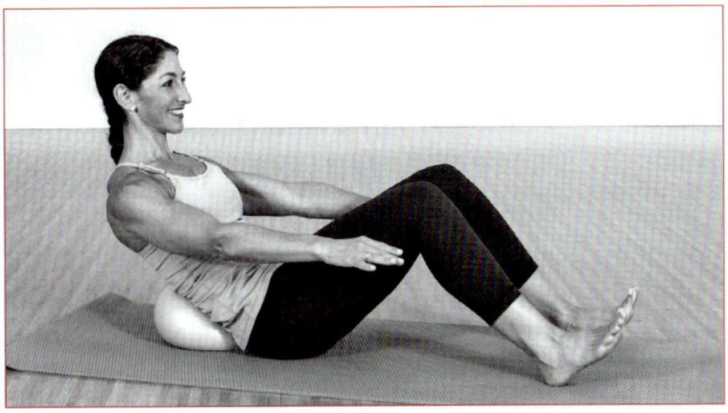

- 바로 누운자세에서 코어 운동 시 양손 사이에 공을 끼우면, 가슴과 어깨가 활성화된다.

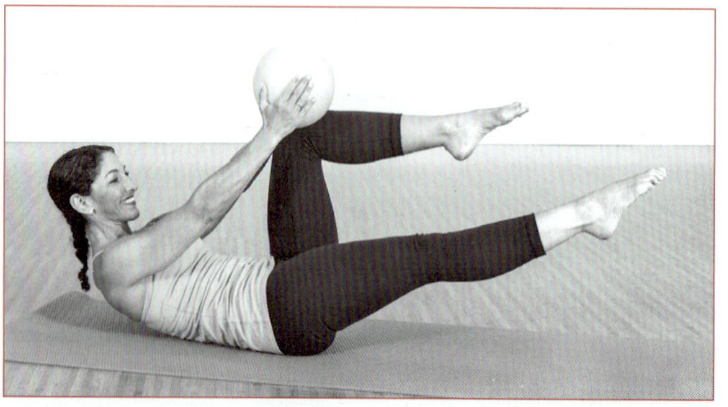

- 머메이드 또는 쏘우를 하는 동안 공을 손 아래에 놓으면 운동 범위가 증가하여 유연성이 향상된다.

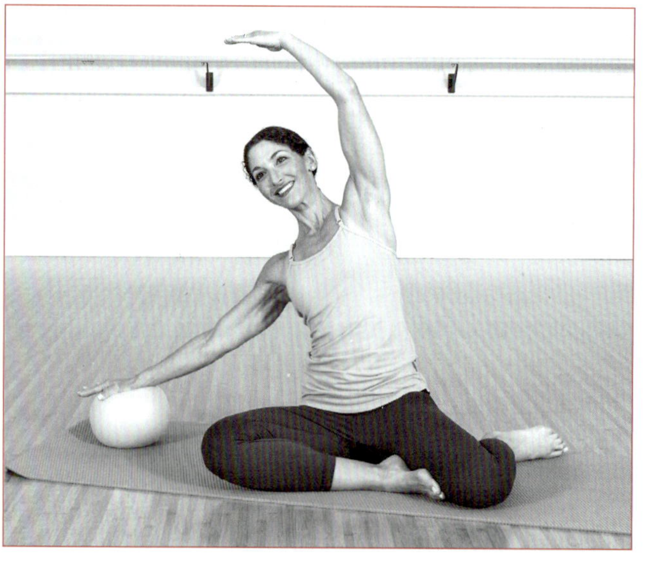

- 측면 다리 시리즈의 응용 동작 동안 발목 사이에 공을 쥐고 안정성에 도전하라.

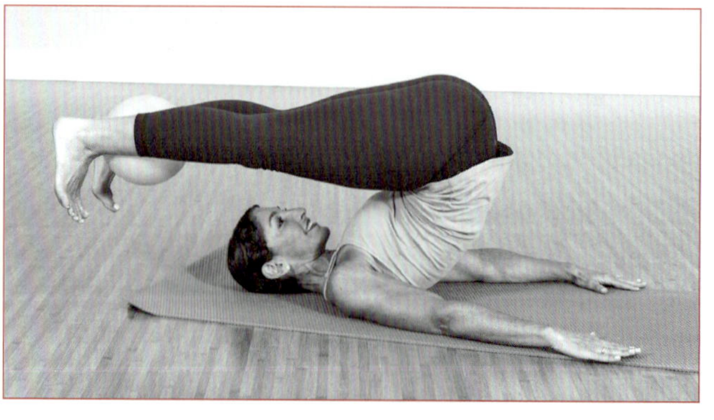

### *큰 피트니스 볼*

- 브릿지를 수행하면서 발을 공 위에 올려놓고 공을 안정적으로 유지하기 위해 노력하면 햄스트링과 둔부의 일이 늘어난다.

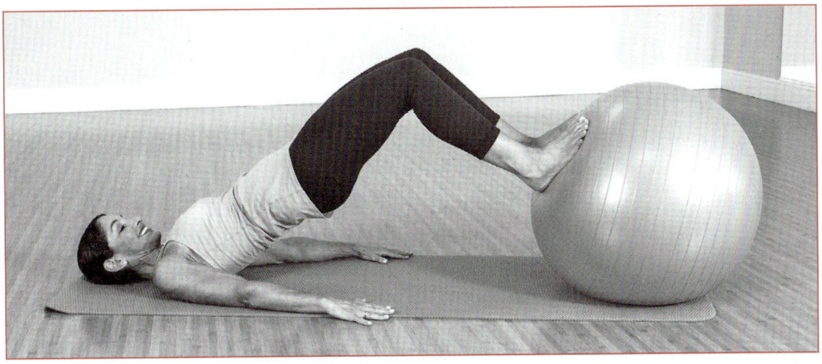

- 일단 다리를 놓을 수 있는 마지막 위치에 있게 되면, 여러분은 엉덩이 높이를 유지하면서 공을 몸에서 멀리 놀리시 여러분의 햄스트링 운동에 훨씬 더 큰 도전을 더할 수 있다.

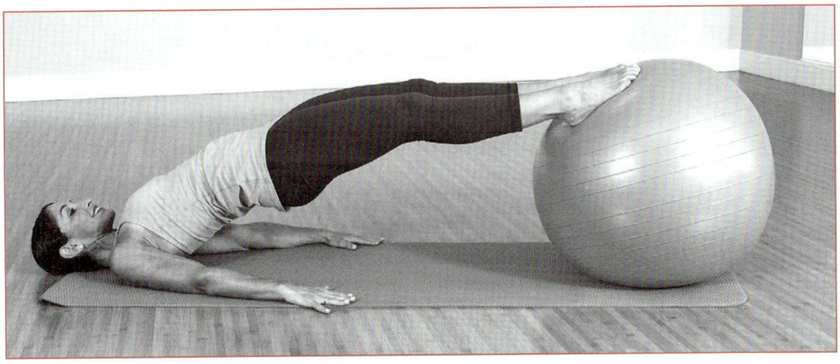

- 공 위에 엎드려 누워 폄(예: 스완)을 하면 코어를 지지하면서 중·상부 등뼈를 보조하고 강화할 수 있다.

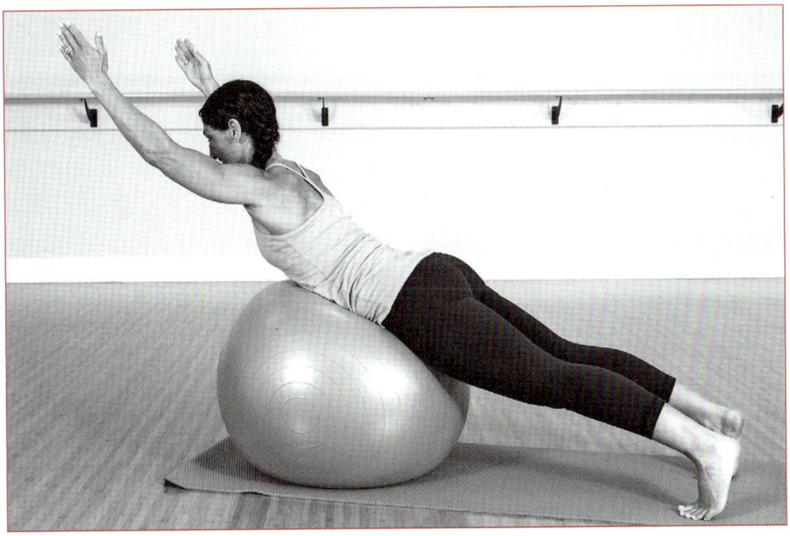

- 무릎을 꿇은 상태에서 공을 몸 옆에 놓고 엉덩이와 수평을 맞추어라. 가쪽 굽힘(예: 머메이드)으로 이동할 때 공을 사용하라.

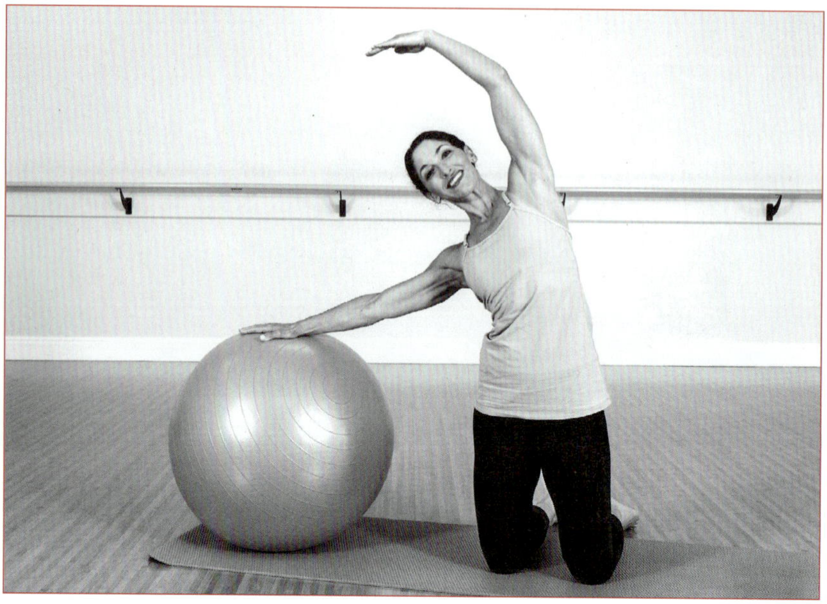

- 큰 볼 위에 하체를 올려서 푸쉬업 난이도를 높인다. 공이 발목에 가까울수록 운동이 어려워진다. 이는 난이도가 더 높은 동작이다. 적절한 정렬을 유지할 수 있다는 확신하는 경우에만 수행한다.

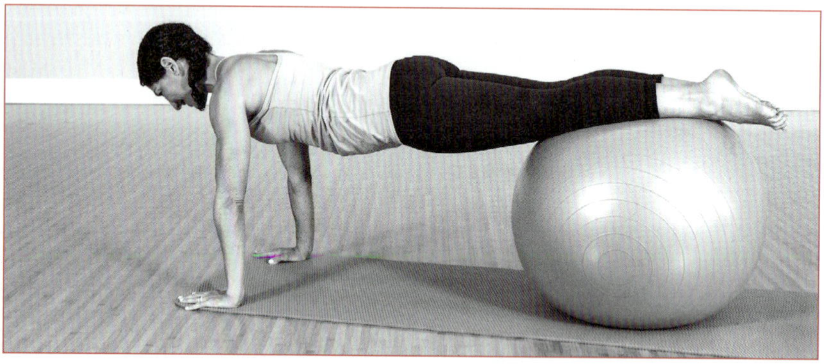

## 다음 단계

필라테스 수행을 통해 진전이 되면, 책에 나와있는 다른 운동들을 더 유동적이고 수행하기 쉬워질 것이라는 것을 알게 될 것이다. 호흡은 질 높은 움직임을 수행하기 위해 필수라는 것을 기억해라. 6장으로 들어가서 메디신볼과 저항 서킷을 통해 배우면서 필라테스 원리를 사용해 동작의 질을 높이고 최대의 결과를 만드는 것을 잊지 말아야 한다.

# 6 메디신 볼과 저항밴드를 이용한 훈련

# Training With Medicine Balls and Resistance Bands

저항운동은 덤벨과 바벨에 제한되지 않는다; 이것은 또한 훈련세션의 목표에 따라 메디신 볼과 저항밴드를 포함할 수 있다. 우리 선수들은 종종 훈련의 다양한 측면을 다루기 위해 저항밴드, 메디신 볼, 덤벨, 바벨을 사용한다.

## 저항 도구 및 7개의 기둥

## Resistance Tools and the Seven Pillars

제1장에서 논의한 바와 같이 우리의 일곱 가지 훈련 기둥은 힘, 유연성, 가동성, 안정성, 선력, 속도 및 민첩성을 포함한다. 이들 중 어느 한 분야에서든 가장 큰 성공을 거두기 위해서는 적절한 기초가 필요할 뿐만 아니라, 이것에 도달하기 위한 최고의 도구를 사용해야 한다.

여러분의 힘이나 유연성을 향상시키기 위해 최신의 최고의 도구로서 소개된 도구들이 부족하지는 않지만 많은 경우, "최신의 최고의" 도구들은 유행일 뿐 꼭 필요하진 않다. 오해하지 마라, 때때로 성능 향상에 도움이 되는 새로운 도구들이 만들어지지만, 대부분의 사람들은 몇 가지 도구와 소품만 있으면 성공할 수 있다. 이 장에서는 필라테스 시행에 힘을 기르는 데 도움이 되는 메디신 볼과 저항밴드를 이용한 기본적인 운동 패턴을 알려준다.

# 메디신 볼과 필라테스
Medicine Balls and Pilates

필라테스는 강력한 코어의 힘, 신체 인지, 유연성, 지구력을 증가시킨다. 운동의 일부로 메디신 볼을 사용하는 이점은 모든 핵심 영역을 발전시킨다는 것이다. 다양한 면에서 밴드나 공으로 운동을 할 수 있기 때문에 비교적 쉽게 유동적인 움직임 패턴을 만든다. 단지 하나의 면에서만 움직임이 일어나지 않기 때문에 운동선수의 기량을 높이는 데 메디신 볼 사용은 핵심요소라는 것을 알 수 있다.

## 왜 메디신 볼을 사용했을까? Why Would I Use a Medicine Ball?

메디신 볼은 수 세기 전부터 존재했으며, 무거운 바위를 제외하고는 가장 오래된 훈련도구 중 하나이다. 검투사들이 훈련을 할 때 메디신 볼을 사용한다는 이야기를 들었으며, 미 육군사관학교인 웨스트 포인트에서 200년 넘게 메디신 볼을 이용한 훈련을 해오고 있다.

이 모든 세월이 지나도 메디신 볼이나 메드볼은 여전히 훈련을 위한 가장 간단하고 효과적인 도구 중 하나일 것이다. 여러 종류의 메디신 볼 운동은 웨이트나 케틀벨과 다르게 스포츠에서의 움직임을 복제할 수 있고, 메드볼은 던지고 잡을 수 있다.

## 메드볼이란 무엇인가? What Is a Med Ball?

무게가 지나치게 큰 피트니스볼과 혼동하지 않도록 메디신 볼은 무게 1파운드(4kg)에서 100파운드(45kg)이상에 이르는 단단한 공이다. 자몽크기부터 비치볼까지 사이즈가 다양하며, 질감은 매끄러운 것부터 홈이 있는 것까지 다양하다.

딱딱한 껍질과 안에 공기가 있는 공은 벽에 던져 반동되는 동안에 당신의 반응 발달을 만들어 줄 수 있다. 반면 '메드볼'은 겉모습이 매끈해 땅에 쾅 부딪쳐도 튀지 않는다. 이것은 본질적으로 튀지않고, 힘을 발생시키는 근력운동에 더 유용하다.

## 메드볼의 장점 Med Ball Benefits

메드볼의 가장 좋은 장점은 한마디로 파워이다. 메디신 볼은 모든 운동선수에게 중요한 요소인 폭발력을 키우는 데 도움을 주는 던지기와 잡는 훈련을 시행한다. 메드볼은 파워와 폭발력에 대한 즉각적인 피드백을 제공한다. 메디신 볼은 유연성을 길러주고 파워하우스를 강화를 도와준다.

메디신 볼 훈련은 심혈관계 체력 상승, 근지구력과 근력 증가, 스피드와 파워를 미세 조정을 통해 경기력에 긍정적인 영향을 미칠 것이다. 주간 프로그램에 몇 가지 메디신 볼 훈련을 통합하면 경기장이나 코트에 대비할 수 있는 훈련패턴을 완성할 수 있다. 가장 큰 차이를 만드는 것은 훈련의 작은 부분이라는 것을 항상 기억해야 한다. 메드볼 운동은 단순히 한쪽 면에서 하지 않고 다양한 면에서 훈련을 할 수 있기 때문에 성공 가능성을 높이는 가장 쉬운 방법 중 하나이다. 모든 스포츠가 동일하게 활동을 하는 것이 아니기에 필요로 하는 움직임도 다르다. 메드볼 훈련은 모든 포지션에서 몸이 활동할 수 있도록 준비시켜 줄 것이다.

## 메드볼의 선택 Selecting a Med Ball

메디신 볼을 고를 때, 우선 튕기는 것이 필요한지 아닌지를 결정하라. 그런 다음 원하는 운동을 생성할 수 있을 만큼 무거우면서도 너무 무겁지 않아 연습 중에 폼이 저하되지 않는 강도의 무게를 선택하여야 한다. 6파운드(2.7kg)보다 무거운 공을 사용해야 하는 선수들은 극히 적다. 그리고 안정성(보조)근육 향상에 초점이 있음을 기억해야 한다.

더 무거운 공을 사용하는 것 외에도 다음과 같은 방법으로 생산성을 높이고 결과를 개선할 수 있다.

1. 움직임의 복합성을 증가시킨다.
2. 동작 속도와 노력의 강도를 높인다.
3. 가속도를 높여 더 높은 강도로 던진다.
4. 연습과 훈련의 강도를 높이기 위해 세트 또는 두 세트 사이의 반복 횟수를 늘리거나 휴식 기간을 줄인다.

### 코칭 조언 Coaching Tip

우리는 메디신 볼 훈련을 보조근육의 초점을 맞추어 저항운동에 사용하는 방법을 운동선수에게 소개한다. 우리의 목표는 큰 근육에만 의존하여 운동을 일으키지 않고 보조 근육을 활성화하고 안정성을 제공하는 것이다. 이런 이유 때문에 우리는 축구 선수를 훈련할 때에도 보통 볼의 무게를 3.6kg (8파운드)로 제한한다.

1995년 시카고 불스에서 첫 번째로 인턴쉽을 할 때 주로 메디신 볼을 다루었다. 그 시절, 수석 체력 코치인 AL Vermeil은 프로 선수들이 연습을 마친 후 지역 아이들을 베르토 센터(시카고 불스의 옛 고향)에 초대했다. 이 아이들은 더 나아지려는 운동선수들이였다. 그들은 힘과 스피드훈련을 해왔고, 젊은 선수들이 많았다. 나와 함께 작업을 수행한 첫 번째 선수는 Zach였다. Jach는 몇 파운드를 줄여야 했고, 기초근력을 개발해야 했다. 나는 매일 그에게 반복적이지만 효과있는 메디신 볼 순환운동을 시켰다. 첫날, 그는 공간의식이 없었고 거의 한 번의 스쿼트를 할 수 없었다. 60일이 지난 후, 그는 순환운동을 흠잡을 데 없이 수행했을 뿐만 아니라, 75%의 노력, 50야드(46m)

템포를 던질 때마다 달리고 있었다. 그는 젖살을 잃었다. 외부 부하를 추가할 때 그는 밸런스 보드에 쭈그리고 앉기 시작했고, 충분히 자크가 성공해냈다. 흠잡을 데 없는 스쿼트를 수행했을 뿐 아니라 밸런스보드에서도 중립적인 정렬을 유지했다. 그가 열심히 성취한 것은 대단한 진보였다. 모두가 그가 스쿼트가 가능해졌다는 것을 알았지만, 우리는 그가 그 전 달에는 꿈에도 꾸지 못했던 위치를 안정시킬 수 있다는 것을 알고 있었다. 이것은 결국 자크를 고등학교에서 우세한 축구선수로 만든 긴 진행의 첫걸음이었다.

## 메디신 볼 운동
Med Ball Exercises

여기에 있는 메디신 볼 순환훈련은 효율성과 근력을 증가시킬 수 있고 다방향에 대해 훈련이 가능하다. 운동선수들은 두 가지 방법으로 순환운동을 할 수 있다. ① 한 곳에 서서 연속해서 각 동작을 완성한다. ② 공을 떨어뜨리고, 20야드(18m)를 왕복해서 공을 집어 들어 동작을 완료하면, 다음 동작을 시행한다. 두 번째 변화는 더 많은 조건화를 제공하며 전체 목표를 변경하지 않고 서킷을 변화시킬 수 있는 방법을 제공한다.

이 장에서는 서 있는 서킷 2개, 코어를 작동하는 반듯이 누운 서킷 1개, 엎드린 서킷 1개 등 4개의 서킷으로 구성된 프로그램을 개략적으로 설명한다. 메디신 볼 서킷을 시행할 때 바로 선 자세에서 시작하고, 동작을 크게 할 때 복합적인 움직임에 초점을 맞춘다. 이 가운데 일부는 전신을 사용한다. 선 자세에서 운동을 마친 후에 바닥에서 시행한다.

이상적으로 각 운동을 20회 반복해야 한다. 한쪽을 10회 시행하고 반대쪽을 10회 시행한다. 컨디셔닝의 수준에 따라 전체 4개의 서킷 중에 적어도 2라운드는 완료해야 한다. 시리즈를 10라운드까지 늘릴 수 있으며, 필요에 따라 휴식 시간을 변경할 수 있다.

시작할 프로그램을 수정해야 할 경우에는 각 서킷에서 5~6개의 운동을 선택한다. 다른 운동 그룹을 선택하기 전에 처음 몇 주간은 이 운동을 계속하라. 각 서킷의 모든 운동을 수행할 수 있게 된다면 한 번의 완전한 라운드로 전체 프로그램(4개 서킷의 모든 운동)을 시도해 보아라. 1라운드를 완료하고, 10라운드를 완성할 수 있을 때까지 계속적으로 시행한다.

### 선 자세에서 움직임: 서킷 1 Standing Moves: Circuit 1

메디신 볼 서킷은 몸 전체의 에너지를 필요로 하는 복합운동이 준비되어 있다. 복합 운동은 여러 관절과 근육 그룹을 필요로 하며 전신운동에 좋은 운동이다. 예를 들어, 다음과 같은 여러 가지 서서 움직이는 동작에 사용되는 스쿼트는 몸의 하부에 있는 넙다리네갈래근, 햄스트링, 둔근들을 포함하며, 다른 운동들은 몸의 상부에 있는 어깨세모근(삼각근), 어깨넓은근(광배근), 코어를 사용한다. 여러 개의 근육 그룹에 관여하는 것 외에도, 여러분은 각각의 스탠딩 운동 동안 심장 박동수가 증가함에 따라 심혈관 구성 요소도 느끼게 될 것이다.

## 빅 서클 BIG CIRCLE

첫 번째 운동으로 큰 원은 다양한 운동면을 통과한다. 이것은 여러분의 몸 전체를 사로잡고, 심장 박동수를 증가시키며, 뒤따르는 운동을 준비한다.

### 방법

1. 어깨 너비를 벌리고 메디신 볼을 곧은 팔로 머리 위로 쥐는 것으로 시작한다.
2. 공을 시계방향으로 아래쪽으로 휘둘러 바닥을 쓸고 나서 천장에 닿는 큰 원을 만든다.
3. 이 동작의 낮은 지점을 지나칠 때 정강이나 발목 근처에 있는 메디신 볼과 양발과 다리에 균등하게 분포된 무게로 쭈그리고 앉아 있어야 한다.
4. 10회 반복 후 원을 시계 반대 방향으로 움직인다.

### 반복

20회 반복한다. 방향을 바꾸기 전에 각 측면에서 반복해야 할 횟수를 결정할 수 있다. 우리는 한 방향으로 10회, 다른 방향으로 10회를 제안한다. 이 20개의 동작이 한 세트를 이룬다.

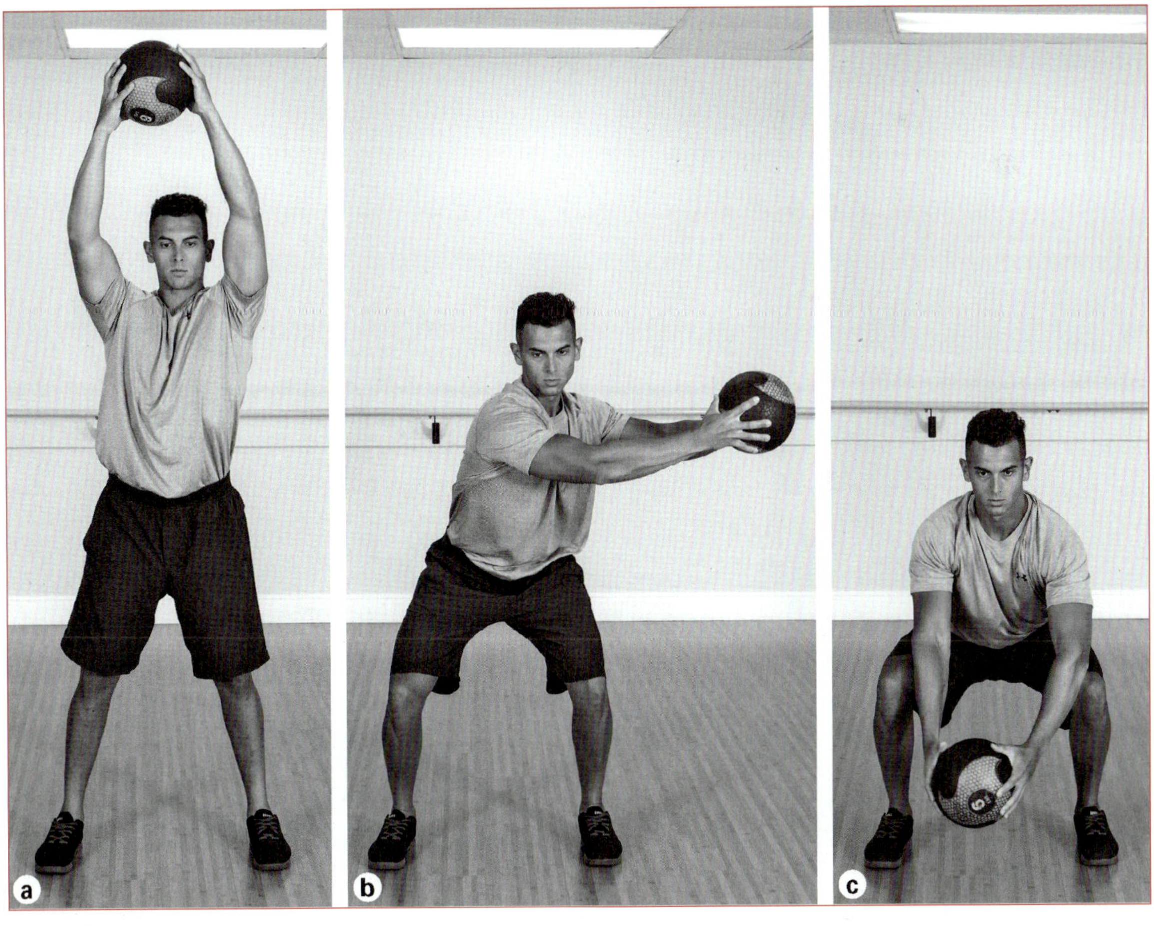

## 우드 찹 WOOD CHOP

우드 찹 움직임은 곧게 위아래로 뻗는 운동이다. 쭈그려 앉은 자세에서 서 있는 자세로 움직이기 때문에, 엉덩이와 다리는 계속 자극이 된다. 게다가 하체 외에 어깨, 등, 코어는 공을 머리 위로 들어 올리고 내리는 동작을 반복할 때마다 활동한다. 중립 척추를 유지하고 코어에 힘을 준다.

### 방법

1. 어깨 너비로 다리를 벌리고 메디신 볼을 팔로 곧게 머리위를 쥐는 것으로 시작한다(a).
2. 다리 사이 아래로 메디신공을 바닥으로 향해 스쿼트를 한다. 가슴은 위로, 등은 곧게, 엉덩이는 뒤로, 그리고 발뒤꿈치를 지나 엉덩이를 펴준다(b).
3. 발로 바닥을 밀어내고 공을 머리위로 가져오며 서 있는 자세로 돌아온다.

### 반복

20회 반복한다.

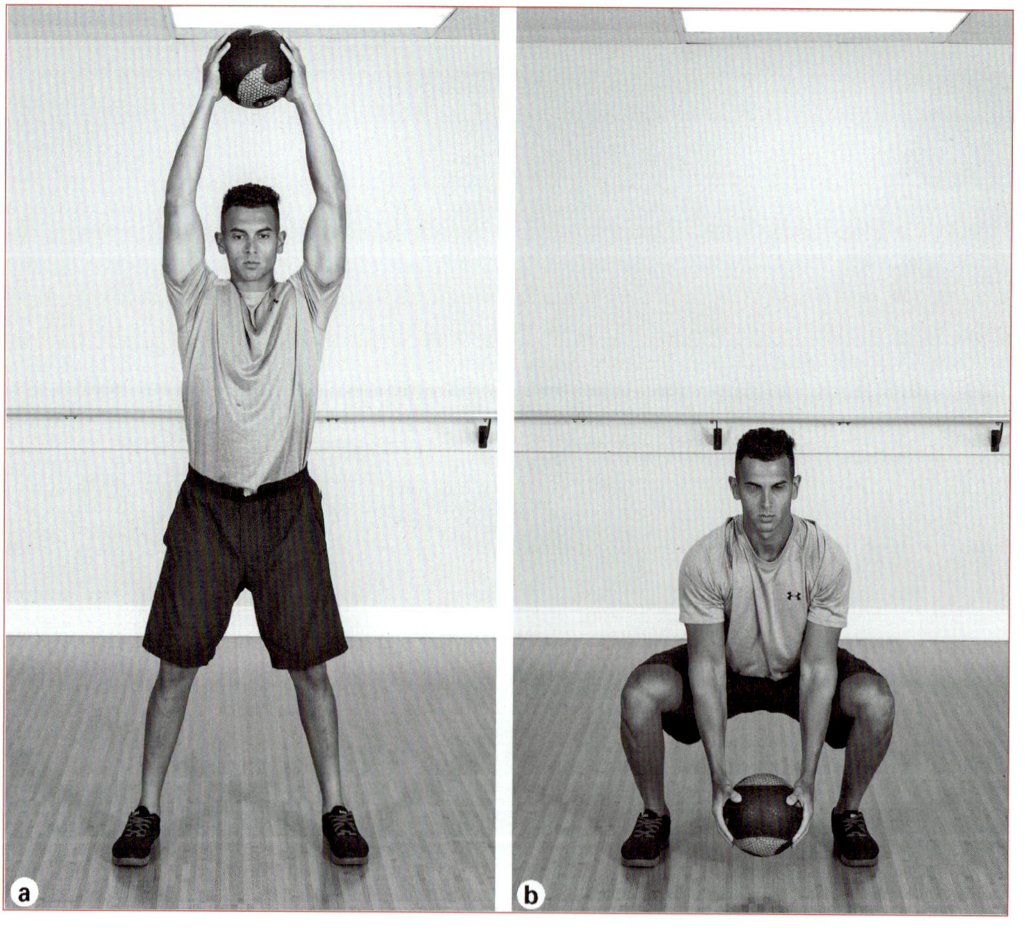

## 해머 쓰로우 HAMMER THROW

해머 쓰로우는 스쿼트를 포함하지만, 상부의 신전도 제공한다. 이는 운동선수들의 허리근과 허리네모근을 펴주는 좋은 방법이다.

### 방법

1. 스쿼트 자세로 다리사이에 공을 두고 시작한다. 팔은 곧게 편다(a).
2. 우뚝 서서 왼쪽 어깨위로 최대한 높이 공을 뻗은 다음 공과 몸을 출발위치로 되돌리고 좌우로 바꿔가며 반복한다. 약간의 회전으로 최대 폄이 일어날 만큼 충분히 공을 높이 올려라(b). 이것은 허리근을 능동적으로 스트레칭시킨다.
3. 한쪽에 모든 반복을 완료한 후 다른 쪽으로 전환한다. 아니면 한쪽에서 다른 쪽으로 번갈아 가면서 반복한다.

### 반복

각 방향으로 10회 반복한다.

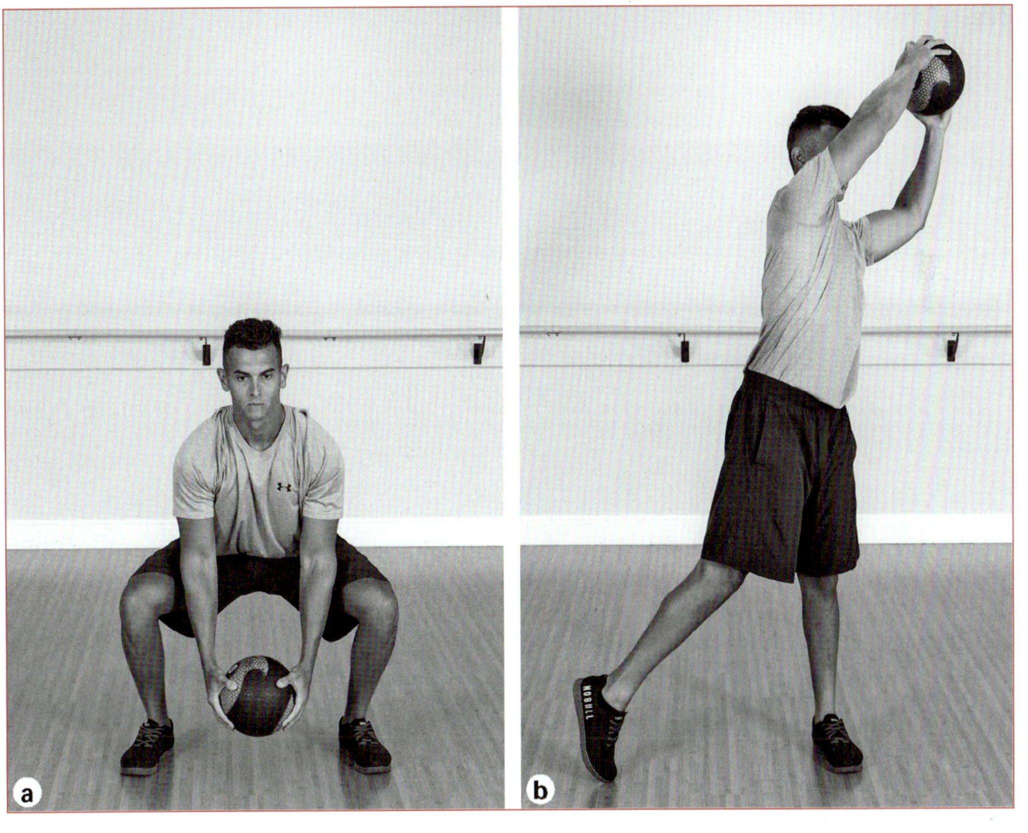
a b

---

보다 큰 코어 안정성과 균형을 제공하기 위해 추가로 근육을 보강해야 하기 때문에 메디신 볼 스쿼트, 리버스런지, 포워드런지를 추가해야 한다. 메디신 볼의 위치가 각각 같기 때문에 다음의 세 가지 스탠딩 연습이 연계되어 있다.

## 스쿼트 SQUAT

스쿼트는 전체적인 힘을 기르기 위한 가장 근본적인 움직임이다. 이것은 코치와 운동선수가 수년간의 훈련기간동안 같은 스쿼트를 할 수 있는 기회가 된다. 우리는 젊은 선수들을 위해 다음과 같은 엉덩이에 우세한 스쿼트를 사용한다.

### 방법

1. 공을 가슴에 안는다. 발의 위치는 골반거리에 가깝거나 약간 더 넓게 선다(a). 가장 낮은 지점까지 스쿼트를 한다(b).
2. 스쿼트로 앉아 있을 때, 넙다리네갈래근보다 엉덩근육이 움직임을 조절할 수 있도록 엉덩이를 약간 뒤로 움직여 조절한다.
3. 선 자세로 돌아올 때 엉덩이를 쥐어짠다.
4. 이런 움직임을 더욱 어렵게 하기 위해 메디신 볼을 앞으로 쭉 뻗으며 스쿼트한 후 일어서면서 다시 가슴으로 끌어당긴다.

### 반복

20회 반복한다.

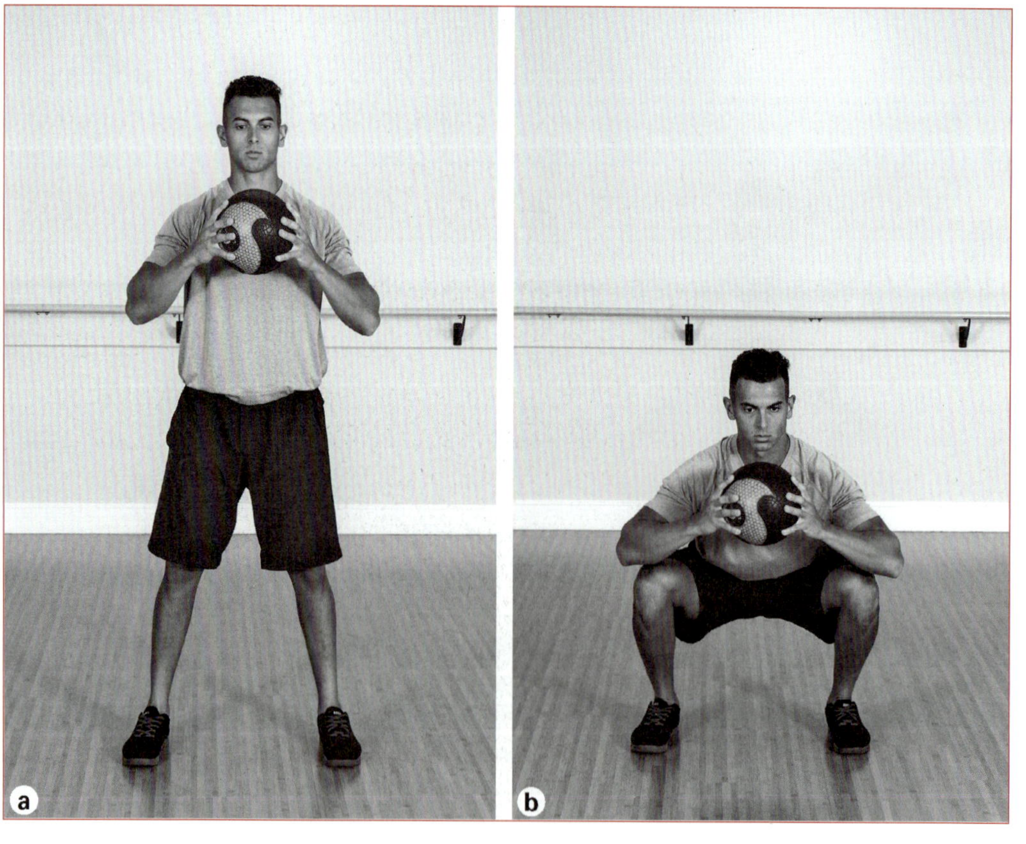
a b

# 리버스 런지 REVERSE LUNGE

리버스 런지는 하체 운동을 발달시키는데 좋고 속도와 힘이 필요한 모든 스포츠에 안성맞춤이다. 리버스 런지는 운동은 스포츠의 움직임이라고 생각해라. 뒷다리가 서있는 자세로 돌아올 때 앞 다리의 엉덩근육과 햄스트링이 필받은(잘 되어서 계속하게 되는) 느낌이 든다. 여러분은 또 끝 범위의 런지자세를 취하는 동안 뒷다리 넙다리네갈래근의 신장을 느낄 수도 있다.

## 방법

1. 두 손으로 공을 가슴에 대고(a), 오른쪽 다리를 크게 한 발짝 뒤로 움직일 동안 런지 자세를 유지한다.
2. 런지 안으로 내려갈 때 앞 무릎이 발목 바로 위에 남아 있고, 뒷 무릎이 약간 구부러져 있어 끝 범위 동작이 가능하도록 해야 한다.
3. 뒷 무릎은 바닥에 닿을만큼 굽힌 다음(b), 시작 자세로 쭉 올라온다.
4. 고개를 꼿꼿이 세우고 몸통은 런지를 시행하는 동안 곧게 유지한다.

## 반복

오른쪽 10회, 왼쪽 10회 반복한다. 또는 총 20회를 반복하기 위해 오른쪽과 왼쪽 다리를 번갈아 가며 반복한다.

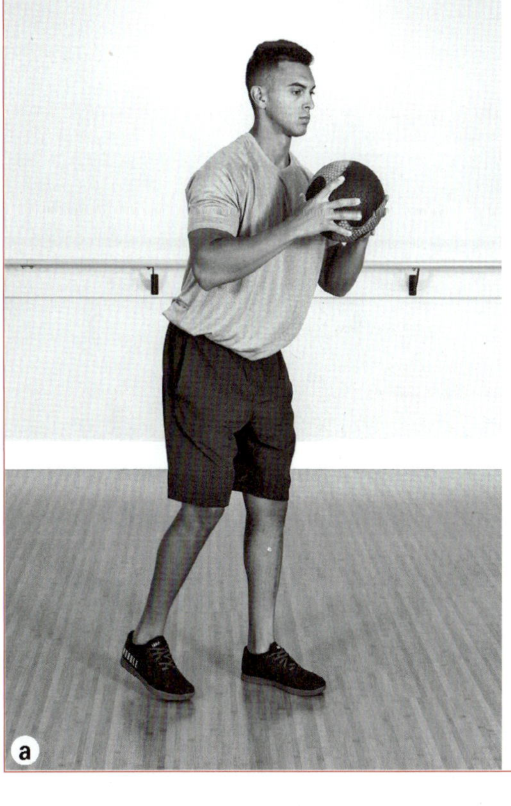
a

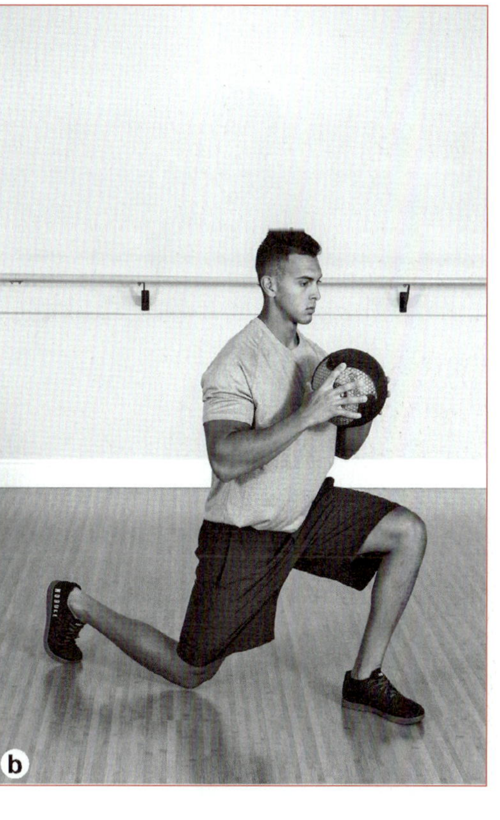
b

### 응용 동작

더 큰 자극을 위해, 런지 후 되돌아올 때 메디신 볼을 가슴높이에서 머리 위로 들어 올린다. 적당한 수행력을 얻을 수 있을 때까지는 이 상위 운동방법은 사용하지 마라.

## 포워드 런지 FORWARD LUNGE

런지는 선수가 각 다리를 안정시키고 분리해야 할 때 단독적인 위치를 만들어 낸다. 엉덩근육은 무릎을 조절하며 이 패턴의 움직임을 강화시킨다. 런지가 일어나는 동안은 무릎이 가만히 있어야 한다. 이 운동에서의 성공은 운동선수가 얼마나 효율적으로 감속할 수 있느냐에 달려 있기 때문에, 여러분의 체중과 초점이 확실해야 한다.

### 방법

1. 두 손으로 공을 가슴에 대고(a), 한 발 크게 앞으로 한발짝만 앞으로 내딛는다.
2. 뒷무릎을 지면 바로 위까지 내린 다음(b) 앞쪽다리 뒤꿈치를 밀어내 시작위치로 돌아온다.
3. 고개를 들고 몸통을 똑바로 세운다.

### 반복

오른쪽 10회, 왼쪽 10회 반복한다. 또는 총 20회를 반복하기 위해 오른쪽과 왼쪽 다리를 번갈아 가며 반복한다.

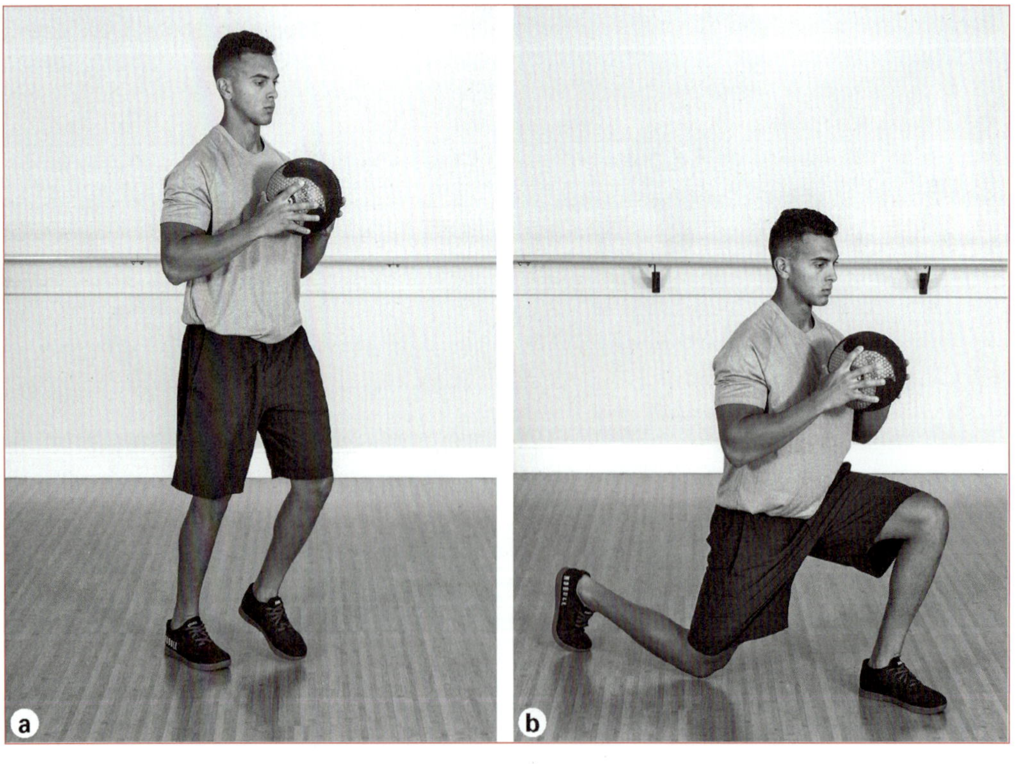
a b

## 체스트 패스 CHEST PASS

선 자세의 가슴패스 운동은 상체의 근력 뿐만 아니라 파워, 타이밍, 조절력까지 발달시킨다. 선수는 벽에 떨어진 공을 빨아들이듯 해야 한다(즉, 공을 잡을 때 조절).

### 방법

1. 운동 자세로 공을 가슴 높이에서 벽을 향하게 한다. 발은 골반 거리보다 약간 넓고 점진적으로 구부려 선다. 몸 크기, 팔 길이, 공을 던지는 데 사용되는 힘에 따라 조정하면서 벽에서 2피트(약 60센치미터) 떨어진 곳에 서라(a).
2. 배꼽을 척추 쪽으로 당김으로써 코어에 힘을 주게하고 허리를 안정되게 한다.
3. 공을 가슴 높이에서 벽에 대고 던지고 다시 여러분에게로 리바운드 되는 힘을 흡수한다(b).
4. 리바운드되는 공을 잡고, 바로 벽쪽으로 던진다.

### 반복

20회 반복한다.

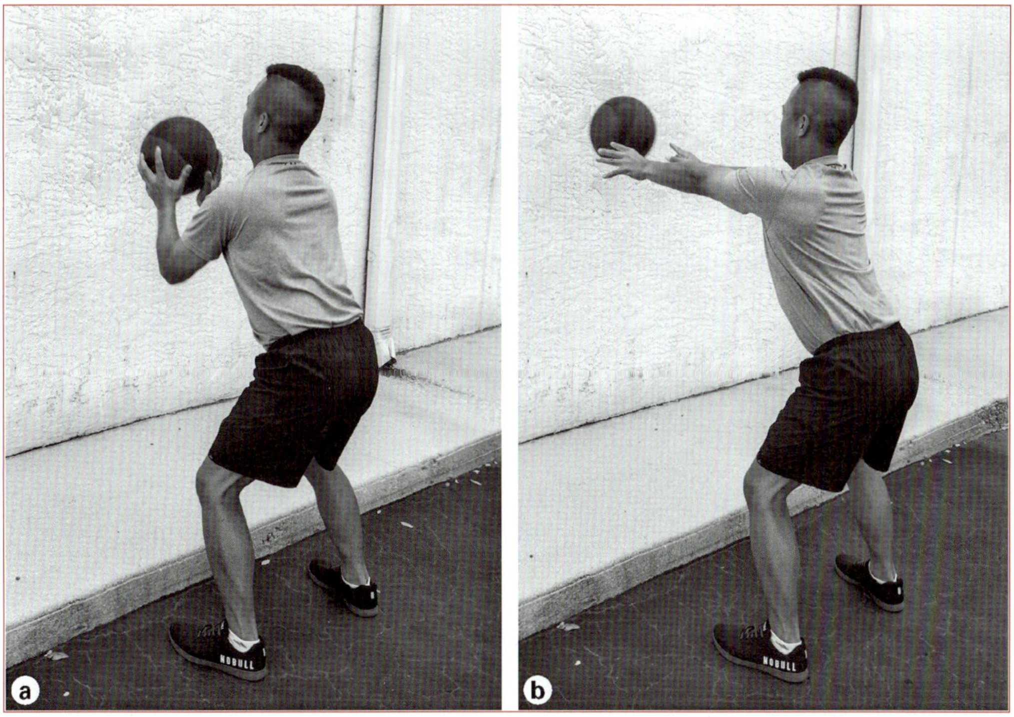

## 선 자세에서 움직임: 서킷 2 Standing Moves: Circuit 2

아래 나오는 써킷의 3가지 운동을 시행한다. 운동의 각 세트를 완료하고 운동 사이에는 필요하면 휴식을 준다. 정확한 자세로 이 시리즈를 최대한 빨리 완료하는 것을 목표로 5라운드를 완료한다. 여러분의 전체 운동시간을 기록한다. 이 루틴은 규칙적인 웨이트트레이닝이 끝날 때 스스로 할 수 있다. 서킷에 익숙해짐에 따라 각 서킷을 수행하는데 걸리는 시간을 줄일 수 있을 것이다. 하지만 이러한 핵심 발달 패턴을 서둘러 헤쳐나가는 것보다 시간을 두고 정확한 자세를 사용하는 것이 좋다.

이 순서는 회전을 필요하는 스포츠 선수, 특히 테니스, 야구, 소프트볼 또는 골프를 하는 선수들에게 이상적이다. '편측성 스포츠'의 선수들이 대칭적인 힘기반을 키우는 것이 중요하다. 메디신 볼을 사용하면 여러 면에서 제한 없이 다양하게 수행을 할 수 있다.

## 오버헤드 슬램 OVERHEAD SLAM

오버헤드 슬램은 뚜렷한 코어 힘과 파워를 기를 수 있다. 이것들은 모든 운동선수들에게 필요하지만, 특히 회전 동작을 요하는 스포츠 선수에게 필수적이다.

### 방법

1. 발을 어깨너비만큼 벌리고 공을 팔길이 정도로 몸 앞에 유지한다.

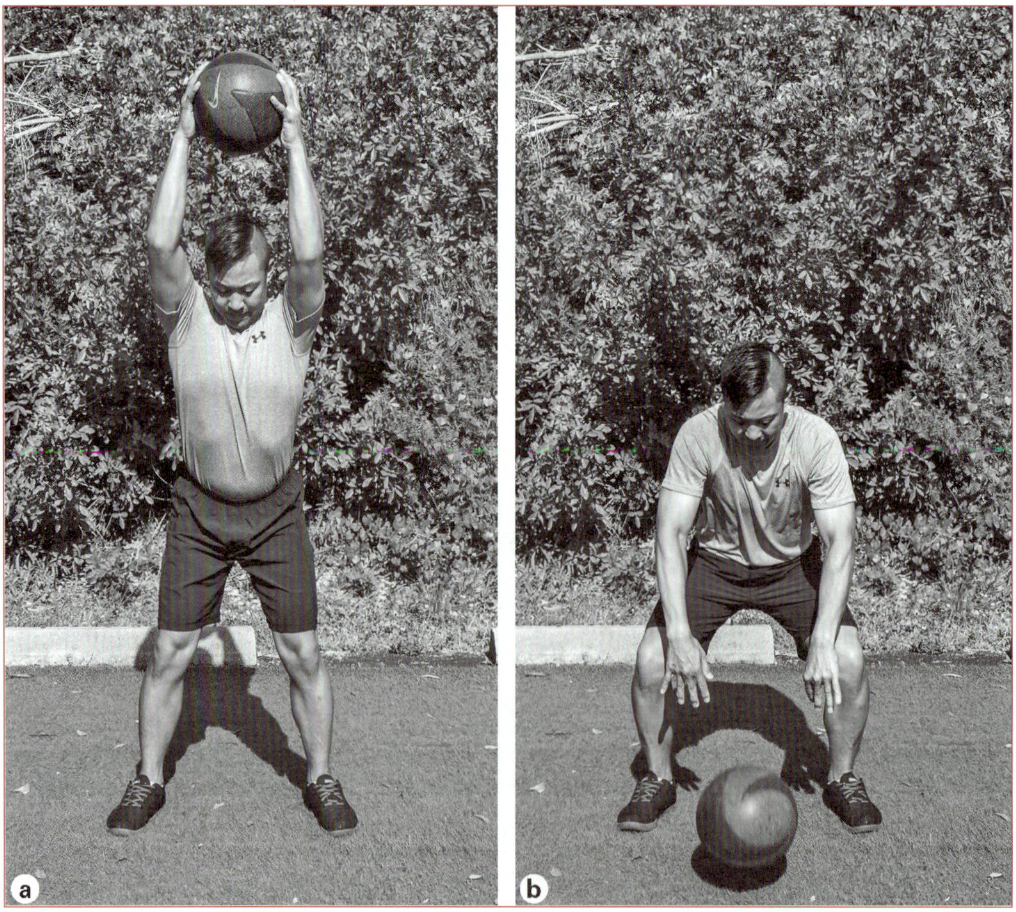

2. 코어에 힘을 주고 복부가 늘어나는 느낌이 들때까지 볼을 머리 위로 들어올린다. 이때는 몸이 뒤로 젖혀지면 안된다(과편)(a).
3. 공을 힘껏 바닥으로(b) 날려서 반동하는 공을 잡아라(또는 즉시 다시 퍼올린다.).

### 반복

20회 반복한다.

## 로테이션 쓰로우 ROTATIONAL THROW

모든 회전 운동과 마찬가지로, 메디신 볼 회전 던지기는 다방향 운동방법을 가르치고 타이밍과 협응력을 증가시켜 준다.

### 방법

1. 발을 엉덩이 거리보다 약간 넓게 하여 엇갈린 자세로 시작한다. 야구 선수의 타격자세를 상상하고 양손으로 공을 잡는다. 오른쪽은 약 2피트(약 60센치미터) 떨어진 벽을 향한다. 양 손바닥을 볼 아래에 두면 최대 회전이 가능하다.
2. 몸통을 왼쪽으로 비틀어 몸통 중심이 늘어지는 느낌(a)이 들 때까지 한 다음 격렬하게 공을 벽에 던진다(b).

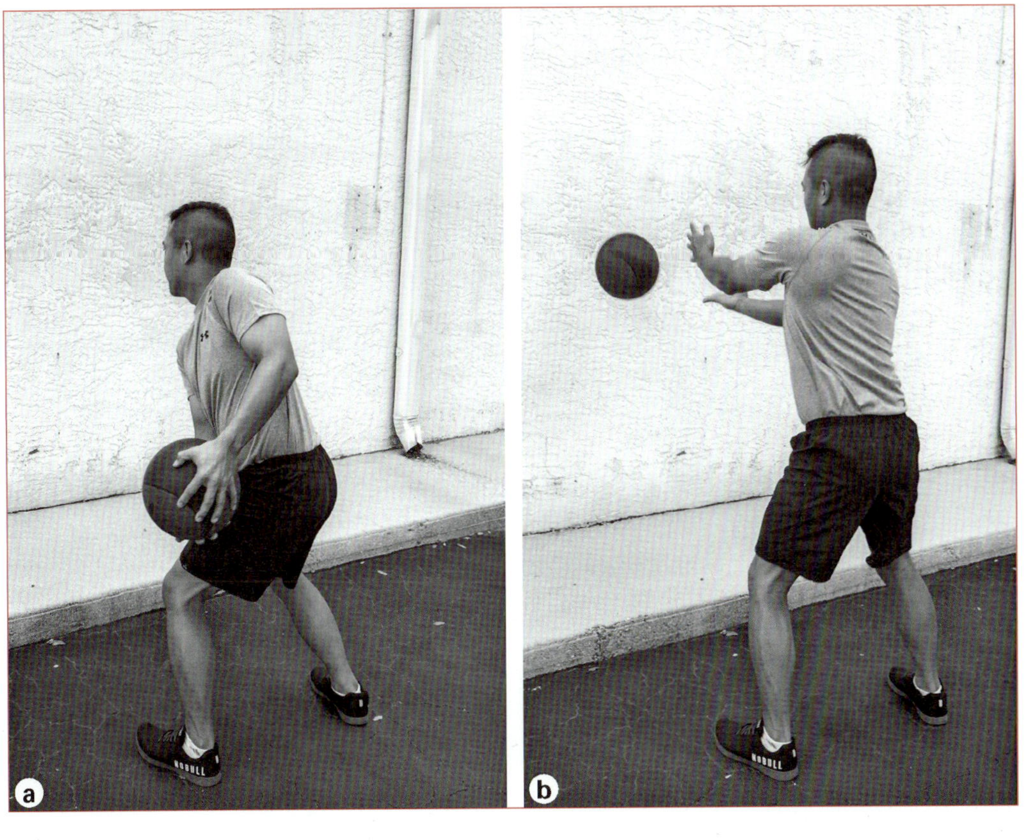

3. 발이 회전하거나 움직이지 않도록 한다. 엉덩이가 아니라 척추에서 움직임을 만들어 낸다.
4. 공을 잡고 땅에 닿지 않게 반복한다.

### 반복

한쪽에서 10회 던지기를 시행하고, 반대쪽으로 10회 던지기를 해 20개 3세트를 시행한다.

## 월 볼 WALL BALL

월 볼은 힘과 타이밍 운동이다. 벽에 공을 던질때마다 스쿼트 자세가 되기 때문에 허벅지, 엉덩이, 햄스트링, 종아리 근육이 운동 내내 힘이 들어온다. 매번 벽에 있는 같은 장소에 공을 던지기 때문에 타이밍이 조절된다.

### 방법

1. 12인치(30cm)정도 벽 앞에 서서 공을 가슴에 대고 서라. 발을 평행하게 엉덩이너비까지 벌린다. 무릎은 부드럽게 구부러지고 척추는 꼿꼿하고 코어는 힘을 준다(a).

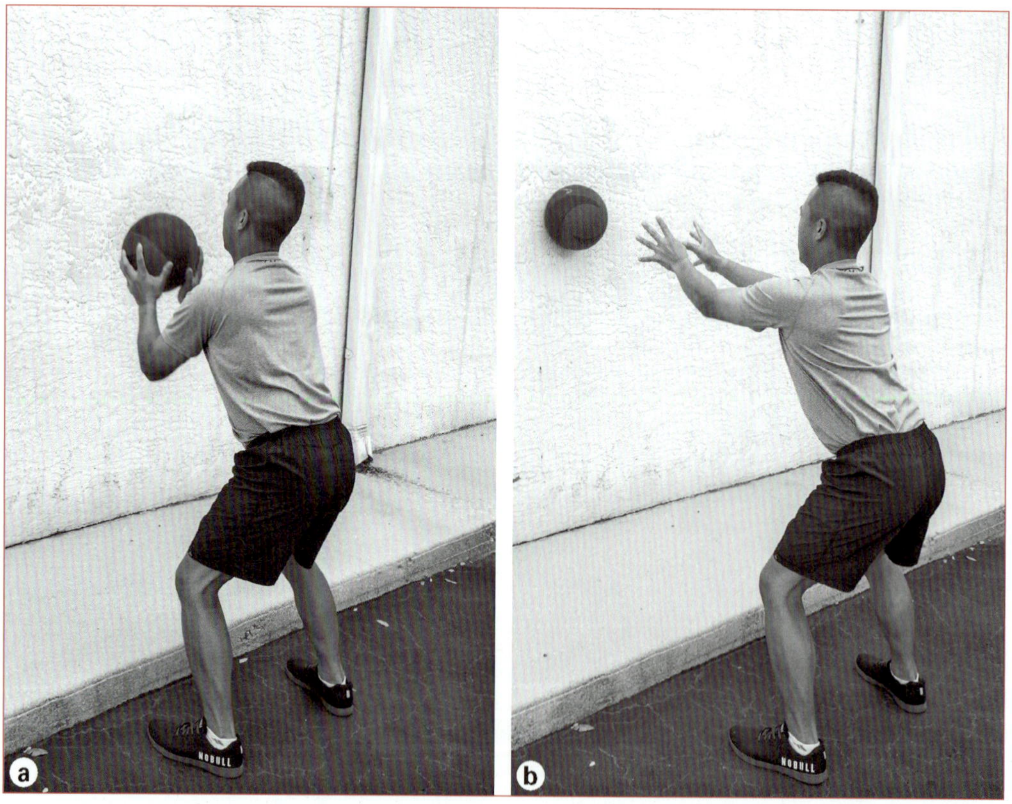

2. 스쿼트를 한 다음 일어나면서 위 벽의 한 지점에 가슴 높이로 공을 던진다(b). 이 공을 잡지마라; 떨어뜨리고 계속해라. 이것이 한 번이다. 공을 가슴 높이에 두고 스쿼트와 선 동작에서 벽에 똑같은 지점에 공을 던진다.

### 반복

20회 반복을 완료한다.

## 누운자세의 메디신볼 코어 운동: 서킷 3
Supine Med Ball Core Exercises: Circuit 3

다음의 핵심 연습은 반듯이 누운 자세에서 이루어진다. 운동 패턴에 메디신 볼을 추가함으로써 운동선수는 운동량을 늘리기 보다는 운동을 조절하는 방법을 배운다. 각 동작에서 적절한 자세를 일정하게 적용하는 것에 초점을 맞추고 있으며, 운동선수는 마치 공을 획획 돌리는 것처럼 느껴서는 안 된다. 볼의 추가 무게는 팔, 어깨, 가슴, 등에 있는 근육으로 이용하고 다른 방법으로는 필요하지 않을 것이다.

### 다이아고날 DIAGONAL

다이아고날은 배빗근을 활성화시킨다. 몸통 전체를 사용하는 교차 패턴은 공을 한쪽 어깨에서 다리 사이로, 그리고 다른 어깨 위로 이동시킨다. 이 동작은 꽤 많은 어깨조절과 코어 힘이 필요하다.

### 방법

1. 무릎을 약간 굽히고 다리를 빌리고 등을 납작하게 대고 고관절 기리를 두고 눕는 것부터 시작한다.
2. 발뒤꿈치를 바닥에 대고 발뒤꿈치를 다시 얼굴 쪽으로 당긴다.
3. 귀 옆에 있는 오른쪽 어깨 위로 메디신 볼을 잡는다. 공은 양손에 있고 양팔은 한쪽 어깨를 향해 있다. 공은 바닥이나 바닥부터 약간 위에 놓일 수 있다(a). 몸을 구부려 공을 무릎 사이로 가져오면서 팔을 곧게 편다. 팔꿈치는 부드러워도 팔 전체는 곧게 편다.
4. 숨을 내쉬면서 일어나 앉아 다리 사이에 있는 메디신 볼을 가져와 바닥을 두드린다(b).
5. 다시 시작 자세로 돌아와서 척추를 바닥으로 다시 연결한다. 움직임 내내 여러분의 코어를 계속 연결수축시켜라.
6. 번갈아 공을 오른쪽과 왼쪽 어깨로 가져온다.

### 반복

한쪽씩 10번을 반복한다.

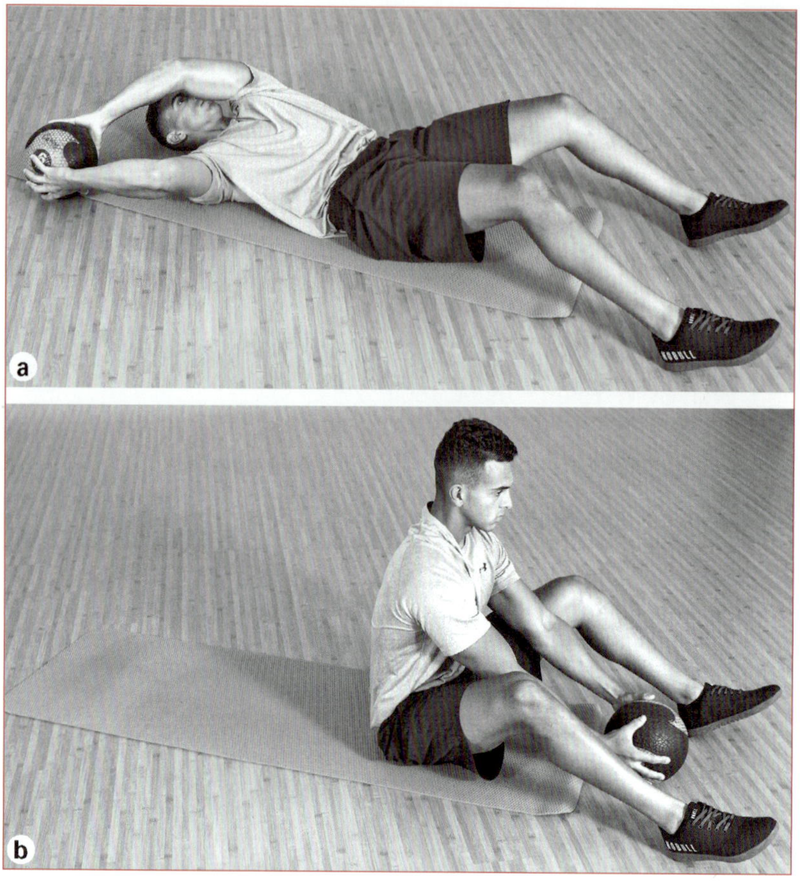

## 크런치 CRUNCH

우리는 모두 크런치 동작을 한 적이 있지만, 메디신 볼을 추가로 적용하면 다른 근육들을 더 자극할 수 있다. 6~8파운드(2.7~3.6kg)의 메디신 볼을 사용한다.

### 방법

1. 등을 대고 누워서 공을 팔을 곧게 펴서 가슴 위로 잡는다. 무릎은 구부러지고 발은 엉덩이까지 떨어져 있고 발뒤꿈치는 바닥으로 누르고 있다. 발가락을 얼굴 쪽으로 당겨서 등골이 오그라들도록 한다. 여러분의 하체는 크런치 동작 내내 가만히 있어야 한다(a).
2. 등이 매트에서 떨어질때까지 위쪽으로 굽힌다. 허벅지를 보고 턱밑에 주먹만한 공간을 유지한다(b).

### 반복

20회 반복을 완료한다.

### 조언

이것은 크런치 또는 완전한 윗몸일으키기가 아니므로 곧은 자세로 올라가지 못할 것이다.

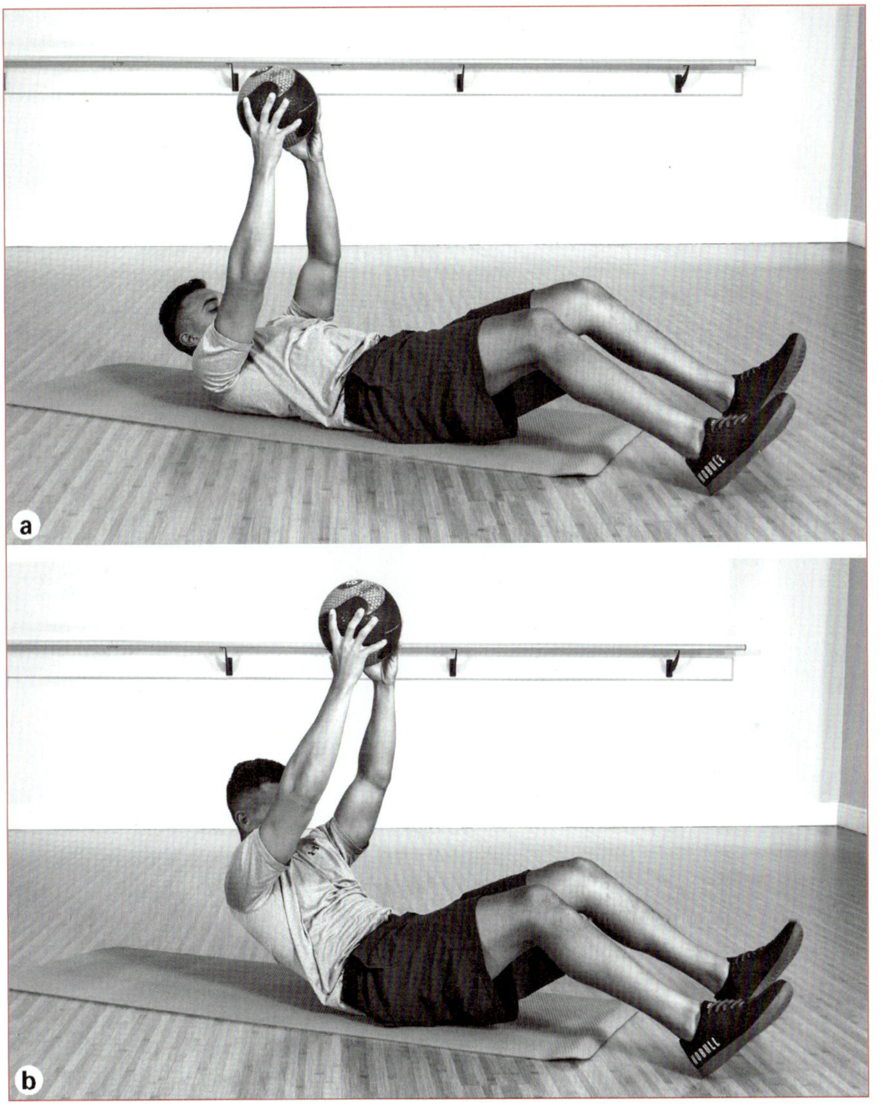

## 사이드 탭 SIDE TAP

사이드 탭은 모든 복근을 동시에 자극시킨다. 즉, 배곧은근과 배빗근, 그리고 다리가 바닥에서 약간 떨어져 있을 때, 여러분은 배가로근도 활성화되는 것을 볼 수 있을 것이다. 이 운동의 요령은 엉덩관절 굽힘근과 허벅지가 코어를 대신해 작용하지 않고 대부분의 동작을 코어가 하도록 하는 것이다.

### 방법

1. 바닥에 다리를 길게 앉아 무릎을 굽히고, 발뒤꿈치로 바닥을 누르며 발가락, 발등을 상체방향으로 든다. 또는 발이나 발목을 바닥에서 6인치(15cm)정도 들어 올릴 수 있다. 양손에 있는 메디신 볼을 가슴 앞에서 잡는다.
2. 코어에 힘을 주고, 다리와 상체가 45°로 뒤로 살짝 고관절을 접는다.
3. 한쪽으로 회전하면서 뒷주머니에 넣듯이 땅에 있는 메디신 볼을 좌우로 번갈아 가며 두드린다(a와 b).

### 반복

한쪽씩 10번을 반복한다.

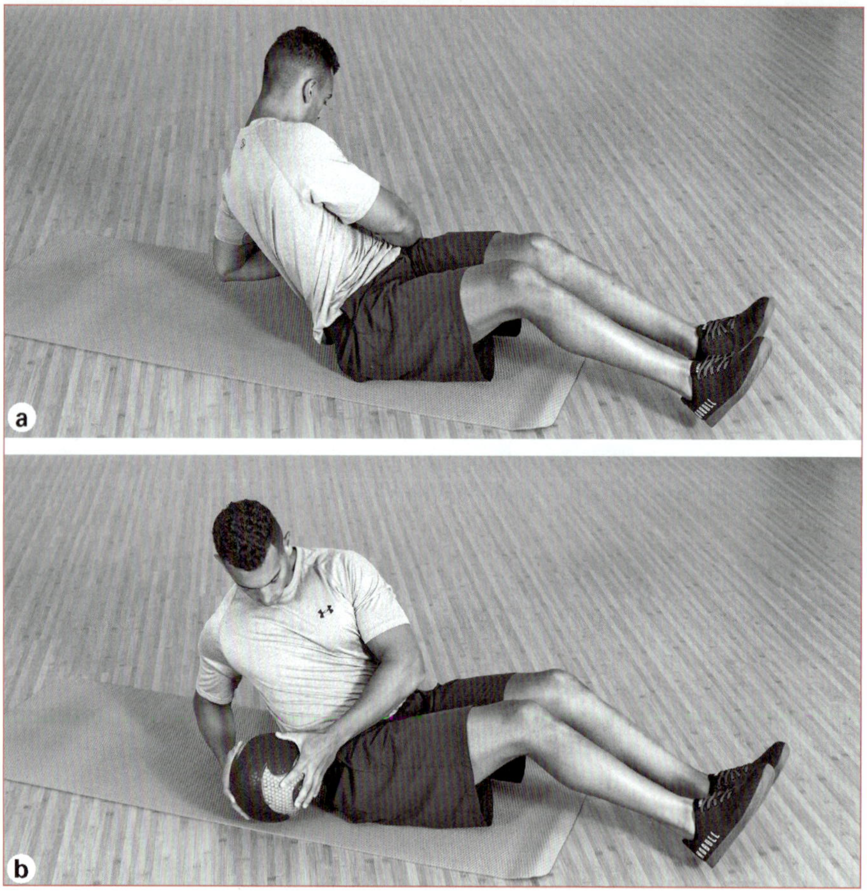

## 엎드린 자세 시리즈: 서킷 4 Prone Series: Circuit 4

엎드린 자세에서 시행하는 것은 등뼈 근육의 중간과 아래쪽을 자극하고 몸을 펴준다. 이는 몸을 앞으로 당기고 회전이 필요한 스포츠의 완벽한 균형 동작이다. 모든 운동선수들은 중간과 윗등 전체에 걸쳐 힘과 유연성을 증가시키는 데 장점이 있을 것이다.

## 슈퍼히어로 탭 SUPERHERO TAP

엎드린 자세에서 몸통 신전하려면 가운데 등의 힘과 유연성의 조합이 필요하다. 메디신 볼의 무게는 난이도를 높이게 하고 어깨와 등근육을 더 많이 자극시킨다. 어깨 위치를 적절하게 유지하면 동작을 시행하는 동안 등세모근(승모근)을 안 쓸 수 있다.

### 방법

1. 공을 얼굴 앞에 내밀고 뒤쪽 벽을 향해 다리를 뻗은 채 엎드린다(a).
2. 숨을 들이마시며 준비하여, 가슴의 껍질을 바닥에서 위로 벗겨내어 등뼈가 맞물리는 것을 느낄때까지 숨을 내쉰다. 숨을 들이마시며 준비하고, 바닥에서 4인치에서 6인치(10-15cm)정도 다리를 들어올릴 때 숨을 내쉰다. 코어에 힘을 주고 엉덩이를 바닥쪽으로 눌러라(b).
3. 중간과 위쪽 등을 계속 수축시키면서 메디신 볼을 좌우로 두드린다(허리, 하체, 척추가 아님).

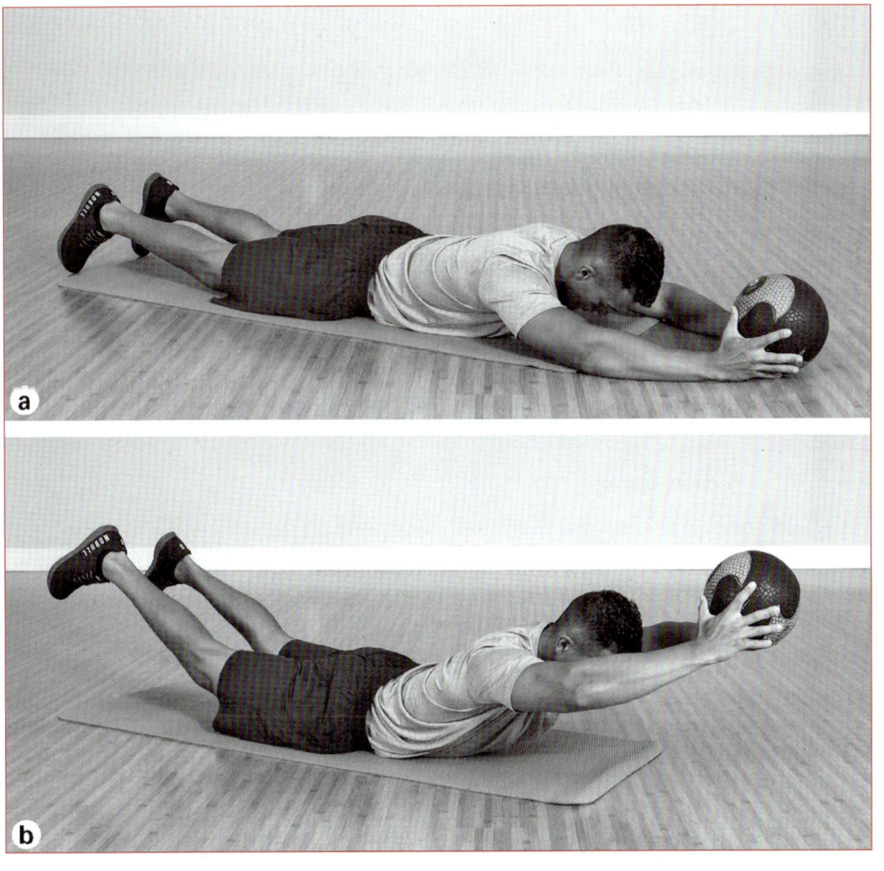

### 반복

공을 한쪽에서 다른 쪽으로 번갈아가며 20번 두드린다.

### 조언

- 이 동작은 슈퍼맨의 상부 위치처럼 보여야 하며 여러분 앞에 있는 메디신 볼을 좌우로 두드리면 된다.
- 숨을 마시면서 움직임을 준비하고 내쉬면서 실행한다.

## 플랭크 PLANK

플랭크는 가슴, 어깨, 등, 엉덩이, 다리까지 결합하는 이상적인 코어안정화 동작이다. 플랭크 동작은 최소 30초동안 수행한다.

### 방법

1. 발 뒤꿈치가 뒤쪽의 벽을 향해 누른 상태에서 발 사이는 골반 넓이로 벌리며 플랭크 자세를 시작한다. 메디신 볼을 한 손바닥 아래에 놓고 손과 손목이 어깨 바로 아래에 정렬되어 있는지 확인한다. 다른 팔의 손목, 팔꿈치, 어깨도 일직선을 이룬다(a).

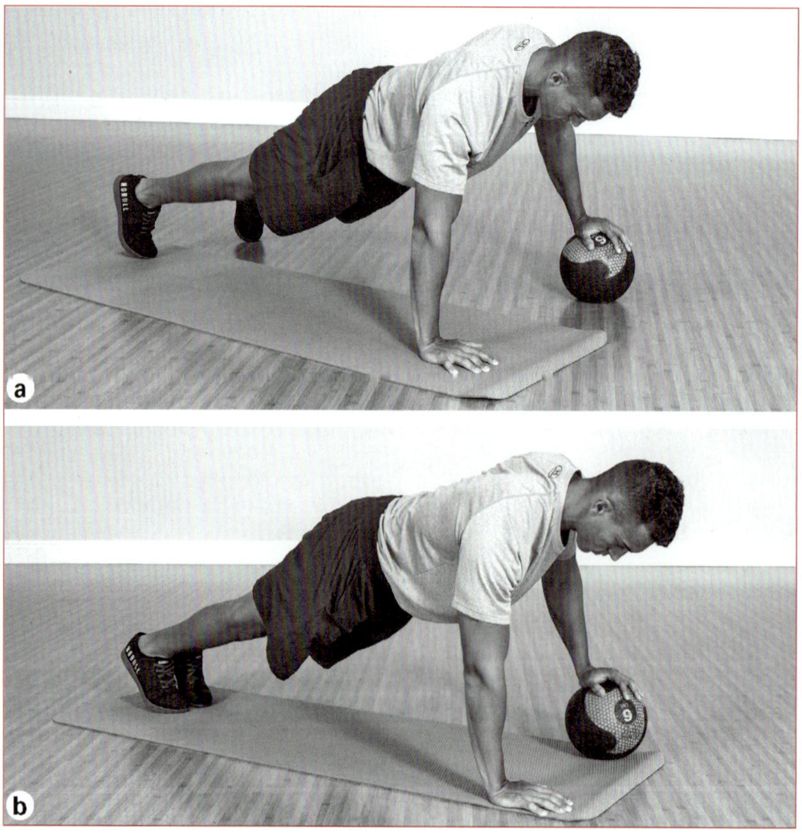

### 반복

한쪽에 30초를 수행한 후, 공을 다른 쪽으로 굴려 30초간 유지한다.

### 조언

난이도를 높이고 싶다면 다른 응용 동작을 수행해보라.

1. 지지면을 좁히기 위해 다리를 붙인다(b).
2. 한쪽 발을 바닥에서 들어 올려 골반을 수평으로 유지한다. 15초에서 30초 동안 유지하고 다리를 바꾼다.

## 원암 푸쉬업 ONE-ARMED PUSH-UP

팔굽혀펴기는 단 하나의 운동 안에 다양한 근육을 통합한다. 팔굽혀펴기 자세나 무릎을 꿇은 자세 또는 손 위치를 조절하여 근육의 초점을 바꿀 수도 있다. 메디신 볼을 한 손 아래에 두면 불안정성이 증가하므로 올바른 형태를 유지하기 위해서는 가슴, 어깨, 코어 근육을 더욱 많이 사용해야 한다.

### 방법

1. 한 손을 볼에 대고 밀어올리는 자세로 시작하며, 다른 한팔은 손목, 팔꿈치, 어깨가 일직선이 되게 확실히 세운다(a). 바닥에 더 쉽게 내려갈 수 있도록 메디신 볼은

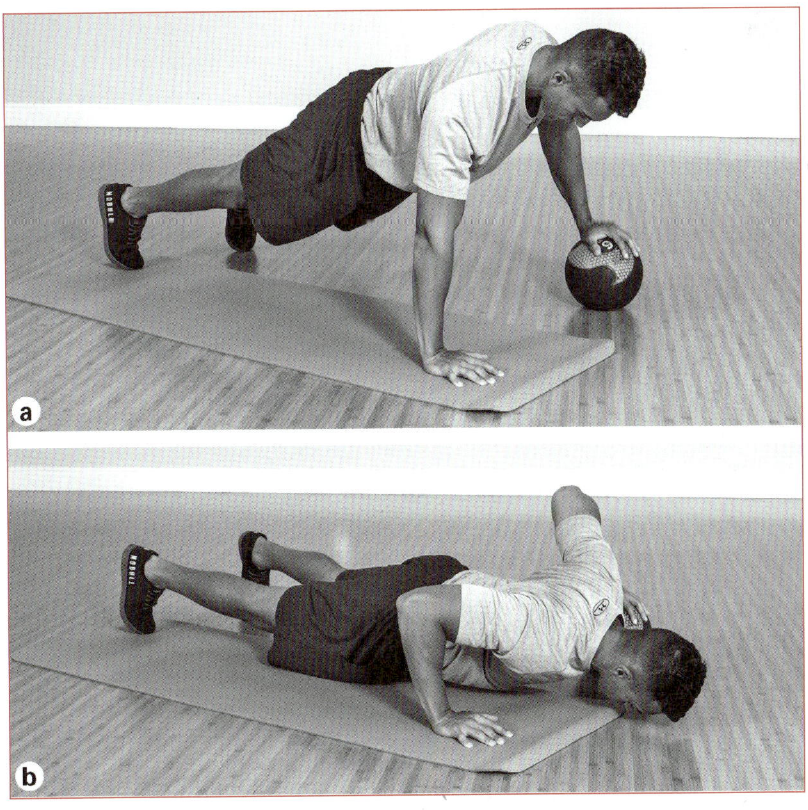

옆으로 약간 떨어져 있어야 한다.

2. 가슴을 바닥 쪽으로 내리고 나서(b) 위로 밀어올린다. 다 올린 후 공을 다른 쪽으로 굴린다.

**반복**

번갈아가며 5번씩 완료한다.

**응용 동작**

난이도를 높이기 위해 손을 공에서 띄우고 공중에서 손을 바뀐 다음, 푸쉬업을 하기 전에 공에 손을 올리는 격렬한 푸쉬업을 수행한다.

---

메디신 볼 서킷 1라운드를 완료하면 16개 운동과 300회 가까운 반복을 할 것이다. 각 동작은 20회 반복하고, 이 그룹에서 10개의 운동이 있다. 이 서킷을 목표에 도달하기에 필요하다고 생각하는 만큼 반복한다.

## 저항밴드와 필라테스
Resistance Bands and Pilates

저항밴드는 근력을 증가시키고 성장을 촉진시키는 유용한 도구지만, 때때로 힘 훈련에서 제외되기도 한다. 많은 사람들은 무거운 바벨과 아령을 잡는 것을 좋아하지만, 저항밴드가 훈련 도구들 중 중요한 부분이라는 것을 기억해야 한다. 저항밴드는 저항력을 여러 방향으로 만들어주어 근육활동을 할 수 있기 때문에 밴드만 활용하면 전신운동을 할 수 있다. 저항밴드는 각 동작 후 되돌아오는 당김을 제공한다. 이 편심성 당김은 감속하는 방법과 밴드 및 패턴을 제어하는 방법을 가르쳐준다.

### 저항밴드의 이점 Resistance Band Benefits

저항밴드 운동의 가장 큰 이점 중 하나는 밴드가 프리 웨이트에 의해 종종 사용하지 않는 근육의 많은 부분을 활성화시키면서 전체 운동 범위를 가능하게 한다는 것이다. 이렇게 하면 더욱 절제된 동작을 할 수 있고, 근육에 지속적인 긴장을 유지할 수 있으며, 구심성 및 원심성 운동을 모두 강조할 수 있다.

## 저항밴드의 선택 Selecting Your Resistance Band

각 운동별로 정확한 아령을 선택하는 것 못지않게 올바른 저항밴드를 선택하는 것 또한 중요하다. 어떤 운동을 하든지 정확한 형태와 정렬로 10회 반복할 수 있어야 하고, 10번의 수행 후 근육이 약간 피로해진 것처럼 느껴져야 한다. 만약 여러분이 여러분의 움직임을 수행하고 흥얼거리고 있다면, 더 자극이 될 수 있는 밴드를 선택해야 한다.

각 브랜드의 저항밴드는 조금씩 다르다. 일반적으로 색은 저항 강도를 나타낸다. Beyond Motion에서는 Slastix 브랜드를 사용한다. 각각의 밴드는 플라스틱 손잡이와 탄력있는 튜브 위에 보호 소매를 가지고 있다. 노란색은 가장 가볍고, 빨간색은 중간 정도이고, 파란색은 무겁고, 녹색은 더욱 무겁다. 키가 6피트(1.8m) 이상인 운동선수의 경우 정확한 자세와 운동 범위를 유지하기 위해 특정 운동에 더욱 긴 밴드가 필요할 수 있다.

근력운동을 더욱 어렵게 하기 위해서, 여러분은 여러 가지 방법으로 저항밴드 운동을 디 이렵게 만듣 수 있다;

1. 저항이 높은 밴드를 사용한다.
2. 더욱 큰 저항력을 얻기 위해 한 번에 두 개의 밴드를 사용하라.
3. 만약 밴드 위에 서 있다면, 더욱 다리간격을 넓혀 밴드의 더욱 큰 저항을 만들어내라.
4. 운동의 초점을 변경하려면, 저항의 일부를 느슨하게 하여 더욱 빠른 스피드를 이용하여 지구력과 타이밍을 증가시킨다.

# 저항밴드 운동
Resistance Band Exercises

스포츠 특유의 컨디셔닝은 개별근육그룹을 훈련시키기보다는 운동패턴을 개선하는데 초점을 맞춘다. 저항밴드 운동의 다재다능성은 운동선수가 저항 정도를 사용하여 다양한 운동 패턴을 적용할 수 있게 한다. 밴드는 부상예방과 재활에 중요한 역할을 한다. 운동선수들은 또한 이러한 운동들을 통합하여 수행 할 수 있다.

운동선수들은 회복과 재생이 중요한 비수기 훈련에 이러한 훈련을 통합하여 수행 할 수 있다. 근력운동이나 일반훈련을 위해 저항밴드를 사용할 때는 가장 적절한 저항 레벨을 선택하는 것이 중요하다. 밴드는 일반적으로 튜브 및 루프 스타일로 사용할 수 있다. 튜브밴드는 핸들을 가지고 있으며 다음과 같은 강도 훈련 연습에 이상적이다.

## Rick의 조언

코치경력이 쌓이면서 나의 방법 중 일부는 바뀌었다. 가장 큰 변화는 웨이트를 들지 않는 날에는 운동 선수들에게 저항밴드 동작을 시키는 것이다. 이것은 우리가 움직임을 일으키는 작은 근육들을 훈련시키고 위치를 개선하는 것에 초점을 맞춘다. 우리는 또한 볼륨을 증가시켜 그들의 심혈관 능력을 테스트할 수 있다. 저항밴드 훈련으로 운동선수는 그들의 안전한 범위를 벗어날 수 있다. 운동선수들은 이런 종류의 훈련이 가져오는 응용 동작을 좋아한다. 처음에는 운동 때마다 하는 반복수 때문에 두려워할 수도 있지만, 그들이 운동을 끝냈을 때 몸의 느낌을 좋아한다. 그들은 피로를 느끼지만 너무 심한 근피로도 느끼지 않는다. 아령보다 저항밴드가 관절운동에 쉬우므로 이런 훈련은 시즌 내 선수들에게 이상적일 수 있다. 예를 들어, 스쿼트 또는 스플릿 스쿼트 동안 밴드의 저항을 더함으로써, 운동하는 동안 더 깊은 깊이와 운동 범위를 발전시킬 수 있다.

가장 흔한 컨디션 조절 운동들에 여러 가지 변형을 사용하면 신체의 추가 근육을 사용할 수 있다. 아령과 같은 하중을 받으며 운동을 할 때, 보상작용과 불안정성으로 인해 자세가 악화될 수 있다. 따라서 저항밴드로 같은 운동을 하면 운동선수가 다시 0으로 돌아온다. 이것은 그들의 몸을 정확한 패턴을 기억하게 하고 안정성에 대한 수행을 할 수 있게 만든다.

## 스쿼트 SQUAT

몸무게를 이용한 스쿼트에 저항밴드를 더하면 서 있는 자세로 돌아갈수록 저항이 커진다. 여러분은 좀 더 수직자세를 유지하면서 저항에 대항하는 일을 하고 있다. 조금 더 넓은 자세를 취하거나 더 무거운 밴드를 사용함으로써 저항력을 높일 수 있다.

### 방법

1. 두 발로 저항밴드 위에 선다. 발은 어깨 너비만큼 벌린다.
2. 저항밴드 손잡이를 손바닥을 앞으로 향하게 하여 어깨 높이에서 잡는다(a). (밴드는 몸 앞이 아니라 팔 뒤에 있어야 한다.).
3. 밴드를 어깨 높이로 유지하면서 완전히 쭈그리고 앉는다(b).
4. 시작 자세로 돌아간다.

### 반복

20회를 반복한다.

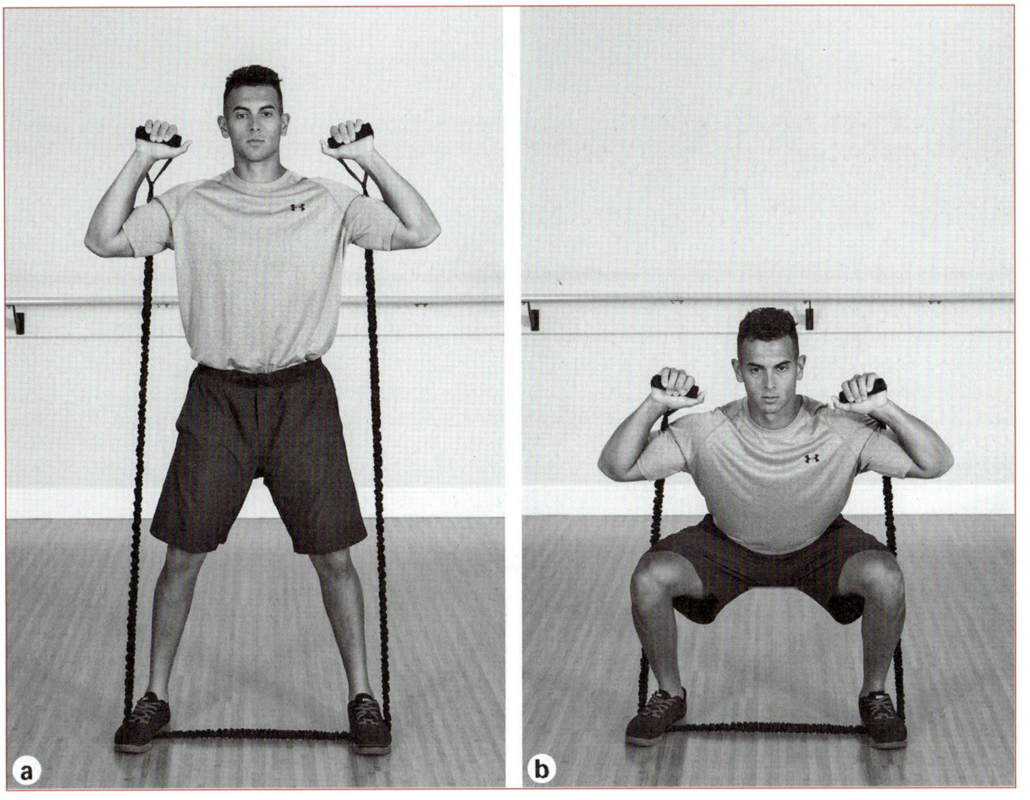


## 스플릿 스쿼트 SPLIT SQUAT

저항밴드 스쿼트처럼, 체중 분할 스쿼트 동안 저항밴드를 사용하면 출발위치로 돌아갈수록 운동 부하가 증가한다.

### 방법

1. 발을 골반 너비만큼 벌리고 왼쪽 발 밑에 저항밴드를 놓고 서 있는다. 오른쪽 발을 뒤로 약 2피트(0.6m) 뒤로 한 걸음 내딛고 발의 볼에 균형을 잡는다. 머리와 등은 곧게하여 중립 위치에 놓는다(a).
2. 허벅지가 바닥에 평행하고 뒤쪽 무릎이 최대한 바닥에 가까워질 때까지 왼쪽 엉덩이와 무릎을 구부려 몸을 아래로 내린다. 몸은 바닥을 향해 직선을 따라 내려가야 한다(b).
3. 시작 자세로 돌아간다.

### 반복

번갈아가며 10회 반복으로 4세트를 완료한다.

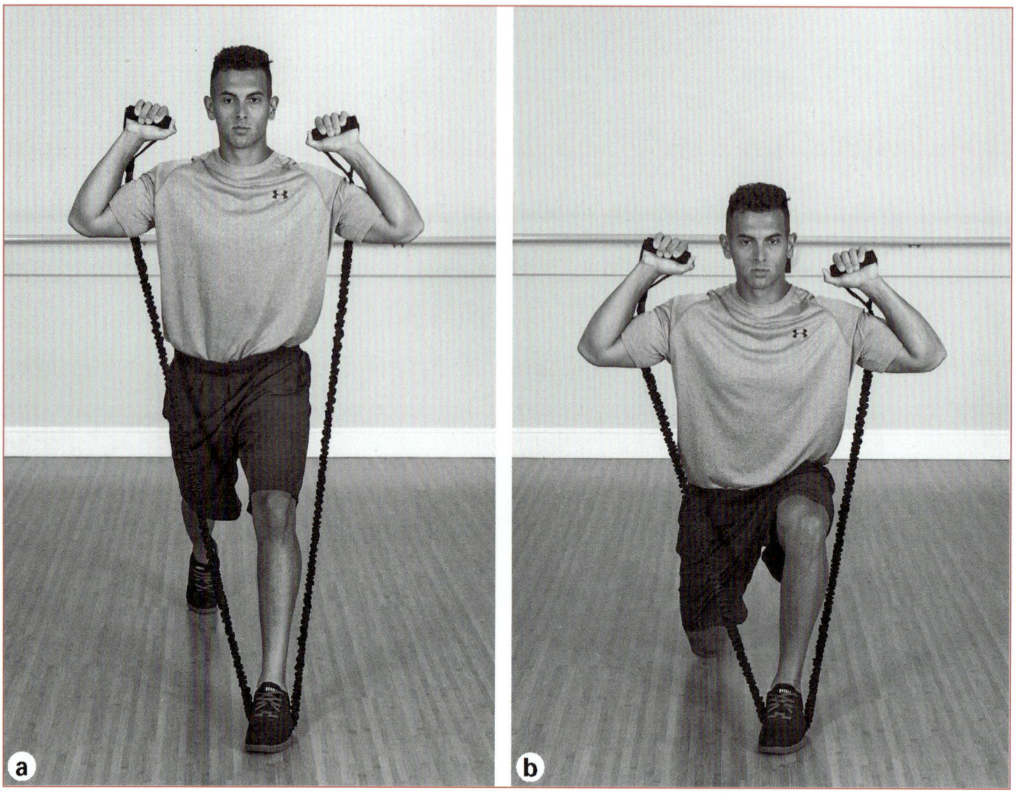

## 밴트 오버 로우 BENT-OVER ROW

밴트 오버 로우는 넓은등근, 중하부의 등뼈 그리고 코어와 위팔두갈래근을 활성화시킨다. 밴드를 사용하면 손과 팔의 위치와 팔꿈치의 높이를 변경하여 동일한 신체 정렬을 유지하면서 약간의 변화를 만들 수 있다는 장점이 있다. 이것은 우리가 가장 좋아하는 운동 중 하나이다. 이 운동은 가벼운 하중으로 온 몸을 자극하기 때문에 가장 좋은 척추 운동 중 하나이다.

### 방법

1. 발을 적어도 골반 너비만큼 벌리고 각 발의 아치 아래에 저항밴드를 두고 서 있다. 손잡이를 잡거나 손잡이 약간 아래를 잡고 띠로 X자를 만든다.
2. 45° 각도에 도달할 때까지 엉덩이에서 앞으로 고관절이 접히게 한다. 목을 길게 하고, 눈을 내리깔고, 어깨는 이완시킨 채 귀에서 멀리 떨어지도록 한다(a).
3. 밴드를 허리 쪽으로 끌어올려 뒷벽 쪽으로 팔을 뻗으면서 팔꿈치를 몸쪽으로 유지시킨다. 노 젓기 동작을 할 때는 날개뼈를 등 아래로 눌러서 안으로 접는 느낌으로 수축한다(b).

## 반복

번갈아가며 20회 반복으로 4세트를 완료한다.

## 조언

손잡이보다 밑에 밴드를 낮게 잡거나 발을 더 넓게 벌리면 저항을 증가시킬 수 있다.

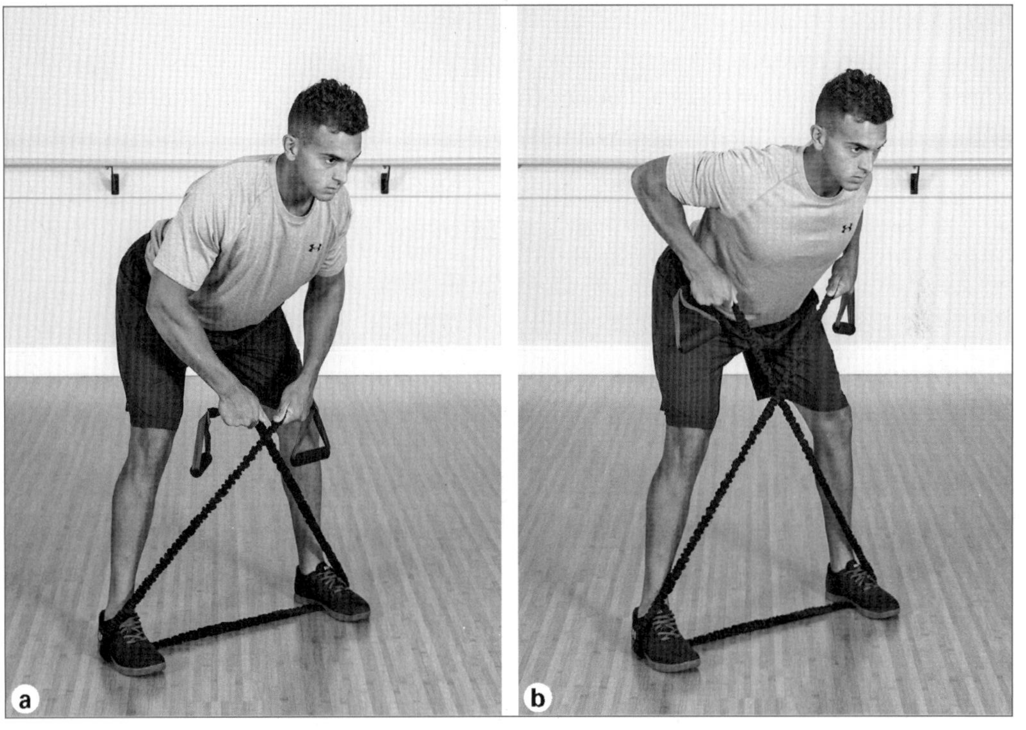

## 다이고날 우드 찹 DIAGONAL WOOD CHOP

발 아래에 저항밴드를 추가하면 움직임의 전체 범위를 지나면서 저항이 증가하며 시작 자세로 돌아가면서 저항이 감소한다. 발의 위치를 바꾸면 저항력을 높이거나 줄일 수 있다. 또한 가속도에 의존하지 않고 리듬으로 안전하게 움직일 수 있다. 저항 밴드가 추가된 우드 찹 동작은 한번에 많은 근육을 작용시킨다. 어깨, 복근, 배바깥빗근, 둔근, 넙다리네갈래근, 하부척추, 상부척추, 햄스트링, 벌림근, 모음근 등이 모두 운동 내내 수축한다. 이 운동은 누구에게나, 특히 회전스포츠를 하는 운동선수들에게 좋은 운동이다.

### 방법

1. 골반 너비를 두고 왼발을 밴드의 절반도 안 되는 곳에 세운다. 손잡이 하나는 왼발 가까이에 있는 바닥에 둔다. 다른 손잡이를 양손에 잡는다(또는 손잡이 약간 아래).
2. 쭈그려 앉아 오른쪽 발목 쪽으로 잡고 있는 손잡이를 가져온다(a). 일어설 때, 이 손잡이를 왼쪽 어깨 쪽으로 몸 앞쪽으로 대각선을 그리며 뻗어 올린다(b).

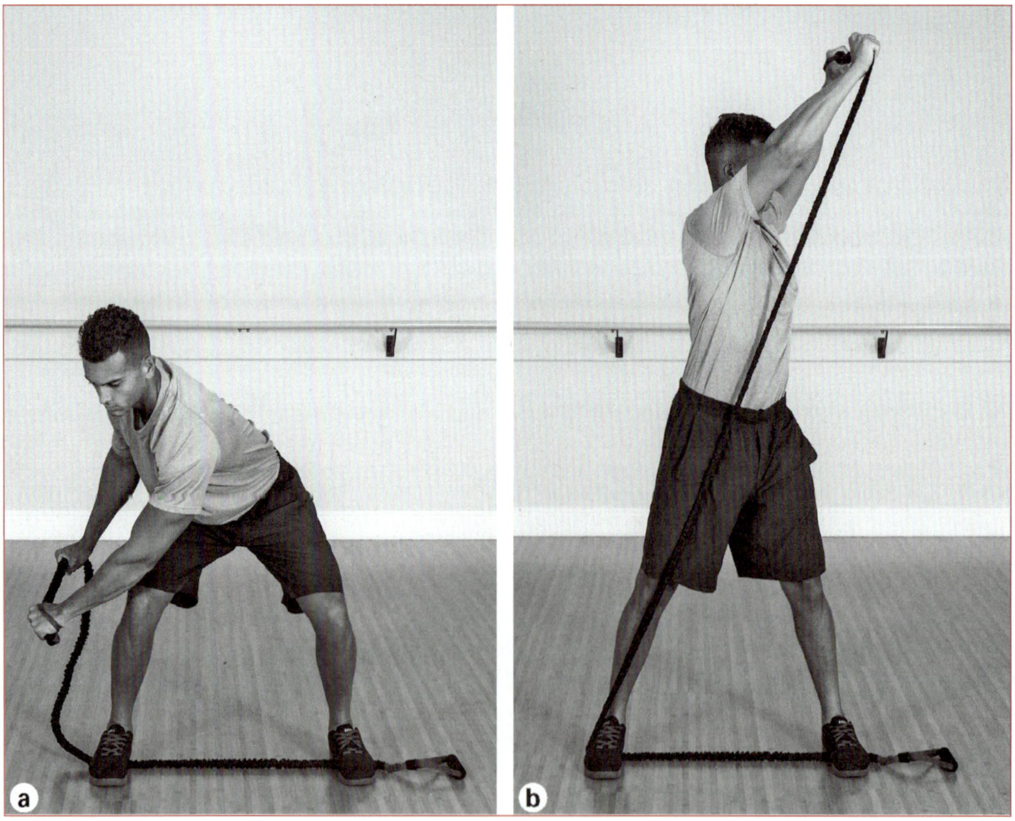
a b

3. 이 동작 중에는 발이 고정되어 있고 몸통을 통해 회전한다.
4. 다시 시작 자세로 돌아와 반복한다.

### 반복

양 측면을 번갈아가며 10회 반복으로 4세트를 완료한다.

## 하이 로우 HIGH ROW

밴드를 사용함으로써, 무거운 무게로 동작을 하는 대신에 들임근(후인근)에 집중하고 등세모근의 수축없이 마름근(능형근)과 넓은등근에 완전하게 힘을 줄 수 있다. 이는 쉽지 않은 동작을 쉽게 느끼게 만들어 로우를 아주 쉽게 수행할 수 있게 한다.

### 방법

1. 발을 골반 너비만큼 벌리고 서서 저항 밴드위에 발을 올려 놓는다. 무릎은 약간 구부리고 있는다.
2. 띠를 교차하여 X를 만든다. 손잡이를 잡거나 손잡이 아래 약간 내려가면 저항이 커진다. 팔을 허벅지 앞에, 손바닥이 몸을 향하게 한다(a).

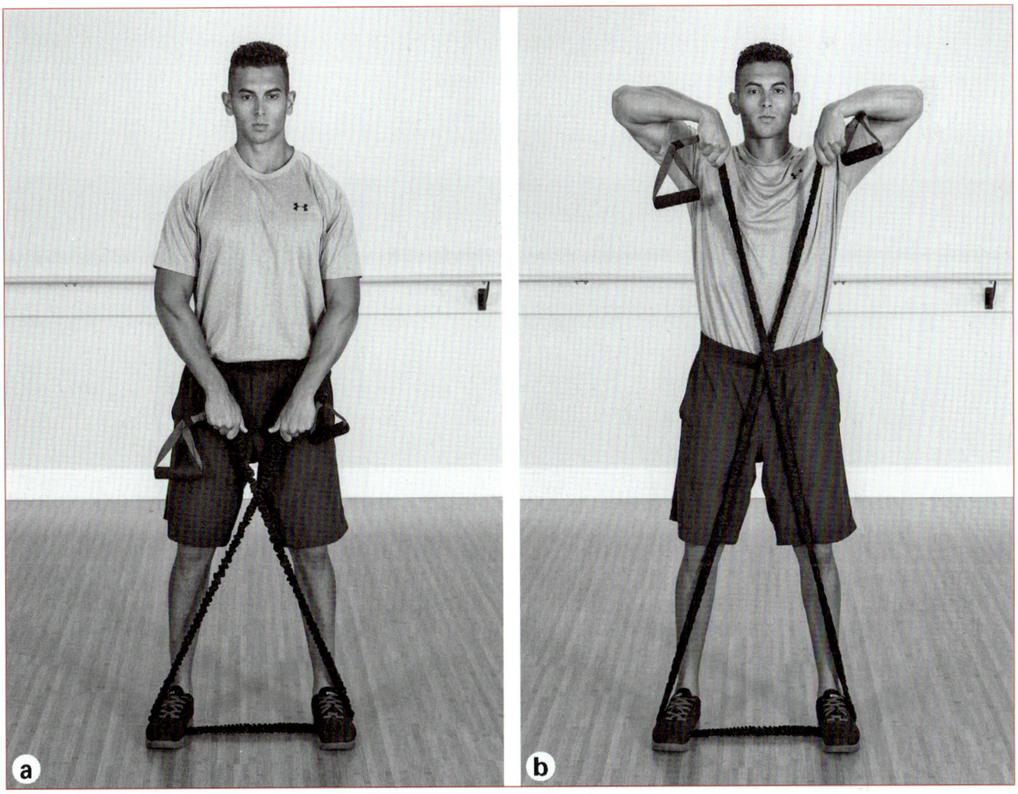

3. 손이 어깨의 높이와 너비에 오도록 팔꿈치를 위로 당겨 날개뼈를 척추 안쪽으로 고정시킨다. 이완된 등세모근과 목을 유지한다(b).
4. 시작 자세로 돌아간다. 팔꿈치를 높은 당김 자세로 구부리고 옆벽을 향하게 뻗으면 날개뼈가 척추 쪽으로 꼬집는 형상이 되고 팔꿈치는 기본적으로 어깨세모근 중앙과 일직선이 되게한다.

### 반복

20회를 반복한다.

## 바이셉스 컬 BICEPS CURL

처음부터 끝까지 부드러운 동작으로 수축을 조절한다. 움직임의 양쪽 끝에서 저항을 느끼기 위해 노력한다.

### 방법

1. 발을 어깨너비만큼 벌리고 발 밑에 저항밴드를 대고 선다. 저항을 줄이려면 저항밴드 중앙에 한 발만 놓는다.
2. 손잡이를 언더핸드 그립으로 잡는다(팔꿈치가 위를 향한다). 팔은 옆구리에 붙혀 팔꿈치를 옆구리에 바짝 붙이고 있는다. 동작하는 내내 팔꿈치 위치를 유지한다(a).

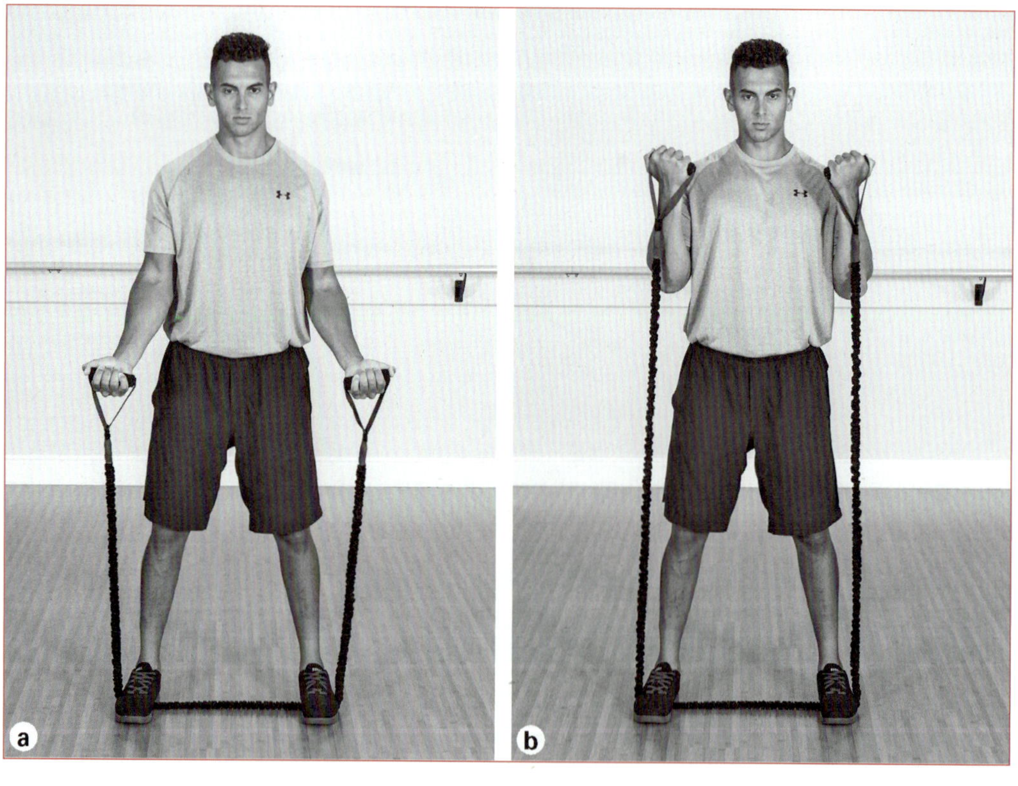

3. 팔꿈치를 구부리고 밴드를 대략 어깨 높이까지 올린다. 컬을 완성하기 위해 어깨까지 닿을 필요는 없다(b).
4. 조절하는 힘으로 시작 자세로 돌아간다.
5. 어느 한쪽의 밴드의 길이가 짧을수록 운동은 어려워진다.

### 반복

20개의 컬을 4세트로 완성한다. 한쪽에 20개를 하고 다른 한쪽에 20개를 반복한다.

### 조언

- 등, 머리를 바로 세우고, 코어와 연결하는 힘을 준다.
- 등세모근이 관여되지 않도록 어깨를 움직이지 말고 팔꿈치만 구부린다.

### 응용 동작

- 한쪽만 수행할 경우, 한 번에 한 팔을 번갈아 구부려 양쪽에서 10회 반복한다.
- 손바닥이 바닥을 향하도록 밴드를 잡고 역방향으로 컬을 한다.

## 트라이셉스 익스텐션 TRICEPS EXTENSION

이것은 등척성 운동이다. 이 움직임은 하나의 관절에서만 일어나 하나의 근육그룹을 목표로 하여 위팔세갈래근(삼두근)에만 힘을 집중할 수 있게 한다.

### 방법

1. 밴드를 바닥에 놓고 한발 너비로 측면으로 선 다음, 손잡이를 밟고 유지한 후 오른손에 손잡이를 삽는다.
2. 팔을 하늘 방향으로 뻗은 다음(a) 팔꿈치가 최대한 하늘을 향해 위로 향하고 손이 날개뼈쪽으로 내려갈 수 있도록 구부러지도록 한다(b). 밴드가 여러분의 뒤에 걸려 있다. 다른 손은 옆구리에 있거나 복부를 가로질러 배위에 놓아 코어를 단단히 유지하도록 해야 한다.
3. 팔이 완전히 펴질 때까지 팔꿈치를 펴라.
4. 조절된 힘으로 천천히 시작 자세로 돌아온다.

### 반복

20회씩 4세트 반복한다. 다른 팔로 바꿀 때도 같은 지시를 따라야 한다.
윗팔에서는 오직 위팔세갈래근만 작용한다.

## 조언

- 어깨에 힘을 빼고 키가 커지는 느낌으로 서 있는다.
- 오십견이 있다면 이 자세를 수행할 수 없다. 가동성이 떨어지는 경우에는 운동 범위를 줄이거나 조절한다. 위등세모근과 가슴근이 뻣뻣해지면 90° 각도로 바로 팔을 올리기 힘들지만, 이것을 목표로 시행한다.

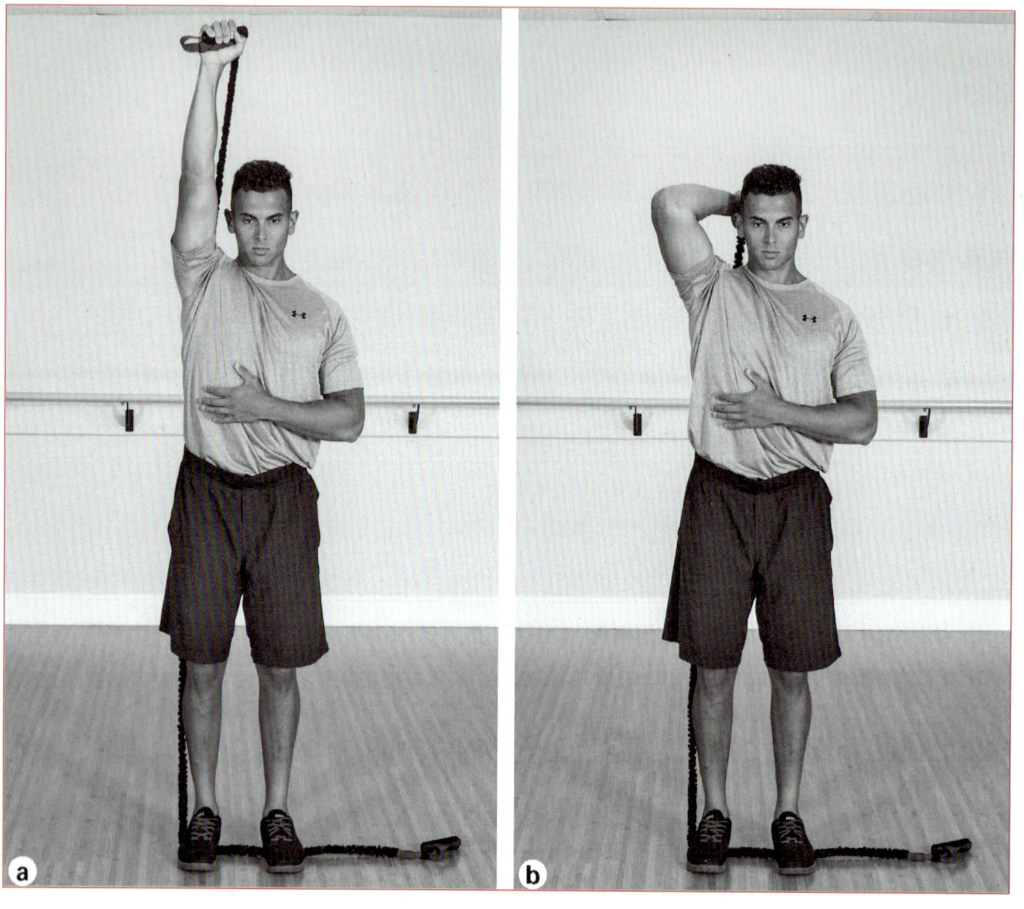

## 체스트 프레스 CHEST PRESS

체스트 프레스는 팔과 가슴의 근육을 탄력있게 만들며 강화시킨다.

### 방법

1. 골반 너비만큼 벌리고 선다. 저항밴드를 가슴의 앞뒤로 감싸고 손잡이를 다시 몸 앞으로 가져온다. 엄지손가락으로 겨드랑이에 가까운 가슴 높이에서 손잡이를 잡고 팔꿈치는 바닥을 향한다(a).

2. 무릎을 약간 구부리고 숨을 내쉴 때 앞쪽 손잡이를 내민다(b).
3. 조절된 힘으로 천천히 시작 자세로 돌아간다.

## 반복

20회씩 반복한다.

## 응용 동작

양방향(양방향 동시) 운동을 하는 것 외에 체스트 프레스를 한쪽으로(한 번에 한쪽팔로만) 할 수도 있다.

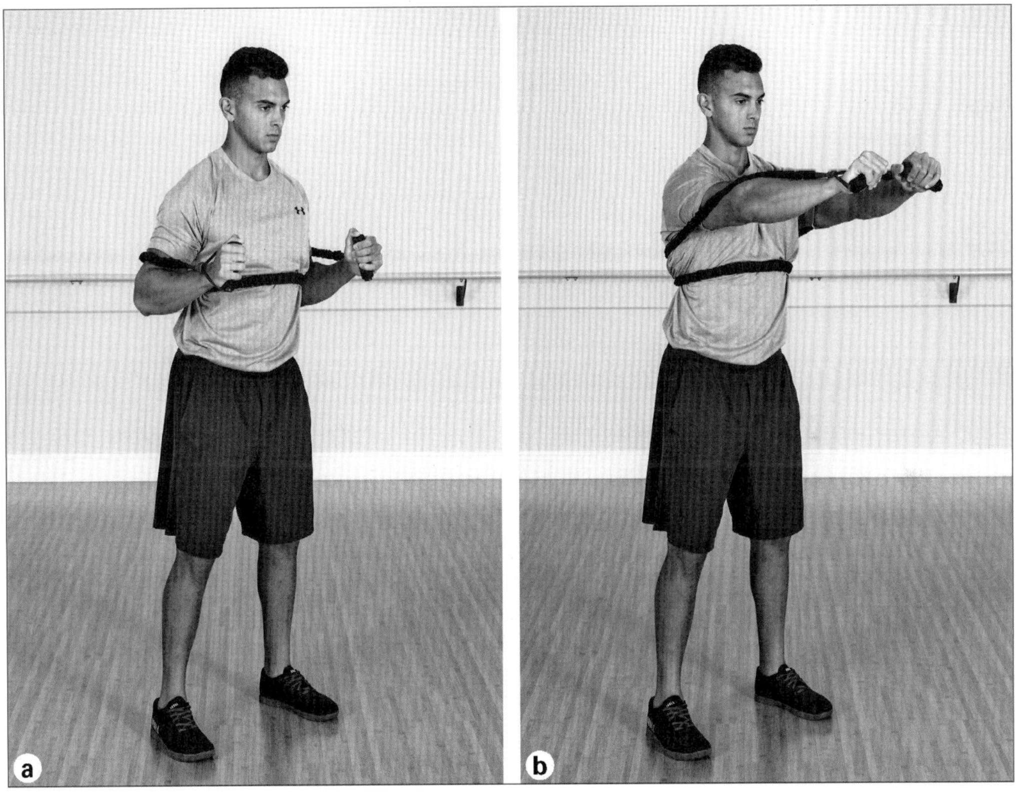


---

사이클, 철인삼종, 달리기, 수영 선수를 위해 아래와 같은 운동을 적용할 수 있다. 타이트한 가슴근과 약하고 둥근 어깨와 윗등으로 인해 앞쪽으로 당겨진 느낌에 대항하는 운동이다. 이 세 가지 운동은 윗등을 강화하고, 가슴을 열어주고, 자세를 개선시키는 것이 주요 목표이다.

## 리버스 플라이 REVERSE FLY

저항밴드를 이용한 리버스 플라이는 등과 어깨의 상부를 활성화한다. 이것은 더 큰 힘을 기르는 것뿐만 아니라, 자세와 몸의 인식을 향상시키는 데에도 훌륭한 운동이다.

### 방법

1. 골반 너비를 벌리고 선다. 손에 밴드를 감아 추가적인 저항을 만들어 낸다. 손은 어깨너비만큼 떨어져 있다.
2. 어깨 높이 정도로 팔을 앞으로 쭉 뻗는다(a). 밴드를 잡아당겨 팔을 옆으로 벌리고, 날개뼈를 뒤로 맞대어지게 꼬집듯이 하며 가슴을 연다(b).
3. 팔을 출발위치로 되돌리되 밴드에서 천천히 저항하면서 돌아온다.

### 반복

20회 반복하여 4세트를 완성한다.

### 조언

어깨는 이완되게 하고 팔은 쭉 곧게 펴는데 어려움이 있다면 좀 더 가벼운 밴드를 사용하라.

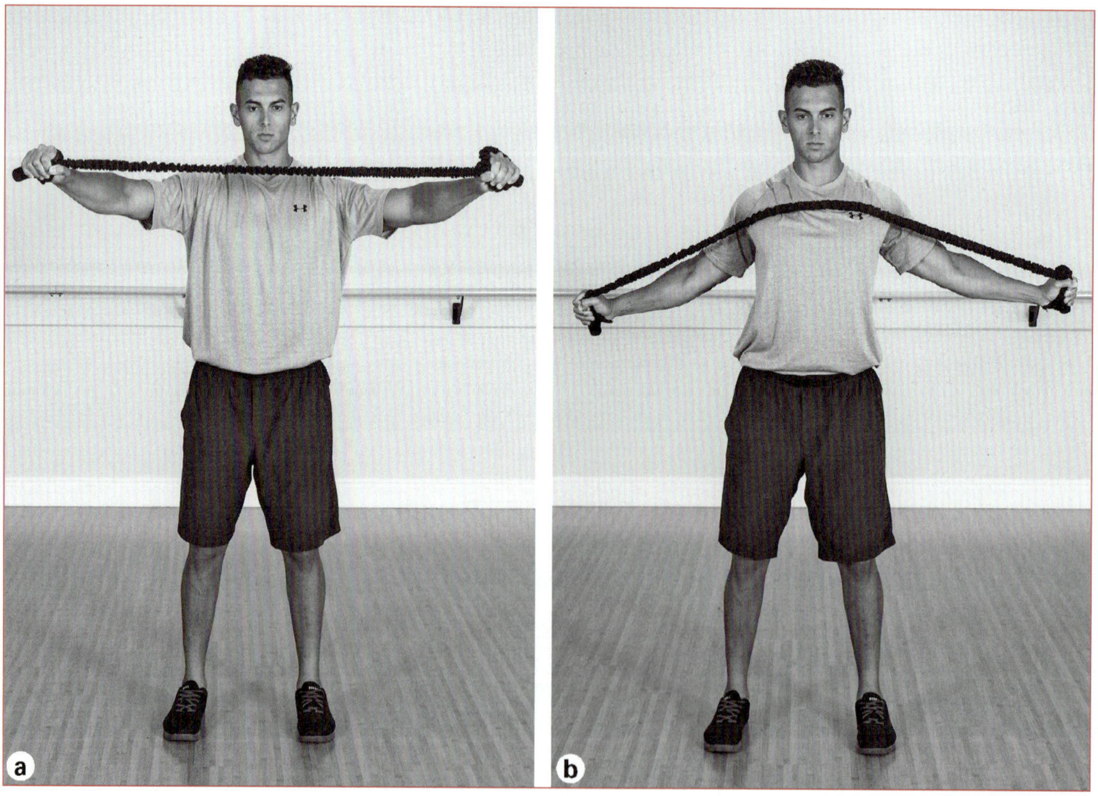

## 스캡션 SCAPTION

스캡션운동은 어깨와 등에 있는 여러 근육을 강화시킨다. 날개뼈를 수축시킨다고 생각하라. 이 운동은 회전근개 손상의 예방과 재활에 흔히 사용되며, 모든 연령대의 운동선수들에게 자주 적용한다.

### 방법

1. 골반 너비만큼 벌리고 선다. 손잡이 하나를 양손에 놓고 밴드를 손바닥에 감아 더 큰 저항을 만들어 낸다.
2. 두 손을 머리 위로 올린 채 두 팔을 몸 앞, 옆으로 뻗는다(a).
3. 손을 벌릴 때 팔꿈치를 곧게 유지하면서 날개뼈를 뒤로 젖히고 척추를 향해 꼬집는 느낌으로 움직인다(b).

### 반복

20회 반복하여 4세트를 완성한다.

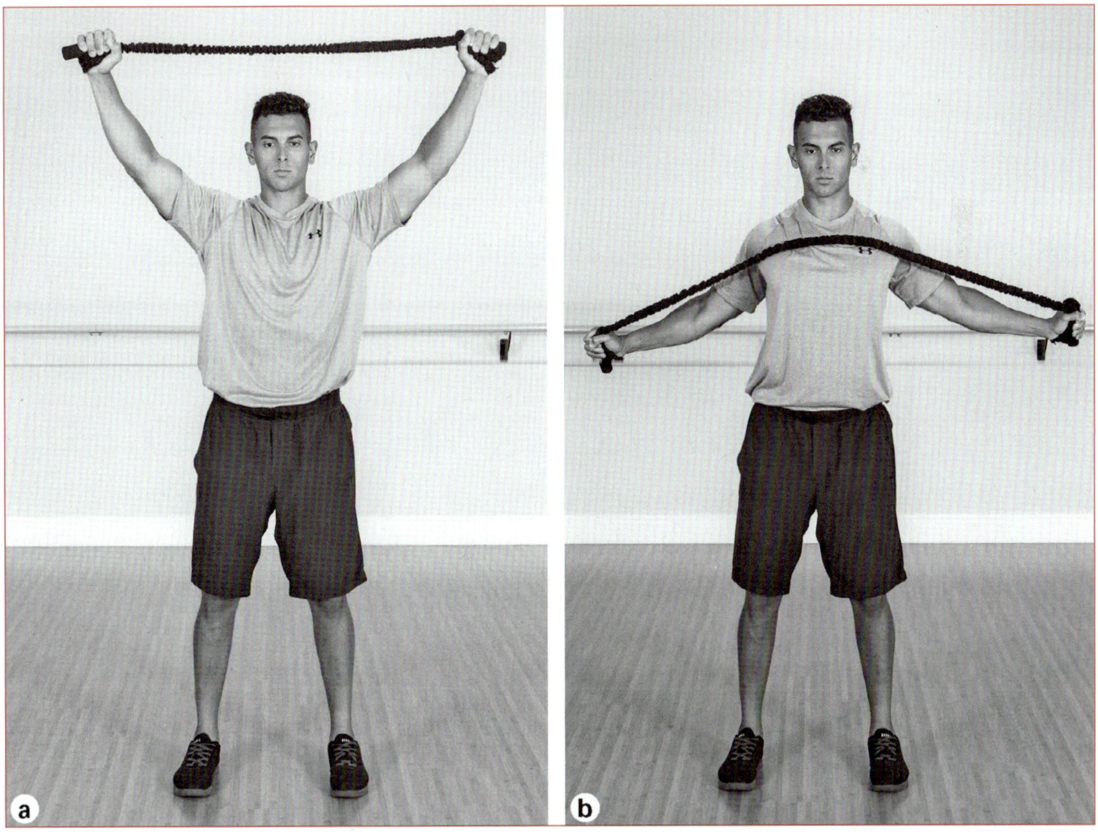

## 조언

운동하는 동안 몸통을 곧게 펴고, 머리를 위로 하고, 어깨를 이완되게 한다. 위등세모근이 주요 근육이 되면 안 된다. 오히려 마름근에 초점을 맞추고 가슴을 열어야 한다.

# 오버헤드 프레스 OVERHEAD PRESS

오버헤드 프레스는 어깨 근육을 강화시키고 몸의 안정성을 높인다. 밴드의 저항력을 위쪽으로 밀어 내는 것은 어깨나 삼각근 근육으로 한다.

## 방법

1. 두 발을 밴드의 중앙에 올려놓고, 골반 너비만큼 벌리고 선다.
2. 팔꿈치가 90° 구부러지도록 어깨 위로 밴드의 손잡이를 잡아 가져온다(a).
3. 어깨를 아래로 유지하면서 팔을 똑바로 위로 밀어낸다(b). 손잡이를 시작 자세로 천천히 내린다.

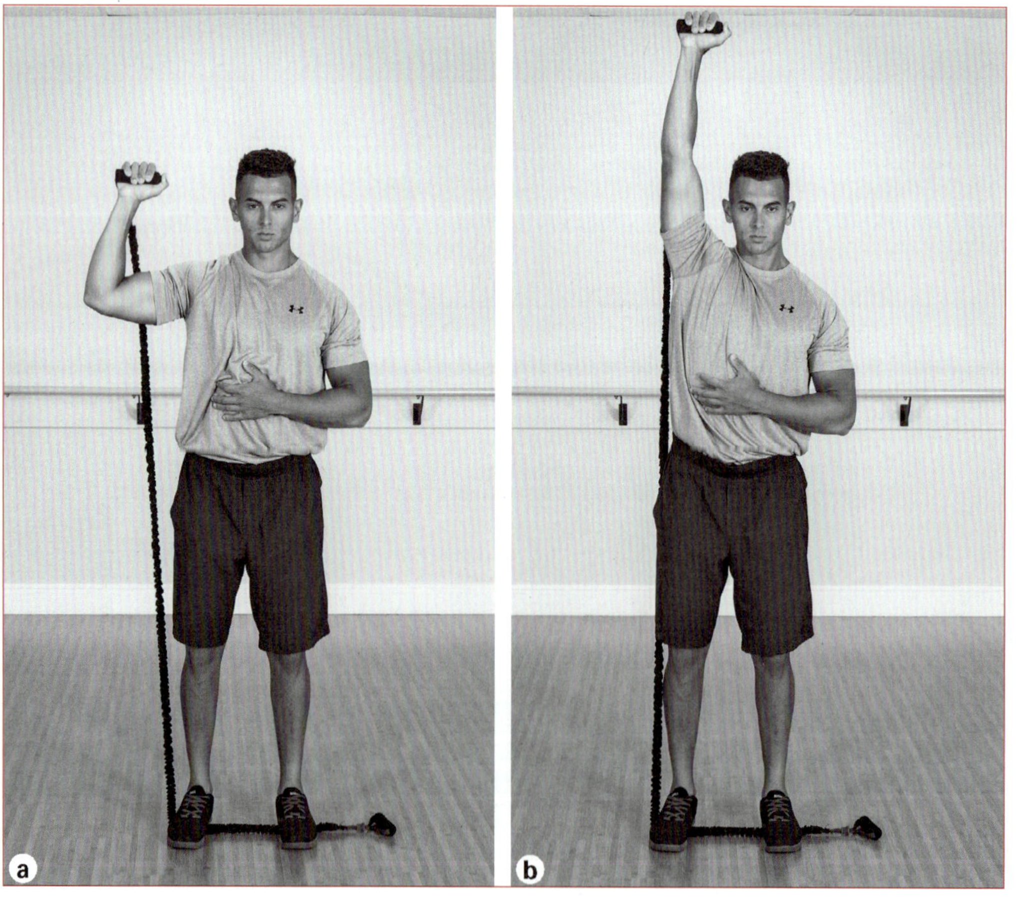

### 반복

10회 반복하여 4세트를 완료한다. 다른 팔로 바꿀 때도 같은 방법으로 한다.

### 조언

- 복부근들을 단단히 당기고 무릎을 약간 구부린다.
- 밴드가 너무 꽉 끼어서 팔을 완전히 펼 수 없을 경우, 두 발이 아닌 한 발로 밴드 중앙에 선다. 이렇게 하면 밴드의 길이가 조금 더 길어진다.

## 시티드 로우 SEATED ROW

저항밴드를 사용하는 시티드 로우는 중간과 윗등을 자극시킨다. 넓은등근에서 부터 마름근과 위아래등세모근까지 대부분의 등 근육을 자극시킨다.

### 방법

1. 다리를 앞으로 약간 구부린 채 바닥에 앉는다.
2. 밴드를 발 아치에 감고 몸 앞에 X자로 교차시킨 후, 양손에 하나씩 손잡이를 쥔다.
3. 발가락을 가리키며 팔을 똑바로 앞에 두고 시작한다(a).
4. 손이 가슴에 닿을 때까지 구부러진 팔꿈치로 팔을 뒤로 당긴다(b).
5. 시작 자세로 천천히 돌아온다.

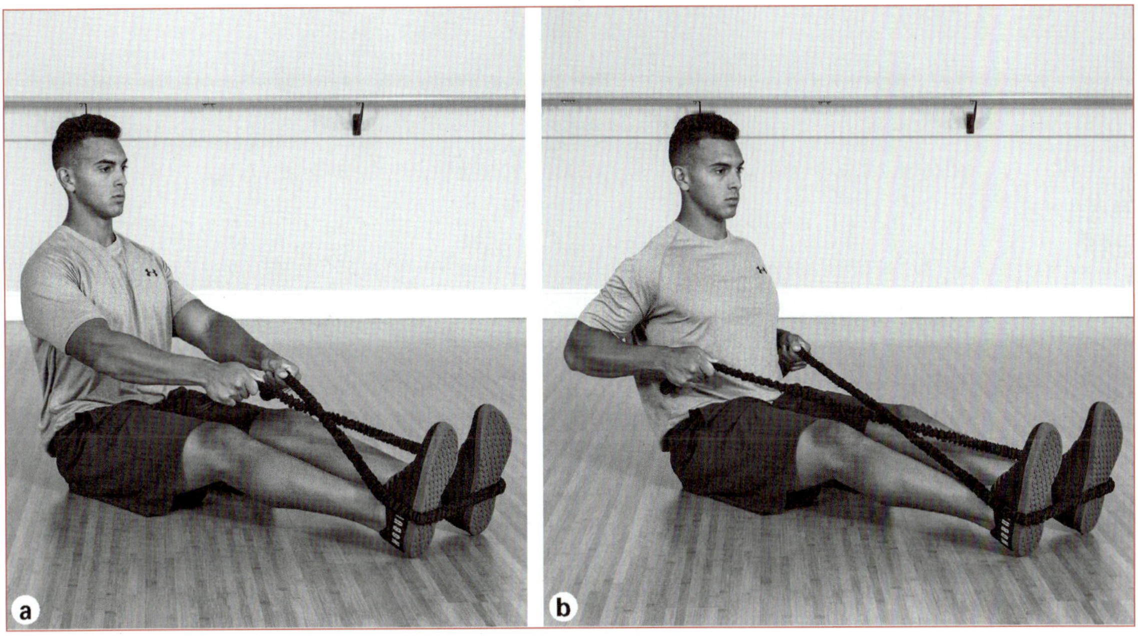

### 반복

20회씩 반복하여 4세트를 완료한다.

### 응용 동작

여러분은 이 연습을 2가지 방법으로 할 수 있다.

- 손바닥이 서로 안쪽으로 향하도록 손잡이를 잡고 팔꿈치를 뒤로 당길 때 갈비뼈 아래에 닿도록 한다.
- 손바닥이 바닥을 향하도록 손잡이를 잡고 한다.

## 푸쉬 업 PUSH-UP

팔굽혀펴기는 상체의 모든 근육을 강화하는 훌륭한 체중운동이다. 밴드의 가장 큰 이점은 팔굽혀펴기를 더욱 어렵게 만들 수 있다는 것이다.

### 방법

1. 밴드를 등 위에 놓고 양손에 손잡이를 쥐고 앞에 놓는다. 밴드가 여러분의 겨드랑이 아래에 위치한다.

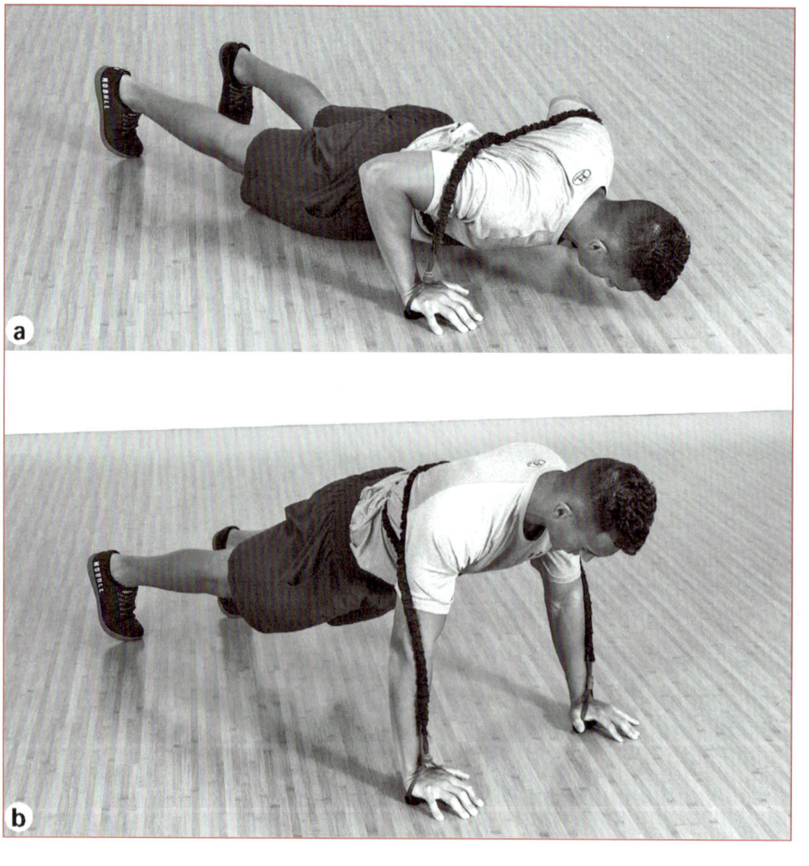

2. 한 손에 손잡이를 하나씩 쥐고 팔굽혀펴기 자세를 위해 바닥으로 간다. 손이 바닥에 납작하게 놓는다. 밴드는 푸쉬업의 가장 낮은 지점에서 팽팽하게 되게 한다(a).
3. 팔이 완전히 펴질 때까지 몸통을 위로 밀어 올리고(b). 천천히 원래의 위치로 내려간다.

### 반복

10회씩 반복하여 4세트 완료한다.

---

첫 번째 훈련 마이크로사이클에서 메디신 볼과 밴드를 모두 사용하는 것은 여러분의 성과를 평가하는 좋은 방법이다. 이 장비는 부하가 적기 때문에 어떤 움직임을 다루어야 하는지에 대해 정확히 파악할 수 있는 기회를 제공한다. 우리는 운동선수가 더 잘 할 수 있도록 우리가 어떻게 더 잘 지도할 수 있는지를 항상 평가하고 있다. 이 과정은 운동선수 훈련 중에 더욱 진화된다. 훈련 첫 주 동안 메디신 볼 서킷과 밴드 서킷을 수행하는 것은 운동선수신체능력과 정신력의 한계와 강점에 대한 중요한 정보를 제공한다. 이것은 우리가 그 운동선수를 위한 최고의 훈련 계획을 발전할 수 있게 해준다.

수행 레벨을 평가하는 것은 1회성으로 그치는 것이 아니라 오히려 1회의 진행과정이다. 여러분이 프로그램을 쓸 때, 이것은 운동선수의 훈련 계획이 된다. 처음 몇 번의 워크아웃은 기록으로 남지만, 이후의 교육 세션에서 볼 수 있는 내용을 기준으로 기본준비가 되어 있어야 한다. 경험은 코치가 이러한 재능을 개발하는 데 도움이 되고, 어린 코치는 선수가 기대 이하 또는 그 이상으로 경기할 때 이 계획을 지키려고만 하면 안 된다. 나는 처음 2주 동안은 꾸준히 프로그램을 바꾸는데서 진화가 된다는 것을 일찍부터 배웠다. 한 가지 단위가 모두 들어맞는 것은 아니며, 여러분은 운동선수의 요구에 맞는 프로그램을 준비할 수 있어야 한다. 단기 계획은 단기적인 결과를 준다. 운동선수에게 매일매일이 모여 마지막 날 만들어지는 것을 가르치는 것은 중요하며, 진화는 과정이고 시간을 들여야 한다. 나는 우리 선수들에게 "나는 여러분이 세션을 시행하면서 몸에 부담이 될 수 있지만 더 발전하고 있다는 느낌을 가지기를 바란다. 내가 할 일은 탱크를 비우는 것이 아니라, 탱크를 가득 채우는 것이다. 그래서 여러분이 다음날 와서 훈련할 수 있는 연료가 된다."라고 말한다.

## 다음 단계

일단 여러분의 운동선수가 메디신 볼과 저항밴드 운동으로부터 강한 기초를 발달시키면, 이제 그들은 아령과 바벨 훈련으로 넘어갈 때다. 앞에서 언급했듯이, 모든 사람들은 목표를 달성하기 위해 다른 훈련 경로를 택한다. 체중이 훨씬 적은 젊은 운동선수나 일반 운동선수들을 상대할 때는, 다음 단계로 진행하기 전에 그들의 기본 운동 패턴을 배울 시간을 주어라. 이것은 몇 주가 걸릴 수도 있고 몇 달이 걸릴 수도 있다. 누군가가 한 진행에서 다른 진행으로 얼마나 빨리 이동하느냐보다 각 운동의 형태와 기능에 초점을 맞추는 것이 더 중요하다.

7장은 아령과 바벨 훈련의 복잡함을 잘 헤쳐나가는데 있어 최적의 운동 실력에 필요한 힘을 기르는 효과적인 방법들이다. 각 섹션을 주의 깊게 읽어 각 연습과 설정에 대해 숙지하라. 운동선수들은 운동 패턴을 이해하고, 체중을 늘리기 전에 완벽하게 실행할 수 있을 때까지 더 가벼운 무게로 시작할 것이다.

# 7 기초체력 강화 운동
Fundamental Strength Exercises

선수를 스포츠 또는 부상으로부터 회복시키기 위한 재활 목적으로 훈련을 시킬 때 경기를 준비하도록 하기 위해 우리는 다양한 방법을 활용한다. 이때 활용하는 가장 필수적인 운동기구 두 개는 덤벨과 바벨이다. 두 기구 모두 근력 강화에 효과적이며, 각각 다른 장점도 가지고 있다. 덤벨은 선수들이 다양한 독립적인(한쪽 신체만을 활용한 운동) 운동들을 할 수 있도록 한다. 이는 신체의 밸런스를 잡아준다. 또한 근육이 균형을 안정적으로 유지한 채 특정 부위를 활용하는 운동 패턴을 배울 수 있도록 한다. 중요한 점은, 덤벨은 추가적인 무게를 활용해서 운동을 하는 패턴을 배울 수 있도록 한다. 반면, 바벨은 운동선수들이 적절한 부하, 신체 조절, 운동 패턴, 그리고 무게에 적응할 수 있도록 훈련하는데 중요한 운동기구이다. 바벨은 근력과 일률을 키우려 할 때 아주 적절하게 활용된다. 이 기구는 적절한 부하를 추가할 수 있으며, 이는 운동선수에게 필요한 근력과 일률을 훈련할 수 있도록 한다

## 트레이닝 위드 덤벨
Training With Dumbbells

덤벨은 가동 범위 내에서 다면적인 움직임을 행할 수 있도록 한다. 이것은 단면이나 다양한(다중의) 면의 움직임을 취하는 데 사용될 수 있다. 덤벨은 각 면에서 한쪽만, 또는 번갈아 가며, 또는 동시에 사용될 수 있다. 한쪽 면으로만 하는 운동은 근육의 불균형과 비대칭을 교정할 수 있다. 덤벨 운동과 교정 운동을 결합함으로써 특정 부분의 근력 부족을 목표로 삼는 것과 동시에 부상의 위험을 줄일 수 있다.

신체에서 덤벨을 멀리 잡고 있을수록, 무게를 제어하기 위해 더 많은 안정성을 만들어야 한다. 만약에 안정성이 부족하다면 무게를 조절(제어)할 수 없을

것이다. 여러분이 덤벨을 옮길 수 있는 가장 먼 거리는 팔 길이 만큼이며, 무게에 따라 더 많이 제어할 수 있을 것이다.

운동의 유형이 많기 때문에, 어디서 시작하고 어떻게 진행하는지 아는 것이 어려울 수 있다. 곧바로 무거운 무게를 사용하는 것은 형편없는 자세를 야기하며, 이는 부상으로 이어질 수 있다. 최대 10회를 반복할 수 있는 무게를 선택해서 시작해야 한다. 9번째 또는 10번째 반복은 운동이 되는 것처럼 느껴지긴 하나, 부담은 없어야 한다. 운동하면서 마지막째 반복이 쉬워지면 전반적인 무게를 증가시킨다. 그러나, 자세는 흐트러뜨리지 않는 선에서 무게를 증가시켜야 한다.

무엇보다 안전이 가장 중요하다. 이런 프로그램을 충분히 활용할 수 있는지 여부뿐만 아니라, 안전하고 효과적인 방법으로 훈련을 진행할 심신의 준비가 돼 있는지 확실히 확인해야 한다. 가장 중요한 고려사항은 현재의 스킬과 힘의 정도와 같은 것들을 고려해서 밴드, 메디신 볼, 덤벨, 바벨과 같은 운동도구를 선택하는 것이다. 이상적으로 운동하는 공간은 집중력을 잃게 하는 것들이나, 적절한 운동을 계획하고 완료하는 것을 막을 만한 물건들이 없어야 한다. 운동은 파트너와 함께 하거나, 지켜보는 사람이 있는 것이 좋다. 이 사람들은 더 무거운 무게를 드는 것을 시도할 때 보조해 줄 수 있을 것이다. 체육관에 운동(훈련)을 도와줄 사람이 없다면, 직원에게 도움을 요청하라. 체육관에 등록했다면, 보통은 더 무거운 무게를 시도할 때 도와줄 수 있는 트레이너가 있을 것이다.

비상시에는(아무것도 없다면), '스미스머신(Smith machine)'이 바벨과 스쿼트 스탠드를 대체할 수 있다. 스미스머신은 대부분의 대형 체육관에서 활용할 수 있는 장비이며, 이것은 바벨 운동을 도와주는 기구이다. 하단부와 측면의 레일은 바벨 바의 움직임을 도와주며, 무게를 활용하는데 도움을 준다.

## 덤벨운동
Dumbbell Exercises

덤벨운동은 근력강화운동을 시작하기 매우 적절한 방식이므로, 이 운동부터 시작한다. 안정성, 근력, 정확성을 필요로 하는 운동패턴을 만들어야 한다. 선수들은 부족한 부분을 보완하는 것을 좋아하며, 이런 운동패턴을 실시하는 것은 적절한 움직임을 강화하기 위한 좋은 기회이다.

### 덤벨 스쿼트 DUMBBELL SQUAT

덤벨 스쿼트는 운동의 시발점으로서, 몸에서 즉각적인 피드백을 제공받을 수 있다.

#### 방법

1. 발을 어깨너비보다 약간 넓게 벌리고, 발끝은 살짝 바깥쪽으로 향한다.

2. 양손에 덤벨을 하나씩 든다. 손바닥이 전면을 바라보도록 덤벨을 쥐고, 양 팔꿈치는 갈비뼈우리와 일직선이 되도록 한다. 덤벨이 어깨에 얹혀 있는 것이 아니라 약간 위에 있는 것을 확인한다(a).
3. 스쿼트자세를 시작할 때처럼 쭈그려 앉기 시작한다(또는 신장성으로). 의자에 앉는 것처럼 엉덩이 뒷부분은 살짝 구부리고, 아래쪽으로 향한다.
4. 코어를 사용하고, 등을 안정적으로 유지해야 한다. 덤벨은 같은 위치에 든 상태로, 등이 굽혀지지 않도록 척추는 곧게 편 채로 유지해야 한다(b).
5. 일어서기 시작하는 것처럼 또는 단축성 수축처럼 또는 시작 자세로 돌아가는 것처럼 발꿈치부터 밀어 올린다.

### 반복

10회 반복한다.

### 조언

- 바닥에 발을 고정하고 발가락을 들면 안 된다. 이는 넙다리네갈래근보다 볼기근을 운동하게 한다.

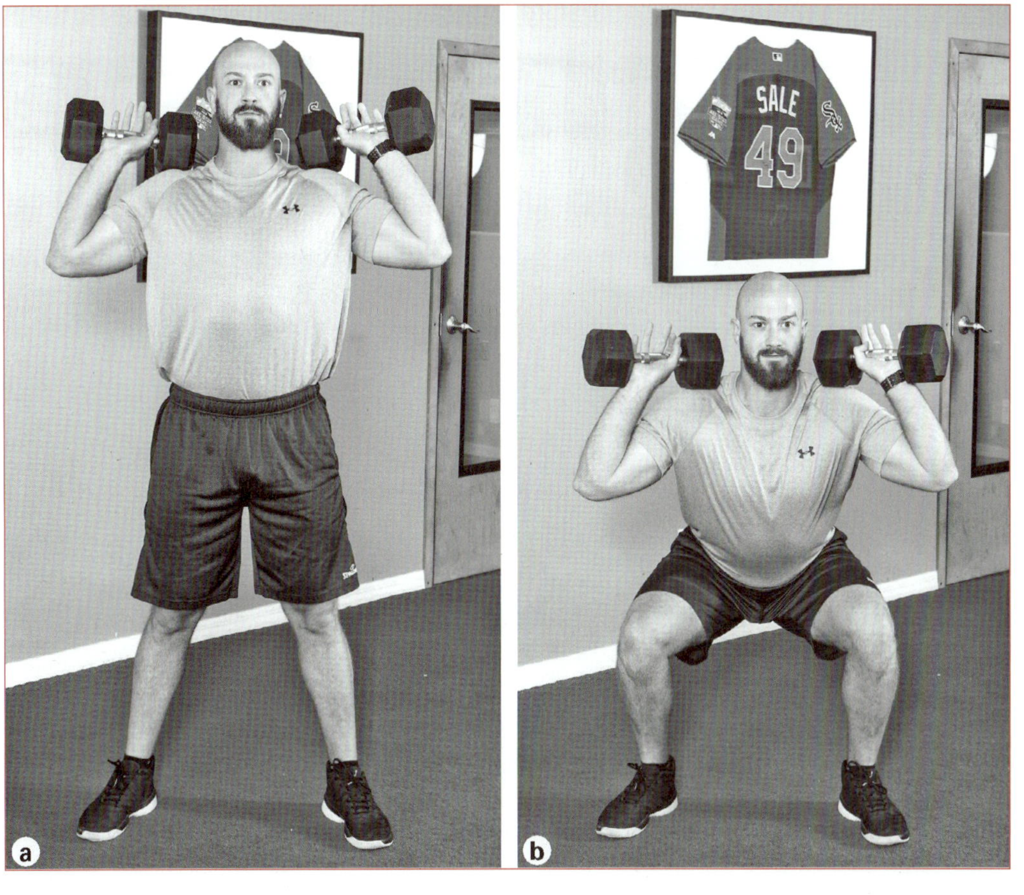

- 가슴은 세우고 상체는 앞으로 움직이지 않는다. 이는 허리에 좌상을 증가하게 한다; 배꼽이 척추를 향하게 당긴다.

## 덤벨 루마니안 데드리프트 DUMBBELL ROMANIAN DEADLIFT

덤벨 RDL은 엉덩이를 뒤로 내밀고, 등을 단단하게 긴장시킨다. 등의 중간 부분을 완전히 사용되도록 하고 긴장시킨다(그러나 너무 아프거나 딱딱해지지 않을 정도여서는 안된다.). 이는 또한 부상당한 부분을 확인하기에 아주 좋은 방법이기도 하다. 예를 들어, 긴장된 넙다리 두갈래근은 RDL의 가동범위를 제한한다.

### 방법

1. 골반 너비만큼 발을 벌려 서서, 발가락은 정확하게 정면을 향하게 한다.
   손바닥은 몸을 향하도록 하고, 덤벨은 허벅지 앞쪽으로 잡는다(a).
2. 몸을 굽히는 단계에서의 가동성 향상을 위하여 무릎을 약간 굽힌다. 몸을 아래로 내리기 전에, 코어를 사용하고 등을 아치 모양으로 만든다. 등을 아치 모양으로 만드는 가장 좋은 방법은, 상체가 앞으로 이동할 수 있도록 엉덩이를 약간 구부려 주고, 볼기근은 약간 뒤쪽으로 이동시키는 것이다. 등의 상부와 중부가 사용되는 것을 느낄 수

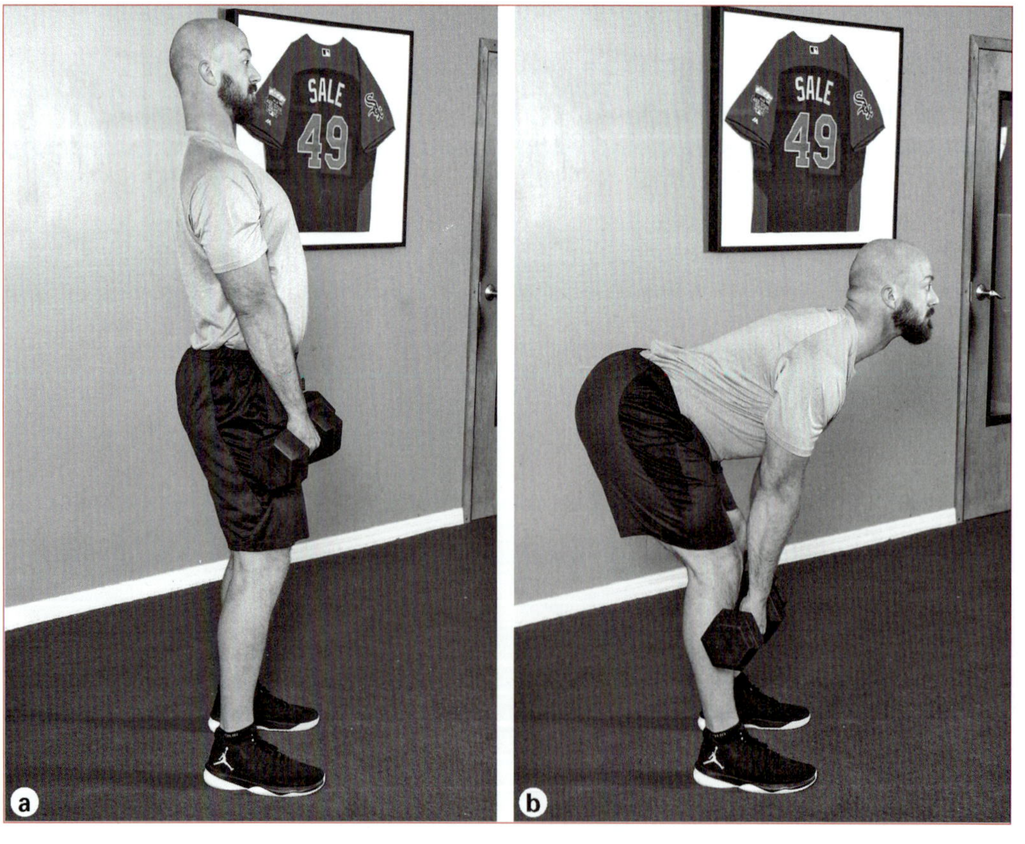

있도록 가슴을 세우고 어깨를 넓게 유지한다. 무릎 쪽으로 덤벨을 낮추면서 코어와 등을 사용하는 것을 느껴야 할 뿐만 아니라 넙다리두갈래근이 스트레칭 되는 것도 느낄 수 있어야 한다.

3. 상체가 바닥을 향해 낮춰지도록 엉덩이를 굽히면서, 볼기근을 뒤로 보내고 덤벨을 양다리 가까이에 유지한다. 엉덩이가 올바른 경로를 따라 움직이도록 하기 위해 뒤쪽에 벽이 있고, 이를 엉덩이로 누른다고 생각한다(b).
4. 덤벨은 천천히 다리 위로 끌어당겨 주고 굽혀진 엉덩이는 펴주면서 시작 자세로 되돌아간다. 무릎은 일어날 때처럼 뒤로 당겨준다. 그리고 등을 먼저 들어 올려서는 안 된다; 이는 허리에 좌상을 일으킬 것이다.

### 반복

10회 반복한다.

### 조언

- 어깨를 뒤로 보내고, 가슴을 열고 등의 안정성을 확보하고 적절한 자세를 유지한다.
- 시선은 땅을 보기보다는 앞을 본다.
- 등이 굽어지는 것이 느껴지면, 멈춘다. 이것이 여러분이 RDL을 위해 굽힐 수 있는 최대 깊이이다. 유연성, 가동성, 근력이 강화됨에 따라 이 깊이는 증가할 것이다.

## 덤벨 로우 DUMBBELL ROW

덤벨 로우는 등 근육을 키우기 위한 아주 좋은 방법이다. 이 운동을 시작하기 전에 어깨뼈 들임을 가르치는 것이 중요하다. 이를 통해 선수들은 이 동작을 하면서 등세모근에 영향이 가지 않도록 한다. 이 동작을 정확하게 알려주는 방법은, 어깨뼈의 아래쪽 끝부분을 척추 방향으로 끌어내리도록 말해주는 것이다.

### 방법

1. 무릎은 살짝 굽히고, 다리는 골반 너비로 벌린 채 선다. 상체는 엉덩이로부터 전면을 향해 약 45° 정도 굽힌다.
2. 양팔은 펴고, 두 손에 덤벨을 잡는다. 이 동작을 실행할 때, 3가지 그립 방법이 있다.: 손바닥이 몸을 향하도록 하는 오버핸드 그립(엎침), 손바닥이 바깥쪽을 향하도록 하는 언더핸드 그립(뒤침), 양 손바닥이 서로를 마주 보도록 하는 뉴트럴 그립이 그것이다. 가슴은 들어 세운 상태로, 등 근육을 사용하며, 등의 아치를 유지한다(a).
3. 덤벨을 (턱이 아닌) 가슴 뒤 방향으로 위로 끌어당긴다. 등세모근으로 끌어당기는 것이 아니라 등의 중간 부위와 어깨뼈 부위를 쥐어 짜낸다는 느낌으로 시행하면 된다(b).

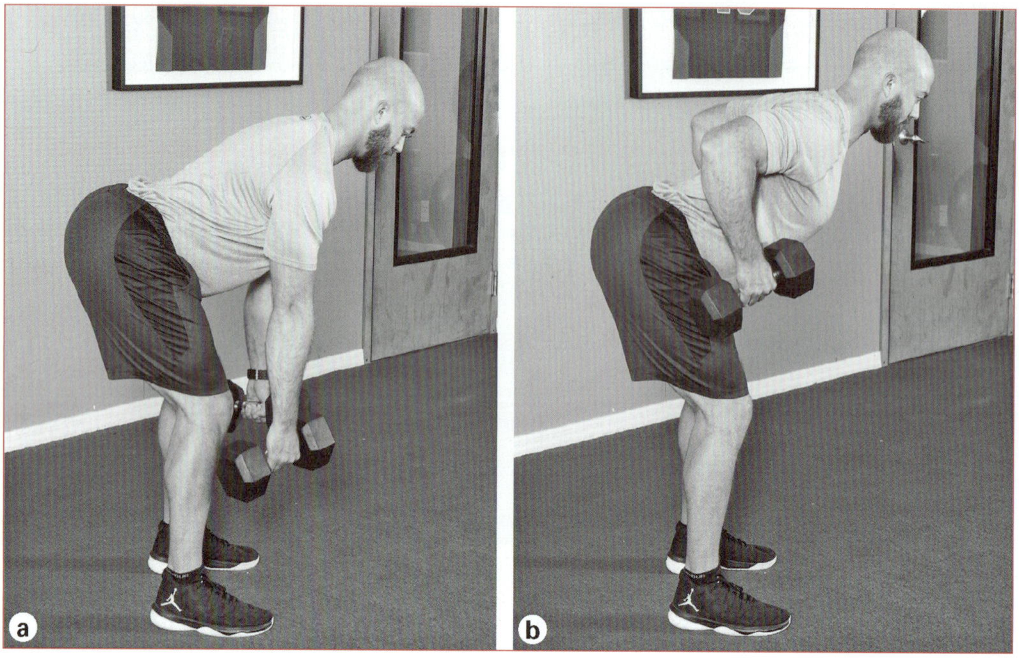

4. 천천히 시작 위치로 덤벨을 내려놓는다.

### 반복

10회 반복한다.

## 덤벨 리버스 런지 DUMBBELL REVERSE LUNGE

이 동작은 볼기근의 단독운동이다. 볼기근은 뒤넙다리근과 넙다리네갈래근이 움직임을 대신하지 않게 하기 위해 필요한 지근이다. 뒤넙다리근과 넙다리네갈래근을 움직임에 먼저 사용하지 않게 하기 위해서 볼기근에 더 집중한다.

### 방법

1. 선 자세에서, 양손에 덤벨을 잡고 몸의 옆에 둔다(a). 엉덩관절 굽힘근이 스트레치가 되도록 왼발을 뒤로 크게 한 걸음 내딛는다. 균형을 잃거나 넘어지지 않으려면 가슴을 앞으로 가져가야 한다.
2. 무릎을 바닥에 거의 닿도록 아래로 보낸다. 앞쪽의 발은 고정하고(확고하게 놓아 유지하고) 발가락을 들지 않는다. 상체를 세우고 몸통이 말리거나 자세가 흐트러지지 않게 코어를 사용하고, 척추를 곧게 세운다(b).

### 반복

10회 반복한다. 그리고 오른발로 바꿔서 반복한다. 또는 각각의 다리를 번갈아 가며 반복한다.

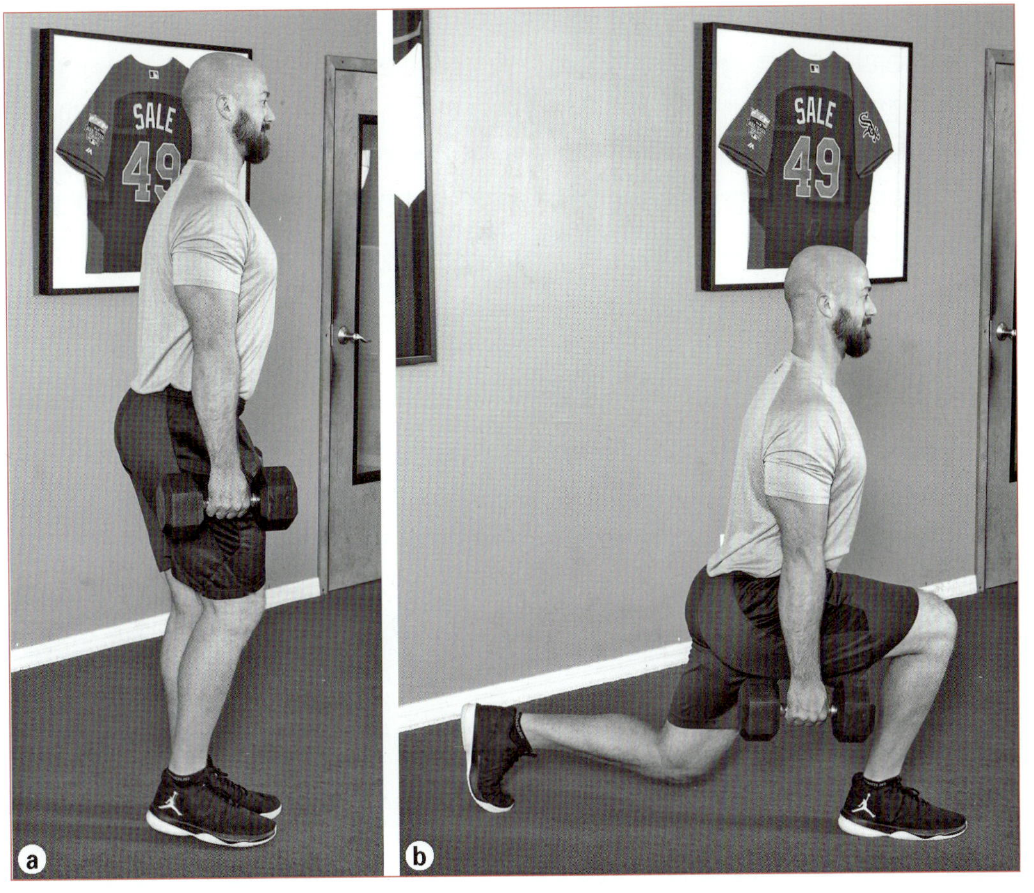


### 조언

- 앞의 무릎이 발가락 앞으로 나가면 안 된다.
- 엉덩이와 볼기근이 곧장 아래로 내리기보다는 뒤로 보내면서 아래로 앉는다.
- 볼기근을 사용해서 발을 시작 자세로 가져간다.

## 덤벨 오버헤드 프레스 DUMBBELL OVERHEAD PRESS

이 운동은 선수에게 머리 위에서 무게를 고정하는 것을 가르친다. 어떠한 것을 머리 위로 올릴 때 안전하고 안정적으로 확인한다. 어느 정도의 무게를 머리 위로 들어 올리던지 신체를 안정적으로 하는 방법을 배우는 것이 중요하다. 부상을 예방하기 위해 모든 것이 함께 작용해야 한다. 바닥에서 발을 고정하고, 몸을 바르게 세우고, 코어도 긴장하게 한다.

### 방법

1. 발은 골반 너비만큼 벌리고 선다. 손바닥은 정면을 향하게 하고 양손으로 덤벨을 잡는다. 팔꿈치를 굽혀 어깨 앞에 둔다(a).

2. 덤벨을 머리 위로 밀면서 팔을 편다(뻗는다)(b). 운동 중에 덤벨을 올바른 방법으로 올리려면 덤벨로 삼각형을 만든다고 생각한다. 머리 위에서 만들어지는 삼각형의 세 지점은 각각의 덤벨 안쪽 헤드 부분(어깨와 가장 가까운 부분)과 머리의 최고점이다. 덤벨을 위로 올릴 때, 귀 라인에 유지하게 한다: 덤벨이 앞으로 가거나 뒤로 가지 않게 한다. 귀 라인에 덤벨을 유지하면 더 쉽게 운동할 것이고 부상 위험도 적을 것이다.

### 반복

10회 반복한다.

### 응용 동작

푸쉬 프레스는 팔을 위로 뻗는 것을 보조로 하는 하체 운동이다. 푸쉬 프레스를 하려면, 먼저 "딥 드라이브"를 해야 한다.

1. 시작 자세는 무릎을 약간 구부리고 엉덩이를 뒤로 찍어준다.

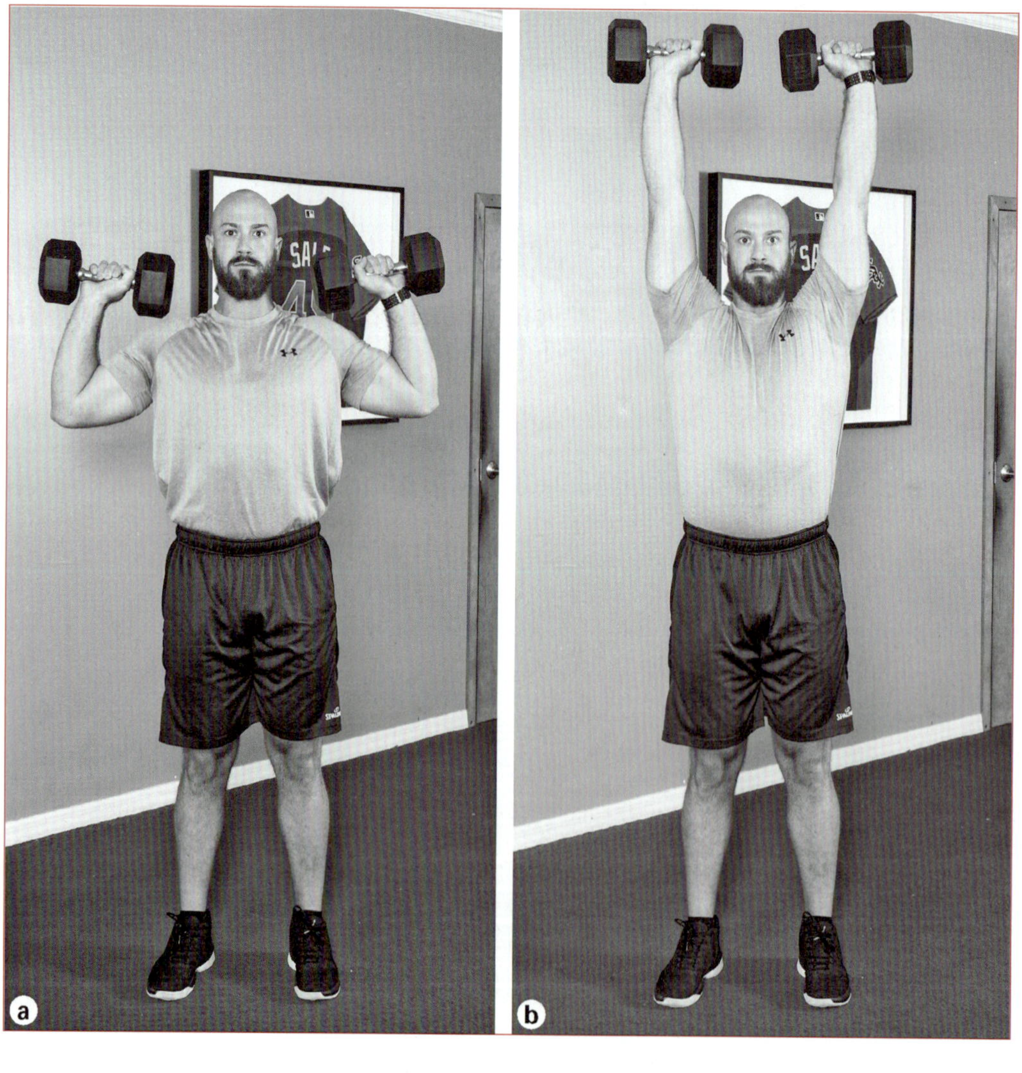

2. 양팔을 머리 뒤로 뻗을때, 딥했던 다리에 힘을 주면서 드라이브 업한다.
3. 무릎은 구부리고 뒤로 앉으면서 시작 자세로 돌아온다. 급하게 움직이지 않고 덤벨이 시작 자세로 오기 전에 딥을 시작한다.

## 덤벨 하이 풀 DUMBBELL HIGH PULL

하이 풀은 덤벨 그룹에서 가장 복합적인 운동일 수 있다. 업라이트 로우와 비슷한 하이풀은 트리플 익스텐션을 포함한다. 트리플 익스텐션은 발목관절, 무릎관절, 엉덩관절의 연속적인 폄 동작이다. 빠르고 강력한 리프트를 폭발적으로 가르치기 위해 고안되었지만 움직임을 제어하는 방법도 가르친다.

### 방법

1. 발은 골반 너비만큼 서서, 무릎은 약간 구부리고 몸통은 엉덩관절을 구부려 45° 정도 앞으로 보낸다. 양손으로 덤벨을 잡고 양팔과 손바닥은 다리를 향해 뻗어준다. 덤벨이 무릎 앞에 위치하게 한다(a).
2. 덤벨을 얼굴로 향하게 위로 당길 때, 팔꿈치는 위로, 손바닥은 몸을 향하도록 하면서 엉덩이를 앞으로 앞쪽과 위쪽으로 뻗고 발가락을 위로 올린다(b). 하이 풀 동작에서 가장 높은 지점에 도달했을 때를 트리플 익스텐션이 된 것이다. 허리를 약간 편다. 몸의 가까이에 덤벨의 경로를 두면 무게를 조절하기 쉽다. 그리고 발가락을 세워 무릎과

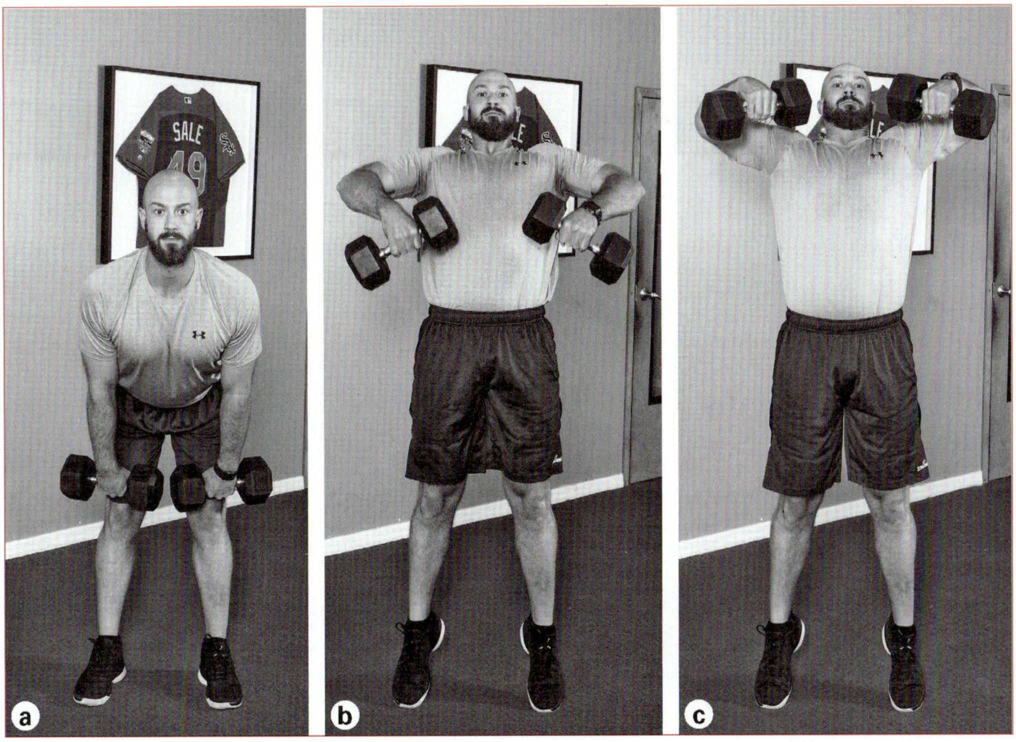

a b c

발목을 완전하게 편다(c).

3. 하이 풀 동작에서 최고점에 도달한 후에 시작 자세로 돌아간다. 덤벨을 떨어뜨리는 것처럼 상체에서 아래로 내리지 않는다. 반복하기 전에 잠시 자세를 재정비한다.

**반복**

10회 반복한다.

**조언**

- 이 운동은 신체조절에 집중한다; 조절력이 부족하면 동작이 엉성하고 부상을 입을 수 있다.
- 이 움직임은 모든 일률과 운동량이 팔이 아닌 엉덩이에서 나온다. 따라서 하이 풀을 완성할 때 업라이트 로우가 아니다. 양팔은 덤벨을 위아래로 가이드하기 위한 것이다.
- 시간을 내어 몸의 정렬이 올바른지 확인하고, 무게를 이동시키는데 필요한 힘을 생성하기 위해 장력을 만든다.

---

앞에서 언급했듯이, 덤벨은 지속적인 운동과 선수에게 다양한 평면에서의 움직임을 가르치는 데 있어 훌륭한 도구이다. 만약 작은 시설이나 홈 헬스클럽에서 일을 한다면, 더 강한 근력과 안정성을 기를 수 있는 능력이 손상되지 않고 덤벨을 이용해 부하운동을 할 수 있다.

## 트레이닝 위드 바벨
Training With Barbells

덤벨보다 바벨을 활용할 때 더 무거운 무게로 운동 할 수 있다는 것은 의심의 여지가 없다. 예를 들어, 벤치에서 약 200파운드(91kg)의 무게를 5번 정도 들 수 있는 사람이라 하더라도, 덤벨로는 고작해야 100파운드(45kg) 정도를 들 수 있을 것이다.

같은 운동을 할 때, 대부분의 사람들은 덤벨 2개를 활용하는 것보다 바벨을 활용할 때 20% 이상 더 무거운 무게로 운동 할 수 있다. 이는, 바벨을 사용하는 운동의 경우 자세를 안정화시키는데 활용되는 근육이 상대적으로 더 적기 때문에 여유 근력을 더 많은 무게를 들 수 있도록 활용할 수 있기 때문이다.

바벨이던 덤벨이던 근력을 키우고, 근육량을 늘리며 더 많은 무게를 들 수 있도록 하는 것은 동일하지만, 특히 더 무거운 무게를 드는 것을 시도할 때는, 바벨을 활용하는 것이 더 쉬울 것이다. 이는 5파운드(2.3kg) 정도 더 무거운 덤벨을 드는 것을 시도하는 것은, 적어도 (양손에 각각 5파운드씩 증가하므로) 부하는 10파운드(4.5kg) 이상 증가한다는 것을

**코칭 조언** Coaching Tip

새로운 운동을 가르칠 때, (특히 어린 선수들에게) 우리는 종종 가벼운 덤벨을 활용하는 움직임을 가르치는 것으로부터 시작한다. 일단 선수가 어떻게 신체가 움직이고 기술적으로 올바르게 구현해야 할지를 이해한다면, 가벼운 무게 또는 바벨 원판이 없이 하는 운동은 끝낸다. 그들의 테크닉이 향상됨에 따라 바에 원판을 조금씩 늘려간다.

의미한다. 반면, 바벨은 총 중량을 정확히 5파운드만(양쪽에 2.5파운드(1kg)의 바벨 원판을 추가함으로써) 증가시킬 수 있다. 이렇게 정확한 무게만을 증가시킬 수 있다는 것은 꾸준하게 발전하고, 시간이 지남에 따라 근육과 근력을 키워나가는 것을 상대적으로 쉽게 느껴지도록 한다.

웨이트룸에서 행해지는 우리의 트레이닝의 가장 중요한 부분 중 하나는, 어떻게 적절한 올림픽 리프트(주: 클린 앤 저크, 스내치와 같은 올림픽 인상 종목)를 실시할지에 대한 것이다. 필라테스가 코어근육을 단련하고 전신에 대한 인식(body awareness)과 유연성을 기르는 데에 중요한 것처럼, 이것이 우리의 웨이트 트레이닝에 중요하다.

덤벨을 사용할 때도 그랬듯, 바벨을 사용할 때도 안전하게 사용해야 하며, 지켜봐 줄 사람이 필요하다. 특히 스스로가 또는 피교습생이 더 무거운 무게에 도전하거나, 복합운동을 시행하려고 할 때는 더욱 그러하다. 대부분의 근력과 컨디셔닝 프로그램의 핵심이 바벨이다. 바벨 운동은 속도를 위해 필요한 근력과 순발력을 키울 수 있도록 도와준다. 힘을 낼 수 없는 근력이 없는 운동선수는 스피드를 개선하는 것이 불가능하다는 것을 기억해야 한다. 바벨 운동은 근력과 속도를 키우는데 적절한 훈련방식 중 하나이다.

## 펀더멘털 올림픽 리프트 Fundamental Olympic Lifts

올림픽 웨이트 리프팅은 두 가지 운동을 기초로 한다: 스내치와 클린앤저크. 이 두 운동들은 선수들의 신체가 힘을 낼 수 있도록 할 뿐만 아니라, 충격을 완화 할 수 있는 자세를 취하도록 한다. 이 문장의 이면의 의미를 생각해보도록 한다. 만약 여러분이 농구팀의 파워포워드라면, 여러분의 능력은 얼마나 큰 힘을 낼 수 있는지(즉, 얼마나 잘 점프를 할 수 있는지) 그리고 주변 몸싸움에서 오는 충격을 얼마나 잘 흡수할 수 있는지에 달려있다. 앞에서 말한 두 가지 운동은, 대부분의 스포츠에 매우 연관돼 있는 부분인, 힘을 어떻게 낼 것이며, 얼마나 충격을 잘 흡수할지를 가르쳐준다. 올림픽 웨이트 리프팅은, 정확하게 가르쳤다면, 이는 실내-외에서 진행되는 경기들을 준비하는 운동선수들에게 가장 좋은 운동방법이 될 것이다.

## 올림픽 웨이트리프팅 Olympic Weightlifting

안전하고 진취적 방식으로 가르친다면, 올림픽 웨이트리프팅의 장점들은 매우 많다. 이런 동작들을 능률적으로 하기 위해서는, 강한 후면사슬근육(넙다리두갈래근, 큰볼기근, 척추세움근, 등세모근, 뒤어깨세모근)을 가지고 있어야 한다. 이 근육은 부상을 당하지 않고, 효과적인 패턴을 실시할 수 있도록 해 준다.

후면사슬 근육은 처음에는 특별한 부하 없이 (운동이) 진행돼야만 한다. 앞에서 이야기한 필라테스와 메디신 볼 운동은 신체가 더 무거운 부하를 (사용하는 운동을) 준비하도록 도와줄 것이다. 일단 이 사슬이 생겼다면, 올림픽 리프팅은 추진력과 충격 흡수를 (향상시키기) 위한 아주 적절한 운동 방법이다.

이 리프팅 동작들에서 요구되는 힘을 내는 방법은 아주 적절하게 경기장에서 활용될 수 있다. 몇몇 코치들은 아마도 바벨 바를 정확하게 끌어당기는 것의 중요성을 강조하지 않을 수도 있다. 클린에서 캐치 단계 동안, 선수들은 발을 땅에 딛고, 몸을 바 아래쪽으로 끌어당기며, 안정적인 자세를 취해야 한다. 선수가 (바를) 하이 퍼센티지까지 들어 올리기 전에, 그들이 바를 몸에 닿을 정도로 끌어당기도록 한다(하이 퍼센티지란, 선수가 최대(운동 범위)로 1회 반복할 때의 운동 수준을 의미한다. 선수가 최대로 활용할 수 있는 무게가 100파운드이고, 이것이 1회 최대 가용 범위이며, 최대치의 약 70% 정도의 힘을 사용하여 운동한다면, 이것이 이 선수의 하이 퍼센티지라고 할 수 있다.). 앞에서 말한 바가 의미하는 것은, 바를 잡는 동작에서, 바로 앞으로 쭈그려 앉아선 안 된다는 것이다. 선수는 하중을 안정화시켜야 하며, 외부요인(충격)들을 흡수(적응)하는 방법을 배워야만 한다. 선수에게 유용한 것이 무엇인지를 생각해야 한다. 힘을 기르기 위해 리프팅 훈련을 하는 것뿐만 아니라, 어떻게 힘을 흡수할 수 있는지를 가르쳐야 한다.

미식축구를 예로 들어보자. 뒤쪽 방향으로 달려갈 때 가장 중요한 스킬은 힘을 주는 것과 신체가 충격을 받는 것에 대비하는 것이다. 'Power Clean' 동작은 이러한 스킬들을 계발시킬 것이다. 지면에 힘을 가하는 것과 선수가 어떻게 바벨 바를 잡는지는 경기장에서의 그것과 직접적으로 연관돼 있다. 이는 일정이 힘을 필요로 하는 리프팅 동작이다.

한가지 올림픽 리프팅의 부정적인 면을 말하자면, 이 리프팅이 종종 정확치 않은 방법으로 교수된다는 것이다. 선수가 리프팅들을 할 준비가 되지 않았거나, 코치가 리프팅들을 효과적으로 가르치기 위한 적절한 과정을 교수할 수 없는 경우가 그것이다. 이러한 상태에 있는 코치들을 도와주기 위한 방법은 하나로 간단하게 말 할 수 있다: 스스로 하지 못하면, 가르칠 수도 없다(원문: 느껴본 적 없다면, 가르칠 수 없다). 우리의 코치들은 신체 운동에 대한 학위를 따는 것뿐만 아니라, 아직 현장에 투입되기 전인 인턴이나 실습생들처럼 많은 시간을 할애해야 한다. 그들은 팀을 맡기 전 모든 올림픽 리프트의 종목들을 광범위하게 트레이닝 받으며 이 모든 동작들을 수천 번씩 반복해왔고, 완벽하게 시연할 수 있다. 올림픽 리프트는 3번 이상 반복돼서는 안 된다. 이 리프트 동작들은 다른 근력 강화 운동처럼 여러 세트를 수행하거나 반복해서 수행하는 운동이 아니다.

## Rick의 조언

내게 우리나라에서 최고의 코치들 중 두 명에게 올림픽 리프트를 배울 기회가 주어졌었다.

그들의 이름은 Al Vermeil과 Dragomir Cioroslan이였다.

Al Vermeil은 미식축구(NFL)와 미국프로농구(NBA)에서 모두 월드 챔피언십 반지를 가진 유일한 근력 강화 코치이다. 그는 또한 NFL과 NBA뿐만 아니라 메이저리그(MLB)에서 근무해 온 유일한 코치이기도 하다. 내게는 그가 시카고 불스에 있을 때 그에게 충분한 트레이닝을 받을 기회가 있었다.

Dragomir Cioroslan은 미국 올림픽 위원회의 국제 전략 및 개발 책임자이다. 그는 13년간 미국 역도 국가대표의 코치였다. 2006년에 그는 미국 올림픽 위원회의 국제 전략 및 개발 책임자가 됐다.

Al Vermeil이 내게 시카고 불스의 인턴이 될 기회를 줬을 때, 그는 내게 직장을 줬다. 그는 내게 선수들이 올림픽 리프트를 할 수 있도록 어떻게 준비해야 할지, 그리고 그들이 어떠한 적절한 절차를 거쳐 (리프팅을) 시작해야 하는지 가르쳐 줬다. 그 자리는 내가 콜로라도 스프링스에서 학교를 마치고 곧바로 Dragomir가 미국 역도 국가대표팀의 수석 코치로 있을 때의 미국 올림픽 훈련센터에서 일할 수 있는 기회가 됐다. 배우기 위한 더 좋은 조건을 바랄 수 없을 정도로 최고의 조건이었다.

OTC에서, 내 직무는 Super Squad 2000(올림픽 유망주)의 (운동)강도, 부하치의 정도, 그리고 한 주에 수행될 리프팅 반복 횟수를 계산하는 것이었다. 나는 또한 청소년 USA 역도팀의 훈련을 보조했다. 2년이라는 시간 동안, 나는 웨이트룸에서 다른 코치들에게 배우기도 하고, 가르치기도 하면서 하루 네 시간을 보냈다. 이때의 경험은 내가 접한 적도 없고, 믿기 힘든 최고의 코칭이었다. 이 경험은 각 훈련 단계에서 어떻게 선수들의 훈련 진행을 개선시켜야 할지 가르쳐 줬고, 올림픽 리프팅은 정확히 육체적으로 힘든 만큼 신경적으로도 힘들다는 것을 가르쳐 줬다. 마지막으로, 그리고 분명히 간과할 수 없는 것은, 이 경험은 정확한 교수법과, 그리고 Jerk, Clean, 그리고 Clean의 정확한 시연 방법을 내게 각인시켰다. Al은 도움을 주는 훈련을 중요시했다. 현재까지도, 그는 여전히 근력 강화와 컨디셔닝 분야에서 한계를 초월해 나가고 있으며, 끊임없이 지식을 탐구한다. 이것이 그가 이 분야의 최고라고 불리는 이유이다. 그가 했던 것처럼 나도 지식의 굵주림을 따라 탐구해 간다면, 나는 내가 맡은 선수들을 올바르게 가르치게 될 것이며, 내가 할 수 있는 최고의 코칭을 선사하게 될 것이다.

## 하이 풀 HIGH PULL

앞에서 다룬 덤벨 하이 풀처럼, 바벨 하이 풀은 바벨 바의 경로와 속도를 배우는 아주 좋은 방법이다. 이 동작은 올림픽 스타일의 리프팅을 완벽하게 익히기 위한 첫 번째 단계이다. 이는 선수가 바가 언제, 어느 곳에 위치하는지, 그리고 클린, 스내치 동작을 제대로 하기 위해 등은 얼마나 사용해야 하는지를 알려준다. 하이 풀은 업라이트 로우 동작과 유사하다. 그러나 이 리프팅은 트리플 익스텐션(세 가지 관절을 펴는 동작)을 포함한다. 발목, 무릎, 엉덩관절을 펴는 동작이 그것이며, 제대로 실시한다면 폭발적이고 강한 힘을 낼 수 있도록 해준다.

## 방법

1. 하이 풀을 시작하기 위해, 무릎 위치 바로 앞에 걸려있는 바벨로 행 포지션을 취한다(a).
2. 행 포지션에서 벗어나 앞에서 언급한 트리플 익스텐션(세 관절을 펴주기) 전에, 바벨 바에 채찍 효과(탄성)를 만들기 위하여 후면 사슬근육에서부터 팔까지 전체적으로 긴장을 준다.
3. 행 포지션에서, 엉덩이를 위쪽으로, 그리고 앞 방향으로 순간적으로 들어준다. 이를 통해 등도 펴지게 된다. 팔꿈치가 선행하며 바벨 바를 얼굴을 향해 위로 끌어올린다. 팔꿈치는 위쪽을 향하도록 유지하며, 뒤쪽으로 흐르지 않도록 한다. 이를 통해 팔목은 돌아가게 되며, 손바닥은 얼굴 바깥쪽으로 향하도록 한다(b).
4. 이 운동 과정에서 가장 높은 위치까지 도달한 경우, 트리플 익스텐션이 완전히 되어야 한다(세 관절은 완전히 펴진 상태여야만 한다.). 살짝 뒤쪽까지 관절이 펴지게 될 것이며, —이는 바벨 바가 이동하는 경로가 몸에 붙어있도록 하는 것이며, 무게를 컨트롤하기 쉽게 해준다.— 그리고 무릎과 발목은 완전히 펴지게 되고, 발끝으로 서게 된다(c).
5. 이 움직임의 힘과 탄력은 업라이트 로우(upright row) 동작처럼, 팔이 아닌 엉덩이에서 오는 것이다. 팔은 그저 바벨 바가 상하로 움직이는 경로를 이끌어주는 역할만 한다.
6. 하이 풀에서 가장 높은 위치까지 (바벨 바가) 도달하게 되면, 천천히 바를 내려준다. 바가 내려갈 때 상체가 갑자기 내려가지 않도록 한다.

## 반복

3번 반복한다. 바벨 바가 다시 시작 위치로 돌아오게 되면 행 포지션을 취한 채 잠시 쉰다. 그 다음 필요한 만큼 반복한다.

## 조언

- 이 운동은 신체를 조절하는 데에 중점이 있다. 만약 이 조절력이 부족한 경우 외부의 부하에 따라 미끄러지거나 부상을 입을 수 있다.
- 바가 원위치로 되돌아온 후 바로 재시도를 하는 등 서둘러서는 안 된다. 잠시 숨 고르기를 해야 한다. 신체가 완전히 정렬되고, 바벨의 무게를 이동시킬 수 있는 힘을 낼 수 있는 긴장 상태가 돼야 한다.

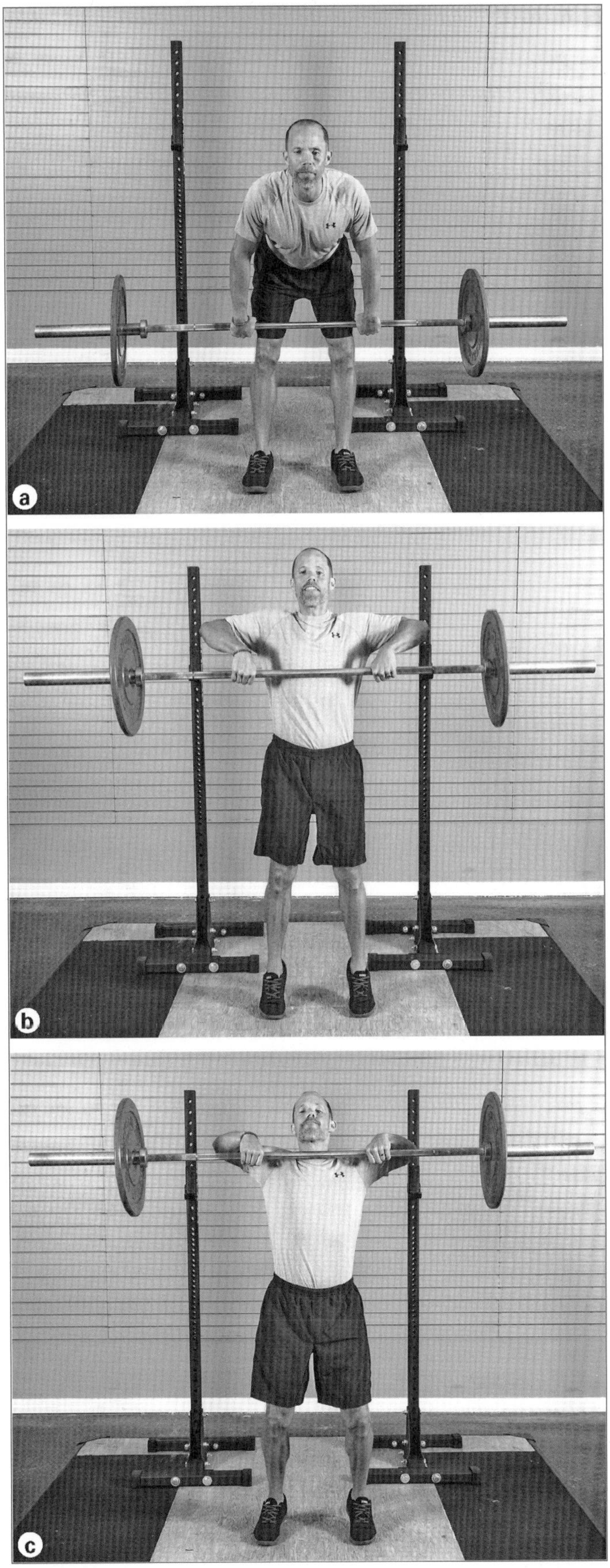

## 행 클린 HANG CLEAN

행 클린은 순간적인 반응력을 개발하는 운동이다. 각각의 상황에서 순발력은 인지 반응이 아닌 반사신경에 기반한다. 행 포지션에서는, 힘을 끌어올리기 위한 충분한 시간이 없음으로, 반사적으로, 육체적으로 아주 빠르게 힘을 줘야만 한다. 클린 동작을 실시할 때, 행 포지션에서 시작하게 된다. 이 자세를 통해 바벨 바의 이동 경로와 움직이는 속도, 그리고 캐치 자세에서 바벨 바가 몸과 만나는 위치를 알 수 있다. 스포츠 종목이나 몇몇 운동선수의 필요조건에 따라서 'Power Clean'(파워 클린)이 진행될 수도 있다. 파워 클린은 클린 보다 조금 더 낮은 포지션에서 시작하는 동작이다. 선수들은 그들이 몸담고 있는 종목에서 활용하는 자세에서 힘을 내는 방법을 배워야만 한다. 예를 들어, 2루수는 이 선수는 낮은 (신체) 포지션에서부터 힘을 내야만 하기 때문에 클린의 시작 포지션을 바꿀 이유가 없다. 미식축구 팀인 경우, 라인맨은 바닥에서 시작하는 파워 클린을 하게 될 것이며, 스킬 포지션 플레이어(주: 라인맨보다 키가 작고, 속도와 기술이 뛰어난 선수)는 기본적인 클린 동작의 시작 위치에서 시작한다. 트레이닝은 선수들과 그들의 스포츠에서 필요로 하는 적절하고 특정한 시작 포지션에서 수행돼야만 한다. Clean은 행 포지션에서, 정강이 중단 부에서, 또는 바닥에서부터 시작할 수 있다. 올림픽 리프팅에 대한 핵심사항들 중 하나는, 바를 당기는 동작을 시행하면서 무게를 들어 올릴 수 있는 힘을 순간적으로 강렬하게 내는 것이다.

### 방법

1. 발은 골반 너비로 벌리고 선다. 상체는 앞으로, 엉덩이에서부터 약 45° 각도로 앞으로 굽혀준다. 그리고 바벨은 무릎 바로 앞쪽으로 늘어뜨려 준다. 클린을 위해 바를 잡는 방법은, 어깨너비보다 약간 넓게 잡아주고, 손바닥은 몸쪽을 향하도록 한다(a). 너무 좁거나 넓은 그립은 캐치 포지션을 취할 때 문제를 야기할 수 있다.
2. 하이 풀을 할 때처럼, 엉덩이를 위쪽, 그리고 앞 방향으로 순간적으로 들어준다. 이를 통해 허리도 펴지게 된다. 하이 풀을 할 때처럼, 탄성과 힘을 주는 것을 보조하기 위해 바를 끌어 올릴 때 점프해준다. 팔꿈치가 선행하며 바벨 바를 얼굴을 향해 위로 끌어올린다. 팔꿈치는 끌어올리는 동작의 가장 고점에 도달할 때까지 위쪽을 향하도록 유지한다(b).
3. 당기는 동작의 최고점에서, 발꿈치를 바벨 바 아래쪽으로 순간적으로 끌어내리며, 손바닥은 위쪽을 향하도록 한다.
4. 바벨 바를 마치 탁상을 만드는 것처럼, 빗장뼈를 십자(+) 모양으로 가로지르는 듯한 형태로 잡아준다. 바벨 바와 그 하중에서 오는 힘을 흡수해주기 위해 무릎은 살짝 굽힌 상태를 유지한다(c). 바벨 바에 더 무거운 중량이 있다면, 좀 더 낮게 들어준다. 캐치 포지션을 취할 때, 팔꿈치를 가능한 한 높게 들어주는 것이 중요하다. 팔꿈치가 떨어지게 되면 이는 좋지 않은 캐치 자세로 이어지며, 클린 동작을 취하는데 실패하거나 부상당할 가능성이 있다.

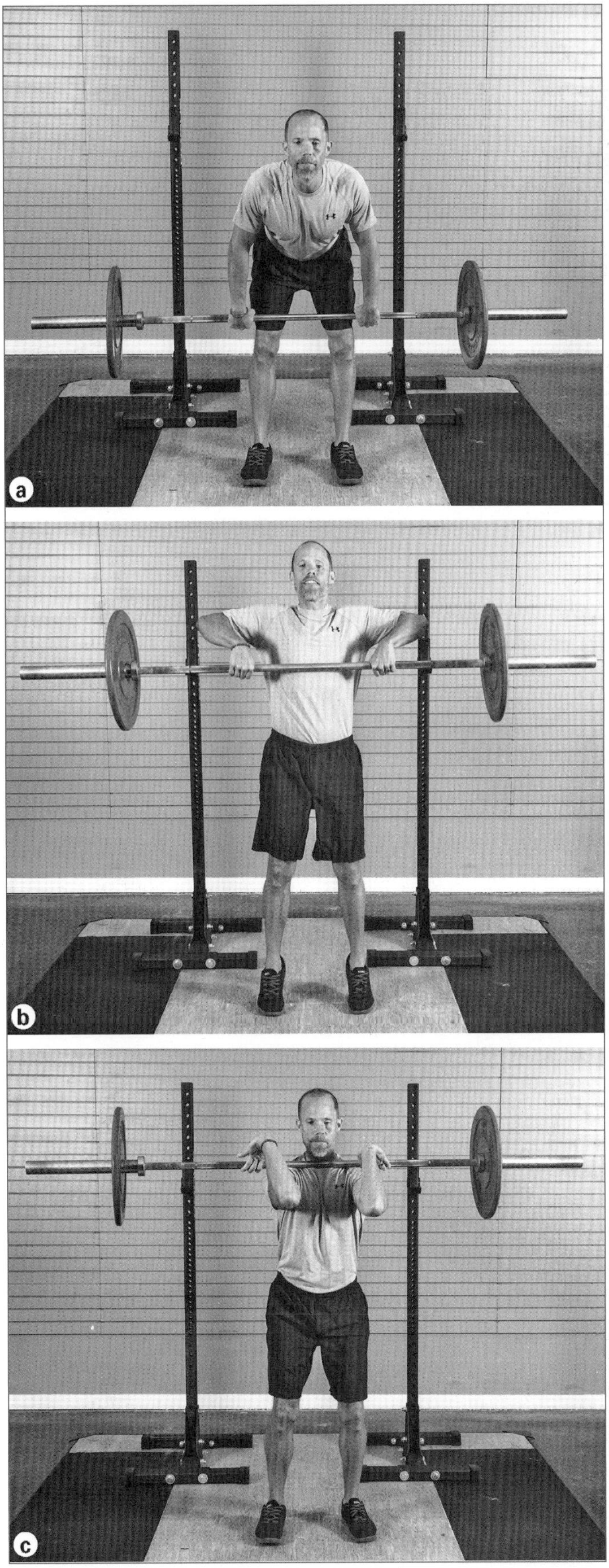

5. 바벨 바로 캐치 동작을 취한 후, 팔꿈치는 들고, 마무리 자세를 유지한 상태로 몸을 완전히 편 채 일어선다.

### 반복

3번 반복한다.

## 스내치 SNATCH

스내치는 신체 폄(확장성)을 확보하기 위한 가장 빠른 방법이다. 다수의 우리 스킬 플레이어는 이 동작을 실시한다. 이 동작은 클린보다 익히기 쉽지만, 바벨 바를 빠르게 움직여야 한다. 이 운동은 힘을 강하게 줘야 하며, 백색근의 움직임을 익힐 수 있도록 하기 때문에 내야수, 포인트 가드, 와이드 리시버(주: 공격 라인의 몇 야드 바깥쪽에 위치한 리시버)에게 가히 완벽한 운동이라고 할 수 있다. 선수는 이 동작을 통해 익힌 것을 바로 경기에서 활용할 수 있을 것이다.

### 방법

1. 스내치는 클린 동작보다 (바를) 넓게 잡아준다. 바를 잡는 양손의 적절한 너비는 바를 자연스럽게 들었을 때 두덩뼈 정도의 위치에 오는 정도의 너비이다. 발은 골반 너비로 벌리고 선다. 상체는 앞으로, 엉덩이에서부터 약 45° 각도로 앞으로 굽혀주며, 바는 무릎 앞쪽에 위치하도록 한다(a).
2. 팔꿈치가 선행하며, 바벨 바를 하이 풀을 할 때처럼 끌어올린다. 마찬가지로, 바벨 바에 탄성을 주기 위해 발에서부터 강하게 힘을 주어 들어 올린다(b).
3. 바벨 바가 하이 풀 동작의 최상단에 도달하게 되면, 손목은 손바닥이 바깥쪽을 향하도록 뒤쪽으로 젖혀준다.
4. 마치 반쯤 쭈그려 앉은 자세에서 바 아래쪽으로 몸을 끌어당기는 듯한 모습으로, 팔을 펴서 바벨 바를 머리 위로 들어 올린다(c). 이 자세는 바에서 오는 하중을 더 잘 컨트롤하고 흡수 할 수 있도록 해준다.
5. 바벨 바가 최상단에 도달했다면, 팔을 바깥쪽으로 하여 버텨준다. 그리고 스내치 자세를 완료하기 위해 다리를 펴서 일어나 준다.

### 반복

3번 반복한다.

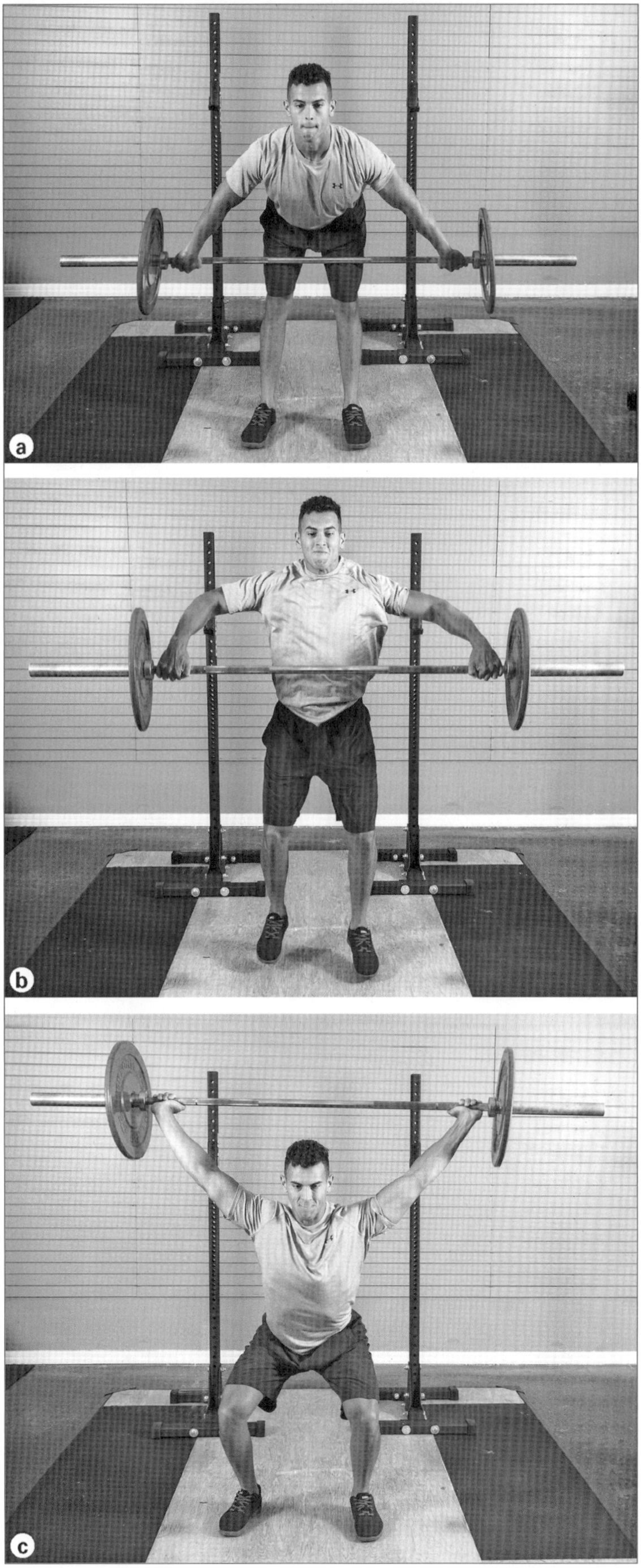

## 저크 앤 푸쉬 프레스 JERK AND PUSH PRESS

일어선 상태에서 머리 위쪽으로 들어 올리는 자세는, 벤치프레스와 같은 운동들 보다 더욱 효과적이다. 이유는? 바벨 바를 머리 위쪽으로 들어 올려지는 듯한 이 동작들은 전신의 협응성과 안정성이 (유지하는 것을) 필요하기 때문이다. 벤치프레스는 반듯하게 누운 자세에서 행해지는데, 등을 대고 누운 상태에서 행해지는 스포츠는 많지 않다.

### 방법

1. 발은 골반 너비로 벌리고 선다. 그리고 바벨은 엎친 그립으로 쥐여준다(a).
2. 먼저 엉덩이가 아래를 향하도록 앉았다가 세미 스쿼트자세로 돌아온다. 이를 통해 들어 올리는 동작을 하는 동안 하반신을 사용할 수 있고, 트리플 익스텐션(앞에서 언급한 발목, 무릎, 엉덩관절을 펴는 동작)을 할 수 있게 된다.
3. 바벨 바를 지면에서부터 들어 올린 다음, 어깨에서부터 머리 위쪽까지 밀어 올려 준다.
4. 이 동작에서 가장 끝까지 바벨 바를 밀어 올렸다면, 바가 살짝 머리 뒤쪽으로 위치하도록 팔을 고정해 준다. 이는 마치 바벨에 들러붙어 있는 것처럼 더욱 안정성을 준다(b).
5. 바벨 바를 가슴 위치까지 다시 가져온다.

### 반복

3번 반복한다.

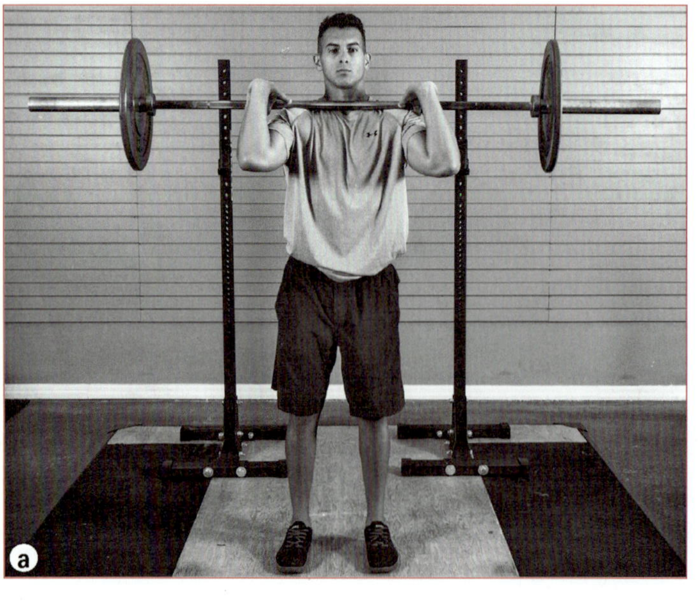

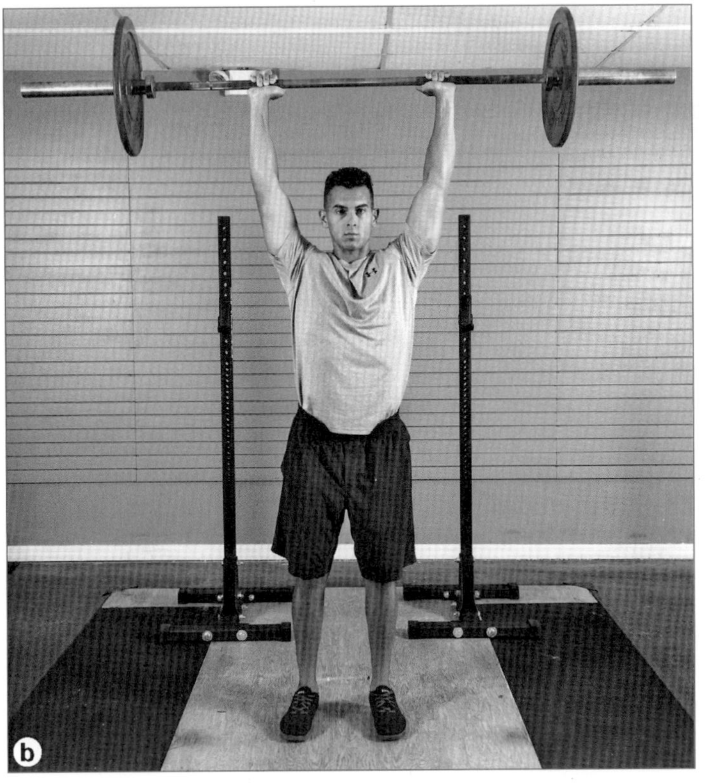

바벨과 덤벨을 활용한 운동은 선수 트레이닝 프로그램의 매우 중요한 요소이다. 이 운동들은 한 가지 종합적인 접근 방식을 제공할 것이다. 이 방법은 운동선수들의 필요를 만족하면서 동시에 근력과 일률을 기르는 유일한 방식이다. 나는 종종 코치들이 이러한 올림픽 리프팅 운동에 집착하는 것을 본다. 그러나 그들은 그들이 훈련시키는 선수들이 올림픽 리프팅 선수가 아니라는 것을 이해할 필요가 있다. 그들은 웨이트 룸 밖에서 경기를 진행하는 선수를 훈련시키고 있다.

이제 여러분은 각각의 근력강화운동 방식의 장점을 이해했다. 이 운동들 중에 어떤 것을 고를 것인가? 선수들이 무엇을 필요로 하는지를 알아내는 것부터 시작해야 한다. 그들의 근육의 강화된 근육이나 약화된 근육은 무엇인가? 지속적으로 선수들의 훈련 과정과 계발 상황을 지속적으로 평가해야 한다. 덤벨 운동이나 바벨 운동이 특정 운동에 더 좋은가? 저항밴드는 어떨까? 선수의 목표에 도달하기 위해 한 가지 방법만 있는 것이 아니다. 내가 계획해 왔고, 사용하는 훈련 프로그램이 특별 훈련 기간에 있는 선수들에게 최고의 전략인지 아닌지 여부를 평가하는 것을 게을리해서는 안 된다.

## 다음 단계

8장에서는 운동 준비, 회복, 그리고 그 사이에 있는 모든 운동들을 위한 몇 가지 프로그램들을 소개할 것이다. 이 프로그램들은 여러분의 역량이 성장함에 따라 적절한 시기에 적절한 훈련 기간을 계획하는 데 도움이 될 것이다.

# 제3부

# 운동

# THE WORKOUTS

# 8 기초 운동
## Foundational Workouts

지난 7장에 걸쳐 많은 양의 정보가 다루어지며, 어디서부터 시작해야 할지 결정하기 어렵게 느껴질 수 있다. 첫 번째 단계는 기초를 만드는 것이다. 건축학적 측면으로 생각해 보자. 구조적으로 견고한 건물은 강력한 기초에서 시작된다. 기초에 균열이 있다면 바르게 정렬되지 않는다.

이 장의 운동은 다양한 사용법을 제공한다. 아마도 여러분은 이미 시행하고 있고, 우리가 공유한 모든 것을 적용하여 전반적인 수행 능력 수준을 올리려 할 것이다. 어쩌면 수술 후 재활에 시행할 수도 있다. 그렇다면, 이 운동들은 여러분이 부족한 부분을 채우고, 필요할 때 근력을 강화시키는데 도움이 된다. 그리고 새로운 신체단련 처방을 막 시작했다면 축하한다! 운동은 여러분에게 피트니스, 근력 및 유연성을 발전시킬 수 있는 탄탄한 기초를 제공한다.

이 장에서 근막 이완, 관절운동, 볼기근 활성화, 동적 준비운동, 필라테스, 메디신 볼과 저항 밴드 훈련을 포함하는 준비 움직임과 운동을 통합하는 프로그램을 제시한다. 이 프로그램은 낭일 추가 훈련을 받기 위해 신체를 준비하고 강하고 유연한 기초를 개발하며 9장의 고급 프로그램을 준비하는 회복을 제공하는 데 이상적이다.

매일 여러분은 새로운 몸으로 깨어난다. 운동과 스포츠로 인해 아프거나, 수면 패턴이 바뀌거나, 영양 상태가 하루하루 다르므로 여러분의 에너지 단계가 달라진다. 매일 같은 프로그램을 반복할 필요가 없다. 날마다 다르게 해도 된다. 앞서 나열한 요소로 인해 훈련 단계의 적절한 프로그램을 선택한다. 훈련 첫 달 동안은 8장과 9장의 기본 프로그램을 계속 진행하는 게 유익하다. 각 프로그램 진행에 시작 전 운동의 반복됨을 여러분은 알 수 있을 것이다. 진행되는 훈련 동안 여러분의 신체 교정 준비를 위해 매번 운동할 때 운동 패턴의 다양성을 가져야 한다.

우리의 운동선수는 하루의 운동을 시작하기 전에 비슷한 준비 운동을 시행한다. 하루 매번 그들은 준비의 한 부분으로 하는 패턴은 폼롤러, 관절분절화 시리즈, 필라테스 그리고 동적 준비 운동이 포함된다. 운동 시간은 표준 1시간 수업을 초과하여 운동 후 준비 운동, 운동 및 스트레칭을 할 수 있다.

### Rick의 조언

우리는 이 책의 운동을 고객과 함께 사용하며 여러분과 우리의 개개인 프로그램을 공유하는 기술을 포함한다. 최상의 결과를 얻기 위해서 이 과정을 이해하고 따라야 한다. 최상의 회복 프로그램을 개발하는데 필요한 강력하고 유연한 기반과 지식 없는 새로운 방법은 운동 능력과 신체 변화를 증가시킬 수 없다. 여러분이 원하는 일을 위해 몸을 디자인하고 있다. 시작점을 알고, 장기 및 단기 훈련 계획을 구성하고, 지속적인 훈련을 하면 여러분의 기대에 도달하고 넘어설 수 있다. 일관되게 시행하고 과정을 신뢰하는 것이 중요하다는 것을 기억하라. 운동의 한 부분을 빠뜨리거나 벗어나면 목표를 달성하지 못할 수 있다.

## 당신은 자신의 몸을 누구보다 잘 알고 있다.
You Know Your Body Better Than Anyone

앞서 언급했듯이, 안전하고, 장비가 잘 갖추어져 있고, 하루의 훈련에 도움이 되는 운동 공간을 선택하는 것이 중요하다. 그러나 환경과 더불어 하루하루 여러분의 신체적 정신적 건강이 어떻게 변하는지 알아야 한다. 스트레스가 많은 주를 보내고 있는가? 과도한 훈련으로 몸이 피곤한가? 오늘 운동을 하기가 어려운가? 이것들은 매일 운동을 선택할 때 명심해야 할 것들이다. 때때로 우리는 압박이 필요하다. 우리는 더 괜찮은 기분이 들거나 궤도에 다시 돌아가기 위해 엔도르핀이 분비되고 심장이 뛰는 것을 느껴야 한다. 다른 날에는 큰 경주를 마친 후나 아플 때는 조금 부드러운 속도로 해야 한다. 여러분이 책임지고 있음을 기억하라. 여러분은 여러분의 몸을 누구보다 잘 알고 있다. 자신에게 도전하라. 여러분은 자신에게 도전하고 전반적인 능력을 향상시키기 위해 이 책을 읽는다.

여러분이 하루, 주, 월 단위의 운동을 선택할 때 의료 문제, 부상(신규 또는 기존), 수술, 정서적 상황을 고려해야 한다. 의사나 물리치료사가 여러분에게 제한을 주었을 경우 반드시 이를 지켜야 한다. 우리는 운동선수들이 최선보다 열심히 노력하는 것을 더 좋아한다. 그러나 "고통도 없고 이득도 없다"는 이론에는 한계가 있다. 강렬한 훈련으로 인한 근육통과 같은 통증은 부상 통증이나 관절 통증과는 상당히 다르다. 여러분의 몸에 귀 기울여라. 여러분의 한계를 파악하라. 그리고 무엇보다도 운동 선택에 대해 확신하라. 강력한 기반을 만들기 위해 항상 더 어려운 과제에 도전할 수 있다. 몸을 너무 세게, 빨리 키우려고 다치게 되면 이득이 없다.

# 운동 프로그램 선택
## Selecting Workout Programs

1장에서 7장을 읽고 나면, Beyond Motion 철학에 대한 통찰력과 더 강하고 빠르며 더 많은 것을 갖춘 선수가 되기 위한 운동 패턴에 대해 알게 된다. 이제는 연습을 실천하고 훈련을 실행해야 할 시간이다. 무엇을 하고 언제 해야 하는지를 아는 것은 과학이다. 그렇다, 전문가의 사고방식으로 계획하고 훈련에 접근해야 한다. 단지 운동을 하기 위해 체육관에 간다고 해서 더 나은 운동선수가 되는 것은 아니다. 계획하고 구성하고 실행하고 지속해야 한다.

불행히도 구성하기에 대한 질문의 답은 한가지가 아니다. 모든 사람이 같은 시간에 같은 프로그램을 동시에 따라야 하는 것은 아니다. 따라서 우리가 아닌 여러분의 몸이 운동을 위해 무엇을 해야 하는지에 대한 질문에 대답해야 한다. 확실한 시작점을 결정하려면 2장의 1차 평가를 사용해라.

우리는 이미 1차 평가를 받았을 뿐만 아니라 2장의 목표 설정 및 경기 계획 정보도 알고 있다는 가정하에 작업하고 있다. 목표 설정 연습에 따른 방법으로 훈련하는 이유와 프로그램을 통해 얻을 수 있는 이점에 대해 잘 알 수 있다.

운동의 빈도와 기간은 남은 훈련 주간, 게임, 필드 또는 코트 타임에 따라 달라질 수 있다. 우리가 여러분과 공유할 수 있는 것은 준비 운동만 20분 이상이 소요된다는 것이다. 준비 운동은 필요하다면 롤러 운동과 관절 분절화 시리즈를 포함하여 필라테스와 전체 동적 준비 운동 시리즈 전체가 아니라도 일부 포함되어야 한다. 이 운동들은 여러분의 몸을 훈련시킬 준비를 한다. 이런 유형의 훈련을 처음 접하는 경우라면 전체 폼롤러 따르기, 관절 분절화, 필라테스 및 동적 준비 운동 시리즈를 그날 하루 전체 운동으로 사용할 수 있다. 다른 사람들에게, 이것은 단지 준비 운동이다.

여러분의 구성이 향상되고 목표 달성에 도움이 되는 새로운 운동을 선택하더라도 항상 준비 운동으로 시작해야 한다. 그리고, 여러분은 여러분을 위한 준비 운동을 찾을 때, 여러분은 같은 프로토콜 매번 시행할 수 있다. 모든 운동을 하기 전에, Rick은 같은 준비 운동을 한다. 여기에는 폼롤러, 관절 분절화, 볼기근 활성화 그리고 다이노가 포함된다. 그 후에 그의 몸은 훈련을 시작할 준비가 된 것이다.

# 프로그램 1: 신경계 준비 운동

## Program 1: Warm Up Your Nervous System

운동을 위해 몸에 활력을 주고 참여시키는 것은 이상적인 준비 지점이며 모든 운동 전에 완료해야 한다. 처음 두 프로그램은 그날 여러분의 신체 느낌과 그에 따르는 실제 운동에 따라 상호 교환적으로 사용될 수 있다. 언젠가는 무기력하거나 심한 피로감이 느껴지면 프로그램 1을 적용할 수 있다. 다른 날에는 뻣뻣함이 중요 걱정거리라면 프로그램 2가 더 나은 선택일 수 있다. 각 운동 전에 초기 준비 운동 프로그램 중 하나를 시행해야 한다. 여러분의 몸을 준비하는 시간을 가지지 않고 추가 프로그램을 시작하지 마라.

### 준비운동

| 종류 | 운동 | 페이지 |
|---|---|---|
| 폼롤러 | 너버스(nervous) 시스템 액티베이션 | 42 |
| 폼롤러 | 헤드 틸트 | 43 |
| 폼롤러 | 헤드 노드 | 44 |
| 폼롤러 | 체스트 오프너 | 45 |
| 폼롤러 | 슈파인 밸 롤 | 50 |
| 폼롤러 | 햄스트링 스트레치 | 52 |
| 폼롤러 | 콰드리셉스 릴리즈 | 55 |
| 폼롤러 | 아이티 밴드 릴리즈 | 54 |
| 폼롤러 | 토우 탭 | 59 |
| 폼롤러 | 사이드 스트레치 위드 로우 런지 | 48 |
| 조인트 아티큘레이션 시리즈 | 발로 시작하여, 필요에 따라 위로 시행 | 68 |

# 프로그램 2: 스트레치 아웃
## Program 2: Stretch Out

이 프로그램은 엉덩이와 햄스트링이 너무 짧아진 느낌이 드는 날에 적합하다. 어떤 사람들은 매일 나타날 수 있으며, 어떤 사람은 전날 시행한 운동과 활동에 따라 나타날 수 있다. 어떤 범주에 속하는지에 관계없이 다음 운동을 통해 더 개방적이고 자유롭게 움직일 수 있다. 이 장은 준비 운동 또는 이러한 유형의 운동을 처음 접하거나 기초 운동이 필요하거나 재활 후의 사람들이 이용한다. 이 운동은 장비 기반 운동을 추가하기 전과 멋진 필라테스 운동을 원하는 사람들에게 적합하다.

### 스트레치 아웃

| 종류 | 운동 | 페이지 |
|---|---|---|
| 폼롤러 | 슈파인 백 롤 | 50 |
| 폼롤러 | 글루트 릴리즈 | 51 |
| 폼롤러 | 콰드리셉스 릴리즈 | 55 |
| 폼롤러 | 아이티 밴드 릴리즈 | 54 |
| 폼롤러 | 햄스트링 스트레치 | 52 |
| 조인트 아티큘레이션 시리즈 | 앵클 조인트 | 68 |
| 조인트 아티큘레이션 시리즈 | 니이 서클 | 70 |
| 조인트 아티큘레이션 시리즈 | 힙 서클<br>조인트 아티큘레이션 시리즈의 각 섹션 후 재평가하여 엉덩이를 계속 지나쳐 조인트 아티큘레이션 시리즈 전체를 완료해야 하는지 여부를 결정하라 | 71 |
| 필라테스 | 슈파인 스트레치 포워드 | 104 |
| 필라테스 | 쏘우 | 125 |
| 필라테스 | 슈파인 트위스트 | 123 |
| 폼롤러 | 스완 | 63 |
| 필라테스 | 스위밍 | 134 |
| 필라테스 | 사이드라잉 클램 | 131 |
| 폼롤러 | 사이드 스트레치 위드 로우 런지 | 48 |

# 프로그램 3: 필라테스로 코어 괴롭히기

## Program 3: Pilates Get to the Core of It

여러분의 파워하우스를 강화하면 전반적인 수행 수준이 향상된다. 이 준비 운동은 코어의 모든 부분을 자극하여 전체적인 파워하우스를 활성화한다.

### 코어를 위한 필라테스

| 종류 | 운동 | 페이지 |
|---|---|---|
| 필라테스 | 쿼드루페드 버드 도그 | 106 |
| 필라테스 | 체스트 리프트 | 112 |
| 필라테스 | 헌드레드 | 113 |
| 필라테스 | 싱글레그 스트레치 | 115 |
| 필라테스 | 더블레그 스트레치 | 116 |
| 필라테스 | 크리스크로스 오블릭 | 117 |
| 필라테스 | 햄스트링 풀 | 118 |
| 필라테스 | 티져 프렙 | 146 |
| 필라테스 | 롤 업 | 120 |
| 필라테스 | 필라테스 푸쉬업 | 149 |
| 필라테스 | 레그 풀 프론트 | 145 |
| 필라테스 | 스위밍 | 134 |
| 필라테스 | 롤링 라이크 어 볼 | 137 |
| 필라테스 | 스탠딩 롤 다운 | 150 |

# 프로그램 4: 뻣뻣한 등 풀기

## Program 4: Loosen Your Tight Back

뒤쪽 사슬 전체의 유연성을 높이면 움직임 패턴과 민첩성이 10배 향상된다.

### 몸풀기

| 종류 | 운동 | 페이지 |
|---|---|---|
| 폼롤러 | 슈파인 백 롤 | 50 |
| 폼롤러 | 글루트 릴리즈 | 51 |
| 폼롤러 | 햄스트링 스트레치 | 52 |
| 폼롤러 | 아이티 밴드 릴리즈 | 54 |
| 폼롤러 | 콰드리셉스 릴리즈 | 55 |
| 필라테스 | 브릿지 | 109 |
| 필라테스 | 슈파인 스트레치 포워드 | 104 |
| 필라테스 | 슈파인 트위스트 | 123 |
| 필라테스 | 쏘우 | 125 |
| 필라테스 | 헌드레드 | 113 |
| 필라테스 | 햄스트링 풀 | 118 |
| 필라테스 | 롤 업 | 120 |
| 필라테스 | 머메이드 | 141 |
| 폼롤러 | 숄더 슈러그 | 62 |
| 폼롤러 | 스완 | 63 |
| 조인트 아티큘레이션 시리즈 | 필요에 따라 발목부터 위까지 시행 | 68 |

# 프로그램 5: 볼기근 불태우기
## Program 5: Getting Your Glutes to Fire

여러분의 볼기근을 파워 존과 충격 흡수기로 생각한다. 효과적인 움직임을 하는 사람이 되려면 제대로 사용해야 한다. 다른 방법이 없다.

### 볼기근 운동

| 종류 | 운동 | 페이지 |
|---|---|---|
| 폼롤러 | 글루트 릴리즈 | 51 |
| 폼롤러 | 콰드리셉스 릴리즈 | 55 |
| 폼롤러 | 아이티 밴드 릴리즈 | 54 |
| 폼롤러 | 햄스트링 스트레치 | 52 |
| 폼롤러 | 칼프 스트레치 | 53 |
| 폼롤러 | 슈파인 백 롤 | 50 |
| 조인트 아티큘레이션 시리즈 | 반복 확인으로 필요에 따라 완벽한 시리즈로 | 68 |
| 다이나믹 웜밍 업 | 풀 씨퀀스 | 75 |
| 글루트 액티베이션 시리즈 | 풀 시리즈 | 88 |
| 필라테스 | 사이드라잉 클램 | 131 |
| 필라테스 | 리프트 앤 로워 | 128 |

# 프로그램 6: 파워하우스 강화

## Program 6: Strengthen Your Powerhouse

여러분의 파워하우스는 골반 바닥에서 몸 앞쪽의 가로막까지의 근육과 골반 바닥에서 몸 뒤쪽의 중간 등뼈까지의 근육을 포함한다. 이 영역을 안정화하고 강화하면 힘, 근력 및 동작 범위가 더 커지게 된다.

### 파워하우스

| 종류 | 운동 | 페이지 |
|---|---|---|
| 폼롤러 | 슈파인 백 롤 | 50 |
| 폼롤러 | 글루트 릴리즈 | 51 |
| 폼롤러 | 햄스트링 스트레치 | 52 |
| 폼롤러 | 아이티 밴드 릴리즈 | 54 |
| 폼롤러 | 쿼드리셉스 릴리즈 | 55 |
| 필라테스 | 브릿지 | 109 |
| 필라테스 | 헌드레드 | 113 |
| 필라테스 | 싱글레그 스트레치 | 115 |
| 필라테스 | 더블레그 스트레치 | 116 |
| 필라테스 | 크리스크로스 오블릭 | 117 |
| 필라테스 | 햄스트링 풀(pull) | 118 |
| 필라테스 | 롤 업 | 120 |
| 필라테스 | 슈파인 트위스트 | 123 |
| 필라테스 | 쏘우 | 125 |
| 필라테스 | 스완 | 132 |
| 필라테스 | 스위밍 | 134 |
| 필라테스 | 머메이드 | 141 |
| 필라테스 | 롤오버 | 142 |
| 필라테스 | 티져 스렙 또는 풀(full) 티져 | 146 또는 147 |
| 저항 밴드 | 리버스 플라이 | 190 |
| 저항 밴드 | 시티드 로우 | 193 |

# 필라테스 운동
Pilates Workouts

## 기본 필라테스 운동

| 종류 | 운동 | 페이지 |
|---|---|---|
| 필라테스 | 슈파인 스트레치 포워드 | 104 |
| 필라테스 | 펠빅 컬 | 108 |
| 필라테스 | 브릿지 | 109 |
| 필라테스 | 서클 | 129 |
| 필라테스 | 체스트 리프트 | 112 |
| 필라테스 | 헌드레드 | 113 |
| 필라테스 | 쏘우 | 125 |
| 필라테스 | 슈파인 트위스트 | 123 |
| 필라테스 | 사이드킥 시리즈 | 126 |
| 필라테스 | 레그 풀 프론트 | 145 |
| 필라테스 | 스위밍 | 134 |
| 필라테스 | 롤링 라이크 어 볼 | 137 |
| 필라테스 | 머메이드 | 141 |
| 필라테스 | 필라테스 푸쉬업 | 149 |
| 필라테스 | 롤 업 | 120 |

## 중급 필라테스 운동

| 종류 | 운동 | 페이지 |
|---|---|---|
| 필라테스 | 펠빅 컬 | 108 |
| 필라테스 | 브릿지 | 109 |
| 필라테스 | 체스트 리프트 | 112 |
| 필라테스 | 헌드레드 | 113 |
| 필라테스 | 햄스트링 풀 | 118 |
| 필라테스 | 싱글레그 스트레치 | 115 |
| 필라테스 | 더블레그 스트레치 | 116 |
| 필라테스 | 크리스크로스 | 117 |
| 필라테스 | 쏘우 | 125 |
| 필라테스 | 롤 업 | 120 |

(계속)

(계속)

| 종류 | 운동 | 페이지 |
|---|---|---|
| 필라테스 | 슈파인 트위스트 | 123 |
| 필라테스 | 숄더 브릿지 | 110 |
| 필라테스 | 롤링 라이크 어 볼 | 137 |
| 필라테스 | 하이드 킥 시리즈 | 126 |
| 필라테스 | 스완 | 132 |
| 필라테스 | 스위밍 | 134 |
| 필라테스 | 슈파인 스트레치 포워드 | 104 |
| 필라테스 | 필라네스 푸쉬업 | 149 |
| 필라테스 | 레그 풀 프론트 | 145 |
| 필라테스 | 스탠딩 롤 다운 | 150 |

# 전신운동
Full-Body Workout

## 전신운동

| 종류 | 운동 | 페이지 |
|---|---|---|
| 폼롤러 | 아이티 밴드 릴리즈 | 54 |
| 폼롤러 | 콰드리셉스 릴리즈 | 55 |
| 조인트 아티큘레이션 시리즈 | 토즈 업 | 68 |
| 조인트 아티큘레이션 시리즈 | 토즈 다운 | 69 |
| 다이나믹 준비운동 | 풀 시퀀스 | 75 |
| 글루트 액티베이션 시리즈 | 래터럴 글루트 워크 | 89 |
| 필라테스 | 헌드레드 | 113 |
| 필라테스 | 햄스트링 풀 | 118 |
| 필라테스 | 크리스크로스 오블릭 | 117 |
| 필라테스 | 쿼드루페드 버드 도그 | 106 |
| 필라테스 | 롤 업 | 120 |
| 필라테스 | 레그 풀 | 139 |
| 메디신 볼 | 해머 쓰로우 | 163 |
| 저항 밴드 | 스쿼트 | 180 |
| 덤벨 | 덤벨 오버헤드 프레스 | 203 |
| 덤벨 | 덤벨 로우 | 201 |
| 필라테스 | 머메이드 | 140 |

## Amy의 이야기

2016년 나는 안락한 일상에서 벗어나 무언가를 함으로써 나 자신에게 도전하기를 결정했다. 그래서 나는 2017년에 피겨 대회에 훈련하고 참가했다(체격 대회 행사; 근육이 아닌 보디빌딩의 관점에서 생각하라). 나의 일생에 대부분의 시간 동안 이런 종류의 전문적인 훈련은 완전히 새로운 것이었다. 준비하는 데 여러 달이 걸렸지만, 나는 유익하게 시간을 보내며 장비 훈련과 필라테스에 대해 알고 있는 모든 것을 통합하여 효율적이고 효과적인 운동을 이루어지도록 했다. 나는 신체와 부상, 운동 패턴, 영양 문제 및 대회에서 성공하기 위해 달성해야 할 것들을 분석하는 시간을 가졌다. 2장에서 공유한 목표 설정 기술을 사용하여 목표를 설정하고 매일 시간과 에너지를 최대로 할 수 있었다. 조인트 아티큘레이션 시리즈와 폼롤러로 각 운동을 위해 몸을 준비했다.

전형적인 보디빌딩 운동은 특정 시간에 특정 근육 그룹을 작용하게 한다. 예를 들어, 다리와 볼기근에 하루, 상체는 다음날. 이것은 전체 목표를 달성하는 데는 도움이 되지만 유일한 훈련 방법은 아니다. 나는 대칭적으로 보이기를 원했을 뿐 아니라 훈련을 늘릴 때 몸이 잘 작용하고 훈련량이 증가하여 너무 피곤하거나 손상되지 않도록 하고 싶었다. 나의 훈련 프로그램은 주마다 그리고 달마다 달랐다. 체력이 향상되고 체지방이 줄어듦에 따라 필라테스 운동을 유지하는 것, 중심 근력, 유연성 그리고 심사위원이 원하는 근육 상태를 유지하는 게 더욱 중요해졌다. 필라테스 과정 전체가 전신 운동에 완벽하고 매일 시행하는 추가 장비 운동과 유산소 운동과 이상적으로 균형을 잡는다.

필라테스 운동의 약 75%에 필라테스 장비가 포함되며 매트 운동 중 일부를 항상 프로그램에 포함시켰다. 움직임은 모든 것을 하나로 묶는 접착제가 된다. 노력과 올바른 구성이 성과를 거두었다. 2017년 11월 첫 대회에서 피겨 데뷔(첫 무대), 피겨 마스터(35세 이상의 여성), 피겨 오픈(모든 연령층과 키에 상관없이 여성), 두 번째 비키니 오픈. 나는 또한 피겨 오픈을 위한 프로 카드를 받을 수 있을 만큼 운이 좋았다.

그 여름 다음 나는 다음 대회를 준비 할 때 필라테스 운동을 계속 늘려 훈련했다. 어떤 날에는 필라테스와 유산소 운동을 했고, 다른 날에는 필라테스를 훈련 부분에 추가했고, 다른 날에는 일찍 필라테스를 하고 오후나 저녁에 체중 운동을 했다. 다시, 훈련을 시작했다. 두 번째 대회는 훨씬 더 커졌고 경쟁은 힘들었다. 한 부분에서 2위, 다른 부분에서 3위를 차지했다.

다가오는 피겨 대회 준비로 몇 주 동안 필라테스 연습을 더 열심히 한다고 말할 수 있다. 좀 더 무거운 장비 드는 것을 계속하고 몸이 더 많은 일을 하도록 도전할 때, 훈련의 이 부분을 유지하는 것이 더 중요하다는 것을 알고 있다.

그날 시행한 다른 운동과 균형 맞추기 위해 내 필라테스 운동을 바꾸는 동안 햄스트링 풀을 포함한 다섯 시리즈는 내 운동의 일부이다. 사이드 킥 시리즈는 여러분의 볼기근 활성화에 적합하며 스위밍과 스완을 포함한 시리즈는 뒤쪽 사슬 개발에 유용하다. 나는 필라테스가 어떻게 지구력을 키우고 내가 포함하고자 하는 것을 준비 해주는 게 좋다. 네발기기 운동은 내 몸을 안정화시키고 크로스 바디 연결을 얻는 훌륭한 운동이다. 특히 무거운 리프트 후의 레그 풀은 코어를 작동시키면서, 가슴과 어깨를 열게 한다. 각 운동은 10분에서 60분 소요되는 다양한 운동으로 하루를 보낼 수 있는 장점이 있으며, 결코 지루하지 않다. 이 책에서 여러분에게 우리가 가르쳐 준 다른 모든 것과 필라테스 운동은 끝없는 가능성을 가지고 있다.

여러분의 프로그램에 상위단계 필라테스 운동을 추가하려면 이 운동을 시도해보고 자신을 위해 무엇을 하는지 보아라.

그림) 준비 중간 단계 필라테스 운동

| 종류 | 운동명 | 페이지 |
|---|---|---|
| 필라테스 | 펠빅 컬 | 108 |
| 필라테스 | 브릿지 | 109 |
| 필라테스 | 숄더 브릿지 | 110 |
| 필라테스 | 체스트 리프트 | 112 |
| 필라테스 | 헌드레드 | 113 |
| 필라테스 | 싱글레그 스트레치 | 115 |
| 필라테스 | 햄스트링 풀 | 118 |
| 필라테스 | 롤 업 | 120 |
| 필라테스 | 쏘우 | 125 |
| 필라테스 | 필라테스 푸쉬업 | 149 |
| 필라테스 | 스위밍 | 134 |
| 필라테스 | 싱글레그 킥 | 135 |
| 필라테스 | 롤링 라이크 어 볼 | 137 |
| 필라테스 | 업펄 앤 로월 리프트 | 130 |
| 필라테스 | 사이드라잉 클램 | 131 |
| 필라테스 | 레그 풀 | 139 |
| 필라테스 | 티져 | 147 |
| 필라테스 | 머메이드 | 141 |
| 필라테스 | 쿼드루페드 버드 도그 | 106 |
| 필라테스 | 스텐딩 롤다운 | 150 |

## 다음 단계

우리가 요약한 프로그램에 맞춰 몇 주 동안 운동을 한 후, 여러분은 여러분의 몸이 어떻게 보이는지 느끼는지 수행하는지에 대한 향상을 알려줘야 한다. 여러분 중 일부는 이 프로그램이 주가 되며 앞으로 몇 개월 동안 운동을 지속할 것이다. 여러분의 다름을 위해, 이제 강도를 높이고 9장의 더 특별한 프로그램으로 넘어갈 차례이다.

9장의 프로그램은 특정 스포츠와 목표를 다룬다. 테니스, 피클 볼, 골프, 야구, 배구 또는 철인 3종 경기 같은 종목에 상관없이 모든 것을 포함한다. 각 프로그램은 전반적인 체력이나 근력을 증가시키기 위한 목표로 이루어지거나 특정 스포츠에 도움을 주기 위해 고안되었지만 모든 운동이 모든 사람에게 적합한 것이 아니라는 것을 알고 있다. 프로그램을 차분히 확인하여 여러분에게 가장 적합한 프로그램을 찾아라. 언제든지 다른 운동을 시행할 수 있고 나중에 프로그램을 추가할 수 있다.

# 9 중간 단계, 상위 단계, 특정 스포츠 운동

## Intermediate, Advanced, and Sport-Specific Workouts

8장에서는 운동의 기초를 알려주고 다음 것을 준비한다. 처음 4~6주 동안 8장의 기본 프로그램으로 시행한 후, 더 강력한 근력의 기초를 다지기 위해 여러분의 훈련을 늘릴 때이다.

이제 여러분이 가장 좋아하는 무엇인가를 준비하기 위해 실전 운동을 시작하자. 취미이든, 아마추어 또는 전문 운동선수든지 상관없이 코치와 함께하는 것이 중요하다. 아마도 여러분은 하루 24시간 코치나 트레이너와 만날 수 있을 만큼 운이 좋을 것이다. 그러나 많은 사람들이 불가능하기에 이 책을 만들었다. 이 장을 활용하여 여러분의 훈련을 한 단계 올려라. 다재다능한 선수가 되기 위한 다양한 프로그램을 선택하고 실천할 수 있다.

9장에서는 특정 스포츠를 위해 설계된 운동과 함께 어떤 스포츠 또는 활동을 위해 사용할 수 있는 일반적인 운동을 제공한다. 우리는 이 운동을 매일 고객에게 사용한다. 운동 프로그램은 2장에서 설정한 목표뿐만 아니라 현재 몸상태와 훈련 단계에 기초해야 한다. 물론 모든 운동이 모든 사람에게 적합한 것은 아니다. 여러분은 여러분의 몸이 견딜 수 있는 순간을 알고 있다. 언젠가 여러분이 놀랍고 강하다고 느껴지면 조금 더 나아가라. 반면에 어제 운동으로 피곤하고 아프다면 오늘은 회복의 날이 되어야 한다. 필요에 따라 8장의 프로그램을 계속 사용할 수 있다. 이러한 프로그램 중 다수는 회복 시기에 적당하다.

운동 구성은 과학이며 기술이다. 우리와 함께 일하는 모든 선수는 지난주에 진행했던 주간 프로그램을 개별적으로 가지고 있다. 좋은 코치는 특정한 날에 운동선수의 열악한 신체 언어나 에너지 부족을 느낄 수 있다. 그때의 상태를 평가하여 계획한 내용으로 진행하거나 운동선수의 현재 상황에 맞는 프로그램으로 수정한다. 좋은 프로그램은 좋은 경기 계획과 같다. 모든 것이 여러분의 뜻대로 되지 않으므로, 필요할 때 조절하고 조정할 준비가 되어 있어야 한다.

운동 선수들과 함께 이러한 운동을 사용하는 코치라면 현명하게 행동하라. 만약 여러분이 개인을 지도한다면, 그들의 부족함을 최소한으로 하고 근력을 미세하게 조절할 수 있는 운동을 개발하라. 팀을 지도하는 경우라면 단계나 능력에 따른 상태에 따라 운동을 만들 수 있다.

## 전신 초보자 운동
Full-Body Beginner Workout

이 운동은 순차적인 방식으로 관절을 정렬하고 볼기근을 활성화하려는 선수에게 안정성을 제공한다. 이는 견고한 기초를 얻으려고 노력하는 젊은 운동선수에게 좋은 운동이다.

**전신 초보자 운동**

| 종류 | 운동 | 페이지 |
|---|---|---|
| 폼롤러 | 슈파인 백 롤 | 50 |
| 폼롤러 | 체스트 오프너 | 45 |
| 조인트 아티큘레이션 시리즈 | 앵클 시리즈 | 68 |
| 다이나믹 워밍업 | 워킹 햄스트링 | 84 |
| 다이나믹 워밍업 | 워킹 쿼드 | 85 |
| 글루트 액티베이션 시리즈 | 래터럴 토 탭 | 93 |
| 필라테스 | 펠빅 컬 | 108 |
| 필라테스 | 브릿지 | 109 |
| 필라테스 | 헌드레드 | 113 |
| 필라테스 | 토 탭 | 105 |
| 필라테스 | 사이드 킥 시리즈 | 126 |
| 필라테스 | 사이드 라잉 크램 | 131 |
| 필라테스 | 업퍼 앤 로워 리프트 | 130 |
| 필라테스 | 서클 | 129 |
| 필라테스 | 쿼드루페드 버드 도그 | 106 |
| 메디신 볼 | 스쿼트 | 164 |
| 메디신 볼 | 우드 찹 | 162 |
| 저항 밴드 | 스플릿 스쿼트 | 181 |
| 저항 밴드 | 스쿼트 | 180 |

# 전신 상위 단계 초보자 운동
## Full-Body Advanced Beginner Workout

다음 운동은 더 복잡한 운동을 사용하고 운동선수의 신체에 더 많은 것을 요구하기 위해 시작한다.

### 전신 상위 단계 초보자 운동

| 종류 | 운동 | 페이지 |
|---|---|---|
| 폼롤러 | 헤드 틸트 | 43 |
| 폼롤러 | 헤드 노드 | 44 |
| 폼롤러 | 체스트 오프너 | 45 |
| 조인트 아티큘래이션 시리즈 | 힙 플렉션 앤 익스텐션 | 71 |
| 다이나믹 워밍업 | 워킹 쿼드 | 85 |
| 다이나믹 워밍업 | 워킹 햄스트링 | 84 |
| 글루트 액티베이션 시리즈 | 래터럴 토 탭 | 93 |
| 필라테스 | 쿼드루페드 버드 도그 | 106 |
| 필라테스 | 스파인 트위스트 | 123 |
| 필라테스 | 헌드레드 | 113 |
| 필라테스 | 싱글레그 스트레치 | 115 |
| 필라테스 | 햄스트링 풀 | 118 |
| 필라테스 | 브릿지 | 109 |
| 필라테스 | 레그 풀 프론트 | 145 |
| 메디신 볼 | 우드 찹 | 162 |
| 메디신 볼 | 다이아고날 | 171 |
| 저항 밴드 | 스플릿 스쿼트 | 181 |
| 글루트 액티베이션 시리즈 | 래터럴 토 탭스 위드 밴드 | 93 |
| 글루트 액티베이션 시리즈 | 래터럴 글라이드 위드 밴드 | 90 |

# 파워 증진: 중간 단계 운동
## Power Development: Intermediate Workout

이 프로그램에서 운동선수는 힘을 생성하는 동시에 더 강한 핵심 근력을 만드는 방법을 배운다.

**파워 증진: 중간 단계 운동**

| 종류 | 운동 | 페이지 |
|---|---|---|
| 폼롤러 | 카프 스트레치 | 53 |
| 폼롤러 | 쿼드리셉스 릴리즈 | 55 |
| 조인트 아티큘레이션 시리즈 | 앵클 시리즈 | 68 |
| 다이나믹 워밍업 | 점핑 잭 스킵 | 79 |
| 다이나믹 워밍업 | 버트 킥 | 85 |
| 글루트 액티베이션 시리즈 | 래터럴 글라이드 | 90 |
| 필라테스 | 헌드레드 | 113 |
| 필라테스 | 더블레그 스트레치 | 116 |
| 필라테스 | 넥 풀 | 121 |
| 필라테스 | 티져 | 147 |
| 필라테스 | 쏘우 | 125 |
| 필라테스 | 롤오버 | 142 |
| 필라테스 | 더블레그 킥 | 136 |
| 필라테스 | 롤링 라이크 어 볼 | 137 |
| 메디신 볼 | 오버헤드 슬램 | 168 |
| 올림픽 리프트 | 행 클린 | 212 |
| 덤벨 | 덤벨 스쿼트 | 198 |
| 덤벨 | 덤벨 RDL | 200 |

# 근력 증진: 중간 단계 운동
## Strength Development: Intermediate Workout

이것은 근력을 개발하기에 훌륭한 운동이다. 바벨을 사용하지는 않지만, 여전히 요구된다. 덤벨의 사용은 사지의 위치를 감지하는 능력인 고유수용성 감각을 향상시키고, 안정화 근육의 사용을 도모한다.

### 근력 증진: 중간 단계 운동

| 종류 | 운동 | 페이지 |
|---|---|---|
| 폼롤러 | 콰드리셉스 릴리즈 | 55 |
| 폼롤러 | 아이티 밴드 릴리즈 | 54 |
| 다이나믹 워밍업 | 워킹 쿼드 | 85 |
| 다이나믹 워밍업 | 워킹 햄스트링 | 84 |
| 글루트 액티베이션 시리즈 | 래터럴 글루트 워크 | 89 |
| 필라테스 | 스탠딩 롤 다운 | 150 |
| 필라테스 | 필라테스 푸쉬 업 | 149 |
| 필라테스 | 쿼드루페드 버드 도그 | 106 |
| 필라테스 | 싱글 레그 킥 | 135 |
| 필라테스 | 사이드 킥 시리즈<br>• 프론트 앤 백 킥<br>• 리프트 앤 로워<br>• 업퍼 앤 로워 리프트<br>• 사이드 라잉 클램 | 126 |
| 필라테스 | 넥 풀 | 121 |
| 필라테스 | 크리스크로스 오블릭 | 117 |
| 메디신 볼 | 우드 찹 | 162 |
| 저항 밴드 | 2 스쿼트 | 181 |
| 덤벨 | 덤벨 스쿼트 | 198 |
| 덤벨 | 덤벨 RDL | 200 |
| 덤벨 | 덤벨 로우 | 201 |

# 회전 스포츠(피클 볼, 테니스, 골프)
Rotational Sports (Pickleball, Tennis, Golf)

회전 스포츠에 대해 생각할 때 이동성과 유연성에 대해 떠오른다. 피클 볼, 테니스 및 골프는 유사한 움직임을 가지며 비슷한 유형의 유연성이 필요하다.

## 피클 볼 Pickleball

이 운동은 점진적인 이동을 만드는 움직임이 필요하다.

### 피클볼 운동

| 종류 | 운동 | 페이지 |
|---|---|---|
| 폼롤러 | 체스트 오프너 | 45 |
| 폼롤러 | 햄스트링 스트레칭 | 52 |
| 폼롤러 | 사이드 스트레치 위드 로우 런지 | 48 |
| 조인트 아티큘레이션 시리즈 | 힙 플렉션 앤 익스텐션 | 71 |
| 다이나믹 워밍업 | 와이드 스킵 | 80 |
| 다이나믹 워밍업 | 백워드 스킵 위드 로테이션 | 81 |
| 다이나믹 워밍업 | 래터럴 스킵 위드 로테이션 | 83 |
| 글루트 액티베이션 시리즈 | 래터럴 글루트 워크 | 89 |
| 필라테스 | 스파인 트위스트 | 123 |
| 필라테스 | 쏘우 | 125 |
| 필라테스 | 햄스트링 풀 | 118 |
| 필라테스 | 스완 | 132 |
| 필라테스 | 스위빙 | 134 |
| 필라테스 | 쿼드루페드 버드 도그 | 106 |
| 메디신 볼 | 해머 쓰로우 | 163 |
| 메디신 볼 | 로테이션 쓰로우 | 169 |
| 저항 밴드 | 시티드 로우 | 193 |

## 테니스 Tennis

이 운동은 근력, 메디신 볼과 필라테스 운동을 통해 좀 더 균형 잡힌 테니스 선수가 되도록 한다.

### 테니스 운동

| 종류 | 운동 | 페이지 |
|---|---|---|
| 다이나믹 워밍업 | 릴랙스된 스킵 시리즈 | 77 |
| 다이나믹 워밍업 | 와이드 스킵 | 80 |
| 다이나믹 워밍업 | 래터럴 스킵 | 82 |
| 다이나믹 워밍업 | 워킹 햄스트링 | 84 |
| 글루트 액티베이션 시리즈 | 래터럴 글라이드 | 90 |
| 글루트 액티베이션 시리즈 | 백워드 45 디그리 워크 | 92 |
| 필라테스 | 크리스크로스 오블릭 | 117 |
| 필라테스 | 머메이드 | 141 |
| 필라테스 | 필라테스 푸쉬업 | 149 |
| 필라테스 | 롤 업 | 120 |
| 필라테스 | 사이드 라잉 클램 | 131 |
| 메디신 볼 | 빅 서클 | 161 |
| 메디신 볼 | 리버스 런지 | 165 |
| 메디신 볼 | 포워드 런지 | 166 |
| 덤벨 | 덤벨 하이 풀 | 205 |
| 덤벨 | 덤벨 로우 | 201 |
| 덤벨 | 덤벨 오버헤드 프레스 | 203 |
| 덤벨 | 덤벨 리버스 런지 | 202 |
| 필라테스 | 스탠딩 롤다운 | 150 |

## 골프 Golf

골프를 잘 하려면 가슴부 움직임과 회전력 생성 능력이 필요하다. 이 프로그램은 두 가지 특성을 모두 발전시켜 모든 수준의 골퍼에게 큰 도움이 된다.

### 골프 운동

| 종류 | 운동 | 페이지 |
|---|---|---|
| 폼롤러 | 체스트 오프너 | 45 |
| 폼롤러 | 콰드리셉스 릴리즈 | 55 |
| 폼롤러 | 아이티 밴드 릴리즈 | 54 |
| 폼롤러 | 햄스트링 스트레치 | 52 |
| 필라테스 | 머메이드 | 66 |
| 조인트 아티큘레이션 시리즈 | 앵클 시리즈 | 68 |
| 다이나믹 워밍업 | 점핑 잭 스킵 | 79 |
| 다이나믹 워밍업 | 와이드 스킵 | 80 |
| 다이나믹 워밍업 | 버트 킥 | 85 |
| 다이나믹 워밍업 | 워킹 쿼드 | 85 |
| 다이나믹 워밍업 | 다이나믹 햄스트링 | 86 |
| 필라테스 | 토 탭 | 105 |
| 필라테스 | 체스트 리프트 | 112 |
| 필라테스 | 헌드레드 | 113 |
| 필라테스 | 펠빅 컬 | 108 |
| 필라테스 | 브릿지 | 109 |
| 필라테스 | 롤 업 | 120 |
| 필라테스 | 쏘우 | 125 |
| 필라테스 | 쿼드루페드 버드 도그 | 106 |
| 메디신 볼 | 스쿼트 | 164 |
| 메디신 볼 | 리버스 런지 | 165 |
| 메디신 볼 | 포워드 런지 | 166 |
| 메디신 볼 | 로테이션 쓰루 | 169 |
| 메디신 볼 | 다이고날 | 171 |
| 메디신 볼 | 크런치 | 172 |
| 다이나믹 워밍업 | 릴랙스된 스킵 시리즈 | 77 |

# 라크로스, 필드 하키 및 축구
## Lacrosse, Field Hockey, and Soccer

이 운동은 충격 경기이기 때문에 목표는 운동선수가 힘을 가하고 흡수할 수 있는 견고한 기초를 만드는 것이다. 이 운동은 Rick이 가장 좋아하는 운동 중 하나이다.

### 라크로스, 필드 하키 운동

| 종류 | 운동 | 페이지 |
|---|---|---|
| 폼롤러 | 슈파인 백 롤 | 50 |
| 폼롤러 | 콰드리셉스 릴리즈 | 55 |
| 폼롤러 | 아이티 밴드 릴리즈 | 54 |
| 폼롤러 | 햄스트링 스트레치 | 52 |
| 폼롤러 | 카프 스트레치 | 53 |
| 조인트 아티큘레이션 시리즈 | 앵클 시리즈 | 68 |
| 조인트 아티큘레이션 시리즈 | 힙 플렉션 앤 익스텐션 | 71 |
| 다이나믹 위밍업 | 점핑 잭 스킵 | 79 |
| 다이나믹 위밍업 | 와이드 스킵 | 80 |
| 다이나믹 위밍업 | 백워드 45 디그리 워크 | 92 |
| 필라테스 | 체스트 리프트 | 112 |
| 필라테스 | 헌드레드 | 113 |
| 필라테스 | 햄스트링 풀 | 118 |
| 필라테스 | 쏘우 | 125 |
| 필라테스 | 싱글레그 킥 | 135 |
| 필라테스 | 스위밍 | 134 |
| 필라테스 | 롤링 라이크 어 볼 | 137 |
| 올림픽 리프트즈 | 행 클린 | 212 |
| 올림픽 리프트즈 | 스내치 | 214 |
| 덤벨 | 덤벨 RDL | 200 |
| 덤벨 | 덤벨 리버스 런지 | 202 |
| 메디신 볼 | 빅 서클 | 161 |
| 메디신 볼 | 다이아고날 | 171 |
| 메디신 볼 | 크런치 | 172 |

## 축구 Soccer

이 축구 프로그램은 선수의 움직임 패턴을 기초하여 약점을 보완한다. 이 운동은 움직임을 천천히 함으로써 운동선수에게 필요한 근력과 안정성을 제공할 수 있다.

### 축구 운동

| 종류 | 운동 | 페이지 |
|---|---|---|
| 폼롤러 | 너버스 시스템 액티베이션 시리즈 | 42 |
| 폼롤러 | 쿼드리셉스 릴리즈 | 55 |
| 폼롤러 | 아이티 밴드 릴리즈 | 54 |
| 폼롤러 | 슈파인 맥 롤 | 50 |
| 폼롤러 | 카프 스트레치 | 53 |
| 다이나믹 워밍업 | 릴랙스된 스킵 시리즈 | 77 |
| 다이나믹 워밍업 | 점핑 젝 스킵 | 79 |
| 다이나믹 워밍업 | 와이드 스킵 | 80 |
| 메디신 볼 | 빅 서클 | 161 |
| 메디신 볼 | 리버스 런지 | 165 |
| 메디신 볼 | 포워드 런지 | 166 |
| 덤벨 | 덤벨 스쿼트 | 198 |
| 덤벨 | 덤벨 RDL | 200 |
| 덤벨 | 덤벨 로우 | 201 |
| 덤벨 | 덤벨 오버헤드 프레스 | 203 |
| 필라테스 | 숄더 브릿지 | 110 |
| 필라테스 | 헌드레드 | 113 |
| 필라테스 | 크리스크로스 오블릭 | 117 |
| 필라테스 | 넥 풀 | 121 |
| 필라테스 | 오픈 레그 락커 | 138 |
| 필라테스 | 사이드킥 시리즈<br>• 리프트 앤 로워<br>• 프론트 앤 백 킥<br>• 사이드 라잉 크램 | 126 |

# 수영
## Swimming

수영 운동은 필라테스와 메디신 볼 운동에 중점을 둔다. 우리는 이 훌륭한 마른 땅 운동을 종종 수영 선수들에게 적용한다.

### 수영 운동

| 종류 | 운동 | 페이지 |
|---|---|---|
| 폼롤러 | 체스트 오프너 | 45 |
| 폼롤러 | 슈파인 밸 롤 | 50 |
| 폼롤러 | 글루트 릴리즈 | 51 |
| 폼롤러 | 콰드리셉스 릴리즈 | 55 |
| 다이나믹 워밍업 | 릴랙스된 스킵 시리즈 | 77 |
| 다이나믹 워밍업 | 래터럴 스킵 | 82 |
| 다이나믹 워밍업 | 래터럴 스킵 위드 로테이션 | 83 |
| 필라테스 | 슈파인 스트레치 포워드 | 104 |
| 필라테스 | 펠빅 컬 | 108 |
| 필라테스 | 브릿지 | 109 |
| 필라테스 | 헌드레드 | 113 |
| 필라테스 | 크리스크로스 오블릭 | 117 |
| 필라테스 | 롤 업 | 120 |
| 필라테스 | 레그 풀 | 139 |
| 필라테스 | 업퍼 앤 로워 리프트 | 130 |
| 필라테스 | 사이드 라인 크램 | 131 |
| 메디신 볼 | 빅 서클 | 161 |
| 메디신 볼 | 우드 찹 | 162 |
| 메디신 볼 | 헤머 쓰로우 | 163 |
| 메디신 볼 | 리버스 런지 | 165 |
| 메디신 볼 | 스쿼트 | 164 |
| 메디신 볼 | 다이아고날 | 171 |
| 메디신 볼 | 사이드 탭 | 173 |

# 도로 스포츠(자전거, 달리기)
Road Sports (Cycling, Running)

도로 스포츠는 집중적으로, 하체 근육에 힘이 가해지고 심장혈관의 강인함이 필요하다. 다음 운동은 다리와 엉덩이만큼 효율적으로 심장과 폐가 작동하도록 돕는다.

## 자전거 Cycling

자전거 타기는 심장 혈관계와 엉덩굽힘근의 짧아짐이 요구된다. 이 운동은 엉덩관절 굽힘근을 늘려주고 사이클링에 필요한 뒤굽음 자세(상부와 중간 등의 과도한 굽힘)를 방지한다. 우리는 자전거 운동이 엉덩이 굽힘근을 짧게 하는 심장 운동이라고 말한다. 아래 운동은 엉덩관절 굽힘근을 펴고 많은 자전거 타는 사람이 가지는 뒤굽음 자세의 균형을 맞추는 운동이다.

### 자전거 타기 운동

| 종류 | 운동 | 페이지 |
|---|---|---|
| 폼롤러 | 체스트 오프너 | 45 |
| 폼롤러 | 수파인 백 롤 | 50 |
| 폼롤러 | 글루트 릴리즈 | 51 |
| 폼롤러 | 콰드리셉스 릴리즈 | 55 |
| 조인트 아티큘레이션 시리즈 | 앵클 시리즈 | 68 |
| 조인트 아티큘레이션 시리즈 | 힙 플렉션 앤 익스텐션 | 71 |
| 글루트 액티베이션 시리즈 | 래터럴 글루트 워크 | 89 |
| 글루트 액티베이션 시리즈 | 래터럴 글라이드 | 90 |
| 글루트 액티베이션 시리즈 | 포워드 45 디그리 워크 | 91 |
| 글루트 액티베이션 시리즈 | 백워드 45 디그리 워크 | 92 |
| 저항 밴드 | 스필리트 스쿼트 | 181 |
| 덤벨 | 덤벨 로우 | 201 |
| 덤벨 | 덤벨 RDL | 200 |
| 필라테스 | 스파인 스트레치 포워드 | 104 |
| 필라테스 | 브릿지 | 109 |
| 필라테스 | 햄스트링 풀 | 118 |
| 필라테스 | 더블레그 스트레치 | 116 |
| 필라테스 | 크리스크로스 오블릭 | 117 |

(계속)

(계속)

| 종류 | 운동 | 페이지 |
|---|---|---|
| 필라테스 | 스위밍 | 134 |
| 필라테스 | 롤링 라이크 어 볼 | 137 |
| 필라테스 | 티져 프렙 또는 풀 티져 | 146 또는 147 |
| 필라테스 | 필라테스 푸쉬 업 | 149 |
| 필라테스 | 레그 풀 | 139 |

## 달리기 Running

훌륭한 달리기 선수는 강력한 체력이 필요하고 볼기근이 지속적으로 작용을 한다. 훌륭한 달리기 선수는 하지의 근력과 충격을 흡수하는 움직임 관절과 계속 작용하는 볼기근을 개발해야 한다. 이 프로그램의 목표는 단거리 또는 원거리에 관계 없이 선수들이 일관된 충격을 견딜 수 있도록 준비시키는 것이다.

### 달리기 운동

| 종류 | 운동 | 페이지 |
|---|---|---|
| 폼롤러 | 슈파인 백 롤 | 50 |
| 폼롤러 | 글루트 릴리즈 | 51 |
| 폼롤러 | 햄스트링 스트레치 | 52 |
| 폼롤러 | 아이티 밴드 릴리즈 | 54 |
| 글루트 액티베이션 시리즈 | 래터럴 글루트 워크 | 89 |
| 글루트 액티베이션 시리즈 | 래터럴 글라이드 | 90 |
| 글루트 액티베이션 시리즈 | 포워드 45 디그리 워크 | 91 |
| 글루트 액티베이션 시리즈 | 백워드 45 디그리 워크 | 92 |
| 필라테스 | 스탠딩 롤 다운 | 150 |
| 필라테스 | 필라테스 푸쉬 업 | 149 |
| 필라테스 | 쿼드루페드 버그 도그 | 106 |
| 필라테스 | 스완 | 132 |
| 메디신 볼 | 리버스 런지 | 165 |
| 메디신 볼 | 스쿼트 | 164 |
| 메디신 볼 | 포워드 런지 | 166 |
| 덤벨 | 덤벨 하이 풀 | 205 |
| 덤벨 | 덤벨 로우 | 201 |
| 덤벨 | 덤벨 오버헤드 프레스 | 203 |

# 수직 스포츠(배구, 농구)
## Vertical Sports (Volleyball and Basketball)

수직 스포츠는 우리 몸이 자연스럽게 통합되는 구성 요소가 필요하다. 중점은 운동선수에게 스포츠에 필요한 도약과 착지를 조절하는 방법을 가르치는 것이다. 우리는 이것들을 운동의 가속 단계와 감속 단계라고 부른다. 이 프로그램은 선수들을 바로 준비시킨다. 가속과 감속을 잘하는 선수가 경쟁에서 이길 수 있음을 기억하라.

## 배구 Volleyball

배구 선수는 운동과 게임 중에 반복적으로 점프하기 때문에 우리 운동의 열량 측정과 다르다. 왜 같은 패턴을 사용하여 운동선수를 훈련 시켜야 하나? 대신 목표는 힘과 근력을 증가시켜 점프가 더 강력하고 선명하며 수직이 되도록 하는 것이다.

### 배구 운동

| 종류 | 운동 | 페이지 |
|---|---|---|
| 다이나믹 워밍업 | 릴랙스된 스킵 시리즈 | 77 |
| 다이나믹 워밍업 | 보스 암즈 업 스킵 | 78 |
| 다이나믹 워밍업 | 아퍼짙 암 아퍼짙 레그 스킵 | 79 |
| 다이나믹 워밍업 | 점핑 잭 스킵 | 79 |
| 글루트 액티베이션 시리즈 | 래터럴 글루트 워크 | 89 |
| 글루트 액티베이션 시리즈 | 래터럴 글라이드 | 90 |
| 필라테스 | 스탠딩 롤 다운 | 150 |
| 필라테스 | 레그 풀 프론트 | 145 |
| 필라테스 | 필라테스 푸쉬 업 | 149 |
| 필라테스 | 쿼드루페드 버드 도그 | 108 |
| 필라테스 | 스완 | 132 |
| 필라테스 | 스위밍 | 134 |
| 필라테스 | 롤링 라이크 어 볼 | 137 |
| 필라테스 | 햄스트링 풀 | 118 |
| 필라테스 | 크리스크로스 오블릭 | 117 |
| 필라테스 | 숄더 브릿지 | 110 |
| 필라테스 | 머메이드 | 141 |
| 필라테스 | 사이드 라잉 크램 | 131 |
| 올림픽 리프트 | 하이 풀 | 209 |

(계속)

(계속)

| 종류 | 운동 | 페이지 |
|---|---|---|
| 올림픽 리프트 | 행 클린 | 212 |
| 덤벨 | 덤벨 오버헤드 프레스 | 203 |
| 덤벨 | 덤벨 스쿼트 | 198 |
| 폼롤러 | 쿼드리셉스 릴리즈 | 55 |
| 폼롤러 | 글루크 릴리즈 | 51 |
| 폼롤러 | 햄스트링 스트레치 | 52 |

## 농구 Basketball

이 농구 프로그램은 공격적이다. 속도 구성 요소 뒤에 있는 스내칭은 프로그램의 한 부분이다. 이것은 근육을 훈련 시킬 뿐만 아니라 신경계를 포함시켜 경기장에서 요구되는 격렬한 움직임을 효과적으로 이끌어 낸다.

### 농구 운동

| 종류 | 운동 | 페이지 |
|---|---|---|
| 다이나믹 위밍업 | 릴랙스된 스킵 시리즈 | 77 |
| 다이나믹 위밍업 | 보스 암즈 업 스킵 | 78 |
| 다이나믹 위밍업 | 아퍼질 암 아퍼질 레그 스킵 | 79 |
| 다이나믹 위밍업 | 와이드 스킵 | 80 |
| 조인트 아티큘레이션 시리즈 | 앵클 시리즈 | 68 |
| 조인트 아티큘레이션 시리즈 | 니이 서클 | 70 |
| 조인트 아티큘레이션 시리즈 | 힙 플렉션 앤 익스텐션 | 71 |
| 올림픽 리프트 | 하이 풀 | 209 |
| 올림픽 리프트 | 스내치 | 214 |
| 덤벨 | 덤벨 스쿼트 | 198 |
| 덤벨 | 덤벨 오버헤드 프레스 | 203 |
| 필라테스 | 스탠딩 롤 다운 | 150 |
| 필라테스 | 레그 풀 | 139 |
| 필라테스 | 싱글레그 킥 | 135 |
| 필라테스 | 더블레그 킥 | 136 |
| 필라테스 | 롤 업 | 120 |
| 필라테스 | 머메이드 | 141 |
| 메디신 볼 | 크런치 | 172 |
| 메디신 볼 | 다이아고날 | 171 |
| 메디신 볼 | 사이드 탭 | 173 |
| 메디신 볼 | 프론 시리즈 | 174 |

# 충격 스포츠(축구, 럭비, 복싱 및 혼합 무술)
Impact Sports (Football, Rugby, Boxing and Mixed Martial Arts)

충격 스포츠는 몸 전체에 많은 영향을 미친다. 전신 체력을 기르고, 부상을 예방하기 위해 다음 운동에 집중하라.

## 축구 Football

이 경기는 충격을 주고 받는 것에 관한 것이다. 이 프로그램은 여러분을 위해 준비된 것이다.

### 축구 운동

| 종류 | 운동 | 페이지 |
|---|---|---|
| 폼롤러 | 숄더 롤 | 44 |
| 폼롤러 | 체스트 오프너 | 45 |
| 폼롤러 | 콰드리셉스 릴리즈 | 55 |
| 폼롤러 | 아이티 밴드 릴리즈 | 54 |
| 폼롤러 | 햄스트링 스트레치 | 52 |
| 다이나믹 워밍업 | 릴랙스된 스킵 시리즈 | 77 |
| 다이나믹 워밍업 | 점핑 잭 스킵 | 79 |
| 다이나믹 워밍업 | 와이드 스킵 | 80 |
| 다이나믹 워밍업 | 래터럴 스킵 | 82 |
| 올림픽 리프트 | 행 클린 | 212 |
| 덤벨 | 덤벨 스쿼트 | 198 |
| 덤벨 | 덤벨 RDL | 200 |
| 올림픽 리프트 | 잭 앤 푸쉬 프레스 | 215 |
| 필라테스 | 헌드레드 | 113 |
| 필라테스 | 햄스트링 풀 | 118 |
| 필라테스 | 롤 업 | 120 |
| 필라테스 | 사이드 트위스트 | 123 |
| 필라테스 | 사이드 킥 시리즈<br>• 리프트 앤 로워<br>• 프론트 앤 백 킥<br>• 서클 | 126 |

## 럭비 Rugby

축구와 매우 흡사한 럭비는 충격 스포츠이며 이런 식으로 훈련해야 한다. 이 운동에는 스내치가 포함된다. 깔끔한 구성을 만들 수 있다.

### 럭비 운동

| 종류 | 운동 | 페이지 |
|---|---|---|
| 폼롤러 | 너버스 시스템 액티베이션 | 42 |
| 폼롤러 | 콰드리셉스 릴리즈 | 55 |
| 폼롤러 | 아이티 밴드 릴리즈 | 54 |
| 폼롤러 | 카프 스트레치 | 53 |
| 다이나믹 워밍업 | 릴랙스된 스킵 시리즈 | 77 |
| 다이나믹 워밍업 | 점핑 잭 스킵 | 79 |
| 다이나믹 워밍업 | 와이드 스킵 | 80 |
| 다이나믹 워밍업 | 래터럴 스킵 | 82 |
| 필라테스 | 헌드레드 | 113 |
| 필라테스 | 더블레그 스트레치 | 116 |
| 필라테스 | 햄스트링 풀 | 118 |
| 필라테스 | 머메이드 | 141 |
| 필라테스 | 스파인 트위스트 | 123 |
| 필라테스 | 더블레그 킥 | 136 |
| 필라테스 | 넥 풀 | 121 |
| 필라테스 | 쏘우 | 125 |
| 필라테스 | 사이드킥 시리즈<br>• 리프트 앤 로워<br>• 프론트 앤 막 킥<br>• 사이드 라잉 크램 | 126 |
| 올림픽 리프트 | 스내치 | 214 |
| 덤벨 | 덤벨 RDL | 200 |
| 덤벨 | 덤벨 스쿼트 | 198 |
| 덤벨 | 덤벨 로우 | 201 |

## 복싱과 혼합 무술 Boxing and Mixed Martial Arts

근력과 힘은 이 프로그램의 구성 요소이다. 이는 매우 효과적이다.

### 복싱과 혼합 무술 운동

| 종류 | 운동 | 페이지 |
|---|---|---|
| 조인트 아티큘레이션 시리즈 | 앵클 시리즈 | 68 |
| 조인트 아티큘레이션 시리즈 | 니이 서클 | 70 |
| 조인트 아티큘레이션 시리즈 | 힙 플렉션 앤 익스텐션 | 71 |
| 조인트 아티큘레이션 시리즈 | 췬 익스텐션 앤 플렉션 | 73 |
| 필라테스 | 헌드레드 | 113 |
| 필라테스 | 싱글레그 스트레치 | 115 |
| 필라테스 | 더블레그 스트레치 | 116 |
| 필라테스 | 티져 | 147 |
| 필라테스 | 레그 풀 프론트 | 145 |
| 필라테스 | 스위밍 | 134 |
| 필라테스 | 스탠딩 롤다운 | 151 |
| 메디신 볼 | 스쿼트 | 164 |
| 메디신 볼 | 리버스 런지 | 165 |
| 메디신 볼 | 포워드 런지 | 166 |
| 올림픽 리프트 | 행 클린 | 212 |
| 덤벨 | 덤벨 스쿼트 | 198 |
| 덤벨 | 덤벨 RDL | 200 |
| 덤벨 | 덤벨 오버헤드 프레스 | 203 |

우리가 책의 시작 부분에서 말했듯이, 이것은 프로그램과 운동 아이디어에 대한 여러분의 입문서이다. 각 장의 자료를 사용하여 코치와 운동선수는 수천 개의 프로그램을 만들 수 있다. 우리가 설명한 프로그램은 가능한 것의 표본일 뿐이다. 모든 운동이 모든 운동선수에게 적합한 것은 아니다. 운동을 얼마나 오래 하든 짧게 하든 하루 동안 만드는 각 프로그램에는 다음이 포함되어야 한다. 신경계 활성화, 신체 준비 운동, 작업 단계, 코어 및 스트레칭. 연령이나 스포츠에 상관없이 모든 Beyond Motion 운동선수는 이 패턴을 따른다. 그리고

우리가 제공할 수 있는 가장 중요한 정보는 강력하고 안정적이며 유연한 기반을 만들어 성공적인 운동가가 되려면 시간이 걸린다는 것이다. 강력한 기초를 개발하는 비결은 운동선수가 준비되었을 때 발전되고 적절하게 회복이 되는 것이다. 부상을 최소화해야 한다.

Al Vermeil은 한 번 "여러분은 느끼지 못한 것을 지도할 수 없다."라고 말했다.

즉, 이 책의 움직임을 통해 운동선수를 지도하려면 먼저 운동을 경험하고 완성해야 한다. 예를 들어, 바(bar)에서 같이 재미있게 어울릴 수 있는 만남은 좋은 것이다.

여러분의 지도가 경험과 동등한지 확인하라.

# 용어집

**복부 또는 배근육**(abdominals or abs) — 복부 앞이나 배근육. 배곧은근(일반적으로 6팩으로 지칭되는 배곧은근), 빗근 및 배가로근은 복부 부위를 만든다. 필라테스에서는 이것을 파워하우스의 일부라고 한다.

**앞쪽 골반 기울기**(anterior pelvic tilt) — 이 위치에서 골반의 앞쪽이 떨어지고 골반의 뒤쪽이 올라간다. 이것은 엉덩관절 굽힘근이 짧아지고 엉덩관절 폄근이 길어질 때 발생한다(똑바로 서서 골반 거들에 손을 대라. 골반을 뒤로 젖힐 때 Liberty Bell에 대해 생각하라. 척추의 허리부 부분이 아치가 될 수 있다.).

**위앞엉덩뼈가시**(anterior superior iliac spine(ASIS)) — 골반의 상난과 앞쪽에 뼈 두드러짐. 사람들은 종종 이것을 엉덩관절 뼈라고 잘못 언급한다. 등을 대고 누운 자세로 뼈가 튀어 나오기 때문에 이 자세에서 쉽게 찾을 수 있다.

**축 신장**(axial elongation) — 자세와 척추 길이. 이것을 머리의 왕관에서 꼬리뼈까지 가장 긴 선으로 생각하라. 척추에 자연스러운 곡선을 허용하지만, 흔들리는 느낌이 없고 척추에 압축 느낌이 없다.

**목뼈**(cervical spine) — 목뼈 또는 목은 머리뼈의 밑면에서 시작하며 7개의 척추로 구성된다. 아래쪽 부분은 척추의 가슴부 영역에 연결된다. 첫 번째 목뼈는 아틀라스라고 하며 두 번째 척추의 일부인 축을 중심으로 회전한다. 이것은 목과 머리의 회전을 담당하는 영역이다. 목뼈 7개의 척추는 쌍으로 된 파셋 관절로 뒷면에 연결되어 앞뒤로 확장되고 비틀림 운동이 가능하다. 이러한 파셋 관절은 시간이 지남에 따라 마모되어 목뼈관협착증 또는 뼈관절염으로 이어질 수 있다.

**엉덩정강근막띠**(iliotibial(IT) band) — IT 밴드는 무릎을 안정시키고 벌림에 도움을 준다. 이것은 엉덩뼈 능선의 옆에서 시작하여 넙다리근막긴장근(TFL)이라고 불리는 작은 근육에 붙어 있다. 이것은 허벅지의 옆면과 무릎 관절을 가로지르며 정강뼈에 붙어 있다.

**허리뼈**(lumbar spine) — 허리뼈의 5개 척추(L1~L5)는 척추에서 가장 큰 비융합 척추이며, 몸통 전체의 무게를 지탱할 수 있다. 동시에, 허리뼈는 매우 유연하여 굽힘, 폄, 옆 굽힘 및 회전을 포함한 여러 가지 평면에서 이동성을 제공한다.

**중립 골반**(neutral pelvis) — 골반의 가장 자연스러운 정렬. 아래로 구부러지거나 아치형으로 돌아가거나 한쪽으로 기울어지지 않아야 한다. 이 자세에서 골반은 수평이어야 한다. 배꼽을 가로 질러 엉덩뼈의 한쪽 끝에서 다른 쪽 끝까지, 두덩뼈까지 그리고 엉덩뼈의 다른 쪽 끝까지 삼각형을 따라가라. 삼각형은 편평해야 하며 어느 시점에서도 기울이지 않아야 한다.

**중립 척추**(neutral spine) — 자연적인 곡선을 유지하는 균형 잡힌 척추. 필라테스에서는 사람이 중립적인 척추를 식별하고 달성하도록 권장한다. 잘못 정렬된 척추는 근육의 보상을 유발하여 과도한 스트레스, 피로, 통증, 비효율적인 움직임 및 잠재적 부상을 유발한다.

**배빗근**(obliques) — 배안쪽 및 바깥 빗근이 복부 옆면과 앞쪽을 따라 움직인다. 배바깥빗근은 가장 바깥쪽 복부 근육 중 하나이며, 갈비뼈의 아래쪽 절반에서 골반까지 뻗어 있다. 빗근은 몸통을 회전시키고 옆으로 구부릴 수 있다.

**골반바닥**(pelvic floor) — 골반바닥은 골반의 바닥을 감싸는 근육 구조이다. 골반바닥은 코어의 일부이며 자세 정렬 및 안정성에 기여하며 가로막과 상승적으로 관련된다. 그것은 내부 장기의 무게와 압력을 분배하는 데 도움이 되며 엉덩이의 근육과 깊은 배가로근(TA)과 관련이 있다.

**궁둥구멍근**(piriformis) — 큰볼기근 뒤, 볼기근에 깊게 위치한 작은 근육. 이것은 척추에서 넓적다리뼈의 윗면까지 대각선으로 뻗어 있다. 궁둥 신경은 근육 아래 또는 근육을 통과한다. 궁둥구멍근은 엉덩이의 회전을 돕고 다리와 발을 바깥쪽으로 돌리는 데 도움이 된다.

**뒤쪽 골반 기울기**(posterior pelvic tilt) — 이 위치에서 골반의 앞쪽이 올라가고 골반의 위쪽은 떨어진다. 이것은 엉덩관절 굽힘근이 길어지고 엉덩관절 폄근이 짧아질 때 발생한다. 골반이 기울어져서 아래 뼈가 여러분의 엉덩이와 엉덩이가 앞으로 움직일 수 있도록 Liberty Bell을 생각하라.

**위뒤엉덩뼈가시**(posterior superior iliac spine(PSIS)) — 엉치뼈 삼각형의 이 부분은 엉덩뼈능선의 한쪽 바깥쪽 끝에서 엉치엉덩(SI) 관절을 가로질러 다른 쪽 끝까지, 꼬리뼈까지 추적한다.
위뒤엉덩뼈가시는 뒤 엉치엉덩 인대의 비스듬한 부분과 다열근의 부착으로 사용된다.

**엎드리기**(prone) — 네발기기 자세에서 처럼 얼굴을 아래로 눕거나 아래를 향해 눕는다.

**배곧은근**(rectus abdominals(or rectus abdominis)) — 배곧은근 또는 6팩이라고도 한다. 이 쌍을 이루는 근육은 복부 전벽의 각 측면에서 수직으로 움직이고 오른쪽과 왼쪽은 백선이라는 결합 조직 밴드에 의해 중간선에서 분리된다.

**엉치엉덩**(SI) **관절**(sacroiliac(SI) joint) — 골반의 엉치뼈와 엉덩뼈 사이의 골반뼈 관절.
뼈는 강한 인대로 연결된다. 엉치뼈는 척추를 지지하고 각 측면의 엉덩뼈에 의해 차례로 지지된다.
신체의 양쪽에 엉치엉덩관절이 있다.

**엉치뼈**(sacrum) — 이것은 뒤쪽 골반의 엉덩뼈 사이의 척추 기저에 있는 삼각형 뼈이다.
엉치뼈의 위쪽은 엉치뼈기저부라고 한다. 바닥은 꼭지, 꼬리뼈로 불리며, 뒤쪽 골반 바닥을 강화한다.
엉치뼈는 5개의 융합된 뼈로 구성되며 회전하지 않는 척추 부분이다.

**바로눕기**(supine) — 얼굴이 위로 향하게 누움

**등뼈**(thoracic spine) — 12개의 척추(T1~T12)는 척추의 가슴부 부분을 구성하며, 어깨 이음 위쪽에서 가장 아래쪽 갈비뼈까지 이어진다. 이 척추는 갈비뼈와 복장뼈(가슴 뼈)에 단단히 붙어 있으며 몸이 비틀리고 구부러질 수 있다.

**배가로근**(transverse abdominals(TA)) — 이 근육은 복부의 가장 깊은 층을 형성하며 배꼽을 척추 쪽으로 다시 끌어 당김으로써 가장 효율적으로 활성화된다. 배가로근의 역할은 복강 내 압력을 높이고 허리뼈의 이동성을 제어하는 것이다.

# 저자 소개

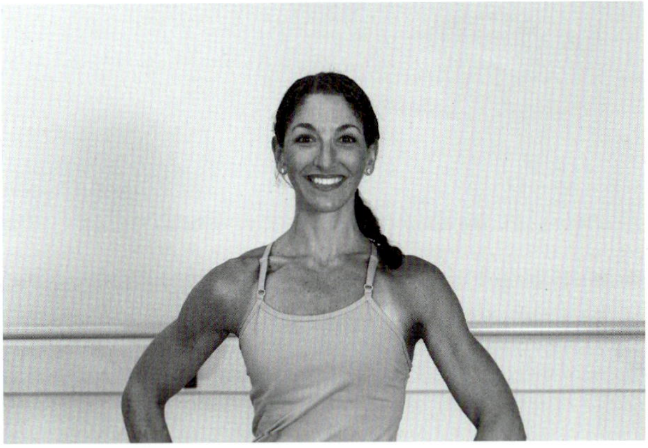

Amy Lademann은 국제필라테스자격(PMA®-CPT)을 가지고 있으며 그녀의 남편 Rick과 함께 플로리다 주 나폴리에 본사가 있는 BEYOND MOTION® 설립자이다. BEYOND MOTION® 운동 선수 퍼포먼스와 필라테스의 세계를 결합시켜 설계했다. 2009년 이후 엘리트 선수와 프로 선수 모두를 양성하는 업계 선두주자로 인정받았다.

Amy는 어릴 때 춤을 추었고 열여섯 살 때 에어로빅과 스텝 에어로빅 인증을 받아 피트니스 경력을 시작했다. 피트니스에 대한 그녀의 열정은 지식에 대한 요구를 불러 일으켰으며, 향후 20년 동안 그녀는 Nia Technique, Bellatone, Barre, Zumba(기타 댄스 피트니스 프로그램) 및 요가에서 추가 인증을 받았다. 불행하게도, Amy는 그녀의 20대 동안 심각한 궁둥신경통과 허리 문제가 있었다. 그녀는 불편을 완화하기 위해 모든 것을 시도한 후 필라테스를 만나게 되었다. 그녀는 즉시 푹 빠졌다. 필라테스는 마침내 그녀의 고통을 치유하는 데 도움이 되었다. 그녀는 2001년 Polestar에서 필라테스 경력을 시작했으며 MOTR 및 Bodhi에서 Balanced Body를 통해 인증을 포함한 다양한 현대 필라테스 방법을 통해 교육을 계속했다. 2016년에 Amy는 유명한 필라테스 교육 연구소와 파트너 관계를 맺어 BEYOND MOTION의 종합적인 필라테스 교사 연수 프로그램을 만들었으며 학생들이 "선생님의 선생님"이라는 별명을 붙였다.

그녀의 한계를 뛰어넘기 위해 Amy는 2017년에 무약물 보디 빌딩 단체인 NGA(National Gym Association)를 통해 처음으로 피겨와 비키니 대회에 참여했다. 그녀의 첫 경쟁 무대인 Figure Debut에서 처음으로 1위, 35세 이상의 참여 대회에서 피겨 마스터, 모든 연령과 단계에서 피겨 오픈, 비키니 오픈에서 2위를 차지했다. 또한 그녀는 프로 카드를 얻었고, 이는 피겨 대회에서 프로 수준으로 경쟁할 수 있음을 의미한다. 2018년에 그녀는 더 큰 무대에 다시 참여했으며 그녀의 등급에서 2위와 3위를 차지했다. 자기 자신을 최고로 향상시키려고 노력하는 것은 수년 전과 마찬가지로 지금도 그녀에게 중요하다.

*스포츠 전문가를 위한 필라테스:* 퍼포먼스와 회복을 위한 통합적인 접근법은 Amy와 Rick의 첫 번째 책이 될 것이다. Amy 및 BEYOND MOTION®에 대한 자세한 내용은 www.go2beyondmotion.com을 방문하라.

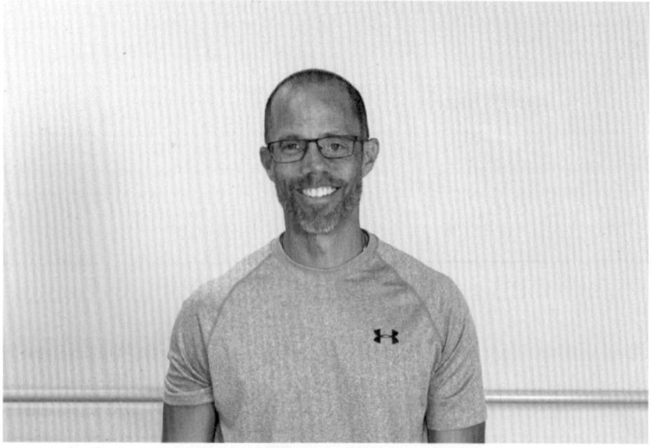

20대에 Rick Lademann은 Al Vermeil과 세계 챔피언 Chicago Bulls에서 3년 동안 근무했다. 그 후 콜로라도 스프링스로 가서, 예전 루마니아 올림픽 역도선수 Dragomir Cioroslan에게 관리받은 미국 역도선수를 위한 미국 올림픽 훈련 센터에서 근무했다. Rick은 2년 동안 캠퍼스에서 살았으며 주니어 선수단 훈련과 올림픽 선수를 위한 체격 증가 프로그램을 개발했다.

그런 다음 콜로라도에 있는 미공군사관학교에서 축구 팀의 속도 및 근력 프로그램을 도우며 경력을 더욱 확장했다. 이 기간 동안 그는 콜로라도 스프링스 월드 아레나에서 미국 피겨 스케이팅 팀과도 일했다. 코어 인식과 힘을 어떻게 만드는지에 대한 Rick의 가르침은 많은 올림픽 참가자들에게 도움이 되었다.

그 후 Rick은 Steadman Hawkins Clinic에서 국제 공인된 정형외과의사와 함께 힘과 컨디셔닝 상담가로 일했다. Rick은 Colorado Rockies의 프로운동선수에게 물리 치료를 담당하는 클리닉에 있었다. 이 기회로 Rick은 내셔널 리그 MVP상을 수상한 야구 선수 Larry Walker의 주력 코치가 된다. 유명한 스포츠기자 Ken Rosenthal도 Rick이 코칭을 시작한 후 Walker의 능력이 달라졌다고 했다.

그 후 Rick은 버클리 캘리포니아 대학에서 근력 코치로 재직하면서 2003년 Cal 럭비팀이 전국 선수권 대회에서 우승하는 데 도움을 주었다. Rick은 럭비 외에도 남녀 테니스, 야구, 농구 팀에 봉사했다.

2000년대 초반부터 Rick은 100 MLB, NBA, NFL, 테니스 및 골프 선수의 주요 근력 및 스피드 코치가 된다. 신체에 대한 심도있는 지식으로 잘 알려진 그는 이 분야의 특별한 인재로 여겨지며 시즌오프 동안 많은 운동 선수가 찾는다.